U0297217

中药调剂技术

（供中药学、药品经营与管理、中药制药、药品生产技术专业用）

主　编　李　明　武卫红　李逢菊

副主编　黄欲立　吴　杰　花　慧　韩继红　田永云

编　者　（以姓氏笔画为序）

王　园（重庆化工职业学院）

丑　安（长沙卫生职业学院）

田永云（山东省食品药品审评查验中心）

花　慧（浙江医药高等专科学校）

李　进（重庆三峡医药高等专科学校）

李　明（济南护理职业学院）

李逢菊（北京城市学院）

吴　杰（南阳医学高等专科学校）

张　蕾（济南护理职业学院）

张丽媛（石家庄职业技术学院）

陈瑞云（深圳技师学院）

武卫红（山东医学高等专科学校）

郑　佳（乐山职业技术学院）

黄欲立（济南护理职业学院）

韩继红（河北化工医药职业技术学院）

中国健康传媒集团

中国医药科技出版社

内 容 提 要

本教材是"全国高职高专院校药学类专业核心教材"之一。根据中药学专业人才培养目标及中药调剂岗位需求，按照中药调剂技术教学标准的基本要求和课程特点编写而成。内容涵盖绪论、中药饮片调剂技术、新型中药饮片调配技术、中成药调剂技术、中药采购管理技术、中药贮藏与养护技术、全国技能大赛中药调剂赛项介绍等内容。首次提出了药学礼仪的基本概念，阐述了中药调剂工作人员的基本礼仪，规范了中药调剂员接待顾客的基本流程。本教材为书网融合教材，即纸质教材有机融合电子教材、教学配套资源（精品资源共享课、PPT、微课、视频、图片等）、题库系统、数字化教学服务（在线教学、在线作业、在线考试），使教学资源更加多样化、立体化。

本教材供中药学、药品经营与管理、中药制药、药品生产技术专业使用。

图书在版编目（CIP）数据

中药调剂技术/李明，武卫红，李逢菊主编. —北京：中国医药科技出版社，2021.12
全国高职高专院校药学类专业核心教材
ISBN 978 - 7 - 5214 - 1320 - 5

Ⅰ.①中… Ⅱ.①李… ②武… ③李… Ⅲ.①中药制剂学 – 高等职业教育 – 教材 Ⅳ.①R283

中国版本图书馆 CIP 数据核字（2021）第 266425 号

美术编辑 陈君杞
版式设计 友全图文

出版 **中国健康传媒集团** | 中国医药科技出版社
地址 北京市海淀区文慧园北路甲 22 号
邮编 100082
电话 发行：010 - 62227427 邮购：010 - 62236938
网址 www.cmstp.com
规格 889mm×1194mm $\frac{1}{16}$
印张 15
字数 440 千字
版次 2021 年 12 月第 1 版
印次 2023 年 6 月第 2 次印刷
印刷 北京市密东印刷有限公司
经销 全国各地新华书店
书号 ISBN 978 - 7 - 5214 - 1320 - 5
定价 **45.00 元**

获取新书信息、投稿、为图书纠错，请扫码联系我们。

出版说明

为了贯彻党的十九大精神，落实国务院《国家职业教育改革实施方案》文件精神，将"落实立德树人根本任务，发展素质教育"的战略部署要求贯穿教材编写全过程，充分体现教材育人功能，深入推动教学教材改革，中国医药科技出版社在院校调研的基础上，于2020年启动"全国高职高专院校护理类、药学类专业核心教材"的编写工作。在教育部、国家药品监督管理局的领导和指导下，在本套教材建设指导委员会和评审委员会等专家的指导和顶层设计下，根据教育部《职业教育专业目录（2021年）》要求，中国医药科技出版社组织全国高职高专院校及其附属机构历时1年精心编撰，现该套教材即将付梓出版。

本套教材包括护理类专业教材共计32门，主要供全国高职高专院校护理、助产专业教学使用；药学类专业教材33门，主要供药学类、中药学类、药品与医疗器械类专业师生教学使用。其中，为适应教学改革需要，部分教材建设为活页式教材。本套教材定位清晰、特色鲜明，主要体现在以下几个方面。

1. 体现职业核心能力培养，落实立德树人

教材应将价值塑造、知识传授和能力培养三者融为一体，融入思想道德教育、文化知识教育、社会实践教育，落实思想政治工作贯穿教育教学全过程。通过优化模块，精选内容，着力培养学生职业核心能力，同时融入企业忠诚度、责任心、执行力、积极适应、主动学习、创新能力、沟通交流、团队合作能力等方面的理念，培养具有职业核心能力的高素质技能型人才。

2. 体现高职教育核心特点，明确教材定位

坚持"以就业为导向，以全面素质为基础，以能力为本位"的现代职业教育教学改革方向，体现高职教育的核心特点，根据《高等职业学校专业教学标准》要求，培养满足岗位需求、教学需求和社会需求的高素质技术技能型人才，同时做到有序衔接中职、高职、高职本科，对接产业体系，服务产业基础高级化、产业链现代化。

3. 体现核心课程核心内容，突出必需够用

教材编写应能促进职业教育教学的科学化、标准化、规范化，以满足经济社会发展、产业升级对职业人才培养的需求，做到科学规划教材标准体系、准确定位教材核心内容，精炼基础理论知识，内容适度；突出技术应用能力，体现岗位需求；紧密结合各类职业资格认证要求。

4. 体现数字资源核心价值，丰富教学资源

提倡校企"双元"合作开发教材，积极吸纳企业、行业人员加入编写团队，引入一些岗位微课或者视频，实现岗位情景再现；提升知识性内容数字资源的含金量，激发学生学习兴趣。免费配套的"医药大学堂"数字平台，可展现数字教材、教学课件、视频、动画及习题库等丰富多样、立体化的教学资源，帮助老师提升教学手段，促进师生互动，满足教学管理需要，为提高教育教学水平和质量提供支撑。

编写出版本套高质量教材，得到了全国知名专家的精心指导和各有关院校领导与编者的大力支持，在此一并表示衷心感谢。出版发行本套教材，希望得到广大师生的欢迎，对促进我国高等职业教育护理类和药学类相关专业教学改革和人才培养做出积极贡献。希望广大师生在教学中积极使用本套教材并提出宝贵意见，以便修订完善，共同打造精品教材。

全国高职高专院校药学类专业核心教材

➤ 建设指导委员会 ➤

主 任 委 员　冯　锋　江苏食品药品职业技术学院
常务副主任委员 （以姓氏笔画为序）

龙敏南　福建生物工程职业技术学院
冯连贵　重庆医药高等专科学校
任文霞　浙江药科职业大学
刘运福　辽宁医药职业学院
李松涛　山东医药技师学院
李榆梅　天津生物工程职业技术学院
张震云　山西药科职业学院
陈地龙　重庆三峡医药高等专科学校
陈国忠　江苏医药职业学院
周志宏　益阳医学高等专科学校
周建军　重庆三峡医药高等专科学校
战文翔　山东中医药高等专科学校
袁兆新　长春医学高等专科学校
虢剑波　湖南食品药品职业学院

副 主 任 委 员 （以姓氏笔画为序）

朱庆丰　安庆医药高等专科学校
朱照静　重庆医药高等专科学校
刘国珍　赣南卫生健康职业学院
孙　莹　长春医学高等专科学校
李群力　金华职业技术学院
汪小根　广东食品药品职业学院
沈　力　重庆三峡医药高等专科学校
张　建　天津生物工程职业技术学院
张雪昀　湖南食品药品职业学院
林雪霞　邢台医学高等专科学校
周　博　杨凌职业技术学院
昝雪峰　楚雄医药高等专科学校

姚腊初　益阳医学高等专科学校

贾　强　山东药品食品职业学院

高璀乡　江苏医药职业学院

葛淑兰　山东医学高等专科学校

韩忠培　浙江药科职业大学

覃晓龙　遵义医药高等专科学校

程一波　广西卫生职业技术学院

委　　　员（以姓氏笔画为序）

王庭之　江苏医药职业学院

兰作平　重庆医药高等专科学校

司　毅　山东医学高等专科学校

刘　亮　遵义医药高等专科学校

刘林凤　山西药科职业学院

李　明　济南护理职业学院

李　媛　江苏食品药品职业技术学院

李小山　重庆三峡医药高等专科学校

何　雄　浙江药科职业大学

何文胜　福建生物工程职业技术学院

沈　伟　山东中医药高等专科学校

沈必成　楚雄医药高等专科学校

张　虹　长春医学高等专科学校

张奎升　山东药品食品职业学院

张钱友　长沙卫生职业学院

张雷红　广东食品药品职业学院

陈　亚　邢台医学高等专科学校

陈　刚　赣南卫生健康职业学院

罗　翀　湖南食品药品职业学院

郝晶晶　北京卫生职业学院

胡莉娟　杨凌职业技术学院

徐贤淑　辽宁医药职业学院

高立霞　山东医药技师学院

黄欣碧　广西卫生职业技术学院

康　伟　天津生物工程职业技术学院

傅学红　益阳医学高等专科学校

数字化教材编委会

主　编　李　明　武卫红　李逢菊
副主编　黄欲立　吴　杰　花　慧　韩继红
编　者　（以姓氏笔画为序）
　　　　王　园（重庆化工职业学院）
　　　　丑　安（长沙卫生职业学院）
　　　　花　慧（浙江医药高等专科学校）
　　　　李　进（重庆三峡医药高等专科学校）
　　　　李　明（济南护理职业学院）
　　　　李逢菊（北京城市学院）
　　　　吴　杰（南阳医学高等专科学校）
　　　　张　蕾（济南护理职业学院）
　　　　张丽媛（石家庄职业技术学院）
　　　　陈瑞云（深圳技师学院）
　　　　武卫红（山东医学高等专科学校）
　　　　郑　佳（乐山职业技术学院）
　　　　黄欲立（济南护理职业学院）
　　　　韩继红（河北化工医药职业技术学院）

前　言

中药调剂技术是中药类专业核心课程，主要是培养学生熟练完成中药调剂各项工作任务，锻炼学生把基本礼仪贯穿于工作全过程，掌握其相应的操作技能和必备知识，服务于中医药产业，为医药行业培养岗位技能型人才。

依照中药类专业所必需的职业能力，以基于工作过程系统化的课程开发为设计理念，把具体工作过程转化为教学项目。以工作内容为教学项目支撑，力求做到知识为技能服务，坚持技能实用的原则，使学生在毕业时能够"到岗即顶岗"，充分体现"工学结合"的职业教育特点。根据岗位应具备的知识与技能，将课程分为绪论、中药饮片调剂技术、新型中药饮片调配技术、中成药调剂技术、中药采购管理技术、中药贮藏与养护技术、全国技能大赛中药调剂赛项介绍七个模块，每个模块包含若干个项目，每一项目下又包含具体工作任务，使学生通过学习系统掌握基本知识与技能，为从事中药调剂工作打下扎实基础。

本教材在内容选取上，以工作过程为依据，同时考虑理实一体、任务驱动项目化教学模式的实施。将知识点以真实工作任务及其工作过程为依据整合、序化到学习情境中，把教学内容组织成模块、学习项目和工作任务，每一项目均有明确的素质目标、知识目标和技能目标，每一学习任务均反映中药调剂典型工作任务的企业实践。

本教材由多年从事医药职业教育工作和中药调剂岗位一线技术人员共同研讨编写而成。具体编写分工为：模块一中项目一由李明编写；模块一中项目二由张蕾编写；模块二中项目一、项目三由武卫红编写；模块二中项目二由花慧编写；模块二中项目四、所有实训项目由黄欲立编写；模块二中项目五、项目六由吴杰编写；模块二中项目七、项目八、项目九由王园编写；模块三由陈瑞云编写；模块四由韩继红编写；模块五中项目一由张丽媛编写，模块五中项目二由丑安编写；模块六中项目一、项目二由李进编写，模块六中项目三由郑佳编写；模块七中项目一由李逢菊编写；模块七中项目二由田永云编写；张蕾担任教材编写秘书；李明负责全书统稿工作。本教材适用于全国高职高专院校中药学及相关专业教学，也可以用于药品经营企业和医院中药房从业人员岗前培训和自学，还可以作为职业技能大赛中药调剂赛项的参考用书。

本教材在编写过程中得到全体编者及所在单位的通力合作，同时多家医疗机构、药品经营企业、行业领导及同行也给予支持和帮助，并参考了全国职业院校技能大赛中药传统技能赛和全国医药行业特有职业技能竞赛中药调剂员项目赛项规程，在此一并致以诚挚谢意。

由于编者水平所限，疏漏之处在所难免，恳请广大读者提出宝贵意见，以便进一步修订完善。

编　者
2021 年 9 月

目 录

模块三 新型中药饮片调配技术

模块四 中成药调剂技术

模块五　中药采购管理技术

模块六　中药贮藏与养护技术

模块七　全国技能大赛中药调剂赛项介绍

1

模块一

绪　论

项目一 药学礼仪

> **学习目标**
>
> **知识目标：**
> 1. **掌握** 药学礼仪的基本概念、基本原则及基本内容；中药调剂工作人员基本礼仪。
> 2. **熟悉** 药学礼仪的一般要求及沟通技巧和重要性。
> 3. **了解** 药学礼仪的分类及其特点。
>
> **技能目标：**
> 能正确运用基本礼仪并贯穿于工作全过程。
>
> **素质目标：**
> 通过学习药学礼仪，培养学生具有礼仪为先、服务为本的意识，树立全心全意为人民服务的宗旨。

导学情景

情景描述： 张某因近期压力较大，睡眠不好，来到某药店想咨询一下买点药。进店后看到两位药师正在聊天，就走过去咨询。两位药师其中一位指甲涂成大红色，另一位靠在柜台上继续在聊天，张某看了一下，扭头就走了。

情景分析： 药店经营是一项服务性工作，药师做好药学服务工作既需要熟练扎实的专业知识和技能，还需要树立高素质职业形象，这就需要把基本礼仪贯穿于工作全过程，否则就会出现服务纠纷甚至顾客扭头就走的现象。

讨论： 如果您是药店药师，您应该么做？

学前导语： 药店药学礼仪涵盖了服饰、举止、语言、表情等诸多内容，加强药学职业工作者的礼仪教育对提高治疗质量，保障人们身体健康，发展医药事业都有积极的影响。这就要求药学工作者要不断提高自身的素质修养，逐渐形成自己特有的高素质职业形象。本项目主要介绍药学礼仪的概念、分类、重要性及其价值，中药调剂员基本礼仪。

药学职业（或职业群体）是指：经过系统学习药学科学的基础和专业理论知识，掌握药学专业技术，具有药学工作能力，并经国家考核合格；能运用所掌握的药学理论知识、技术和能力，遵循药学伦理原则，为人类健康事业服务。从事这种工作性质的群体已构成一种社会体系，统称为药学职业。在经济时代的药学职业服务中，如何面对市场经济体制下的医疗竞争，如何面对产业调整时的行业冲击，如何构建和谐的医患关系，药学礼仪将发挥越来越重要的作用。它将成为药学工作者树立高素质职业形象、提高社会地位的外在的艺术表现。药学工作者只有树立更科学的服务理念，才能体现礼仪的隐性价值。

一、药学礼仪概述

(一) 定义

药学礼仪是一种建立在公共礼仪基础上的特殊礼仪,是药学工作者工作中交往艺术的学问,是药学工作者的行为规范,用以指导和协调药学工作的行为过程;它是一种职业礼仪,是药学工作者的职业形象,是素质、修养、行为、气质的综合反映。

(二) 基本原则

1. 平等原则 对患者不论贵贱贫富、长幼妍媸、怨亲善友,均应普同一等,一视同仁。

2. 律己原则 严于律己、宽以待人,约束自我、控制自我。

3. 敬人原则 尊重是利益的情感基础,要尊重他人,要有同情心,待患者如亲人,急患者所急。

4. 宽容原则 体谅他人、理解他人、容忍他人。

5. 适度原则 交往中把握分寸,既要彬彬有礼,又不能低三下四;既要热情大方,又不能轻浮献媚。做到自尊不自负,坦诚不粗鲁,信人不轻信,活泼不放纵。

6. 真诚原则 真诚待人、童叟无欺、言行一致、表里如一。

7. 守信原则 信守诺言、讲信誉、重信用,"言必信,行必果"。

💗**药爱生命**

《大医精诚》出自唐代孙思邈所著《备急千金要方》,是中医药学典籍中论述医德的一篇极其重要文献。其曰:"凡大医治病,必当安神定志,无欲无求,先发大慈恻隐之心,誓愿普救含灵之苦。若有疾厄来求救者,不得问其贵贱贫富,长幼妍媸,怨亲善友,华夷愚智,普同一等,皆如至亲之想……"。这篇文章广为流传,影响深远,充分体现了古代中医药文化中对道德礼仪的重视,被誉为是"东方的希波克拉底誓言"。它明确地说明了作为一名优秀的医药工作者,不仅要有精湛的技术,还要拥有良好的品德,很多内容涵盖了礼仪的基本原则。

(三) 基本内容

药学工作者的基本礼仪包括:仪容礼仪、表情礼仪、举止礼仪、服饰礼仪、语言礼仪。

1. 仪容礼仪 仪容是一个人最重要的外在表现,是内在美、自然美和修饰美的统一,大方、端庄、稳重的仪容,既能体现自尊自爱,又能表示对他人的尊重与礼貌。基本要求有以下几个方面:①头发应勤于梳洗,发型朴素大方。男士头发不应盖过耳部,不触及后衣领,不烫发。女士头发不应遮住脸部,前面刘海不要过低。②面部要注意清洁与适当修饰。男士剃净胡须,剪短鼻毛,不留小胡子。女士化淡妆,不可浓妆艳抹,不使用气味浓烈的化妆品和香水。③四勤原则:勤洗澡、勤剪指甲、勤漱口、勤换衣袜。

2. 表情礼仪 表情可以反映人们的思想、情感以及心理活动与变化,眼神和笑容是表情的重要体现形式。药学工作者应该调整自己的情绪,保持微笑,精神饱满的投入工作中去。微笑是一种令人感觉愉快的面部表情,表现出温馨、亲切的表情,会给对方留下轻松舒适的感觉。微笑好比人际交往中的润滑剂,药学工作者在工作中保持微笑,可以给人以自信、真诚、友善、乐观、敬业的良好职业形象。

3. 举止礼仪 举止礼仪体现在待人接物时的站姿、坐姿、走姿等。俗话说"站有站相,坐有坐相",药学工作者举止落落大方,动作干净利索,会给人以温文尔雅、彬彬有礼的感觉。男士要求沉着稳健,女士要求大方优美。

4. 服饰礼仪　药学工作者在工作时要求穿着职业装，这不仅是对服务对象的尊重，也使自己有一种职业的自豪感、责任感，是敬业爱岗在服饰上的具体表现。规范穿着职业装的要求是清洁、整齐、大方、挺括。穿着过于宽松给人以懒散的感觉，过于紧缩则缺乏庄重和谐之美，如果衣带不整便使人感觉懒散和放肆。

5. 语言礼仪　语言往往能反映出人的文化素养、知识水平和精神风貌，俗话说：言为心声，语言是交流思想感情的工具，一句温暖的话语、一个自然、亲切的表情，都可以给人温暖和安慰，消除抵触、敌意。药学工作者在与人交谈时，应该注意加强语言的修养，讲普通话，讲究语言艺术；做到言谈清晰文雅，礼貌用语。最常用的语言礼仪包括：问候时说"您好"；告别时说"再见"；致谢时说"谢谢"；致歉时说"对不起"；回敬时说"没关系""不要紧"。

? 想一想

药学礼仪的基本原则是什么？

答案解析

二、药学礼仪重要性及价值

（一）重要性

礼仪作为人类社会发展中形成的一种源远流长的丰厚文化，不仅是社会生活的要求，也是一个人乃至一个民族文明程度的体现。药学礼仪作为一种职业礼仪，是药学工作者在执业活动中所遵循的行为标准。它具有鲜明地医药职业特征，直接关系到人们的生命健康。它要求药学工作者必须有崇高的爱岗敬业精神和高尚的职业道德，是药学工作者素质、修养、行为、气质的综合反映，成为影响药学从业人员在社会公众中总体形象的关键。

（二）价值

（1）药学礼仪能宣传药学工作者的形象，有助于维护和提高本行业的信誉　一个行业的信誉，是指本行业的产品（技术）和服务在社会公众中的信任程度。在激烈的社会服务竞争中，社会对药学工作者的技术水平和服务能力提出了更高的要求。工作中，一些药学工作者对患者及家属的态度生硬，甚至表现出不耐烦的情绪，严重损害了药学工作者的形象。提高医药行业信誉主要靠技术质量和服务质量，药学工作者具有较高的职业道德水平和文明礼仪规范是技术质量与服务质量的有效保证。因此，药学礼仪是塑造、宣传药学工作者形象的主要手段。重视药学礼仪，提高药学工作者的整体素质，在规范的服务中体现药学工作者崇高职业道德是树立良好药学职业形象的有效手段。

（2）药学礼仪能密切医患关系，满足患者心理需求，促进患者早日康复　建立和谐的医患关系，良好的沟通是一个行之有效的途径。药学职业属于服务行业，其礼仪更是涵盖了从服饰、举止到语言、表情的诸多内容。药学工作者整洁的衣着，亲切的话语，温和的神态，得体的举止，都能使患者获得亲切感、安全感和信任感，消除抵触情绪和敌意，缩短距离，从而密切医患关系。药学礼仪是医疗服务的内在因素之一，它作为技术服务的附加服务，越来越被患者所关注。药学工作者能否提供高质量的药学服务，能否营造一个温馨舒适的环境，使患者高兴而来，满意而归，这与药学工作者的服务礼仪有着密不可分的关系。

（3）药学礼仪调节职业活动中同事之间的关系，促进和提高团结与合作　同事是自己在事业上的亲密伙伴，与自己在工作上有很多协作的地方，与同事交往时真诚相待、依礼而行、相互尊重是非常必要的。工作中的仪容整洁，精神饱满，对年长同事多学、多问、多尊重，对比自己年轻的同事多帮助、多鼓励。这样才能建立一个团结、文明、协作的工作环境。

（4）药学礼仪可以提高药学工作者的人文素养和职业素质，促进本行业的发展 医药行业医药技术和礼仪规范虽然属于不同的范畴，但二者是紧密联系的，只有具备良好的药学礼仪，又有过硬的医药技术，才能获得良好的社会效果，促进医药行业的发展。

总之，药学礼仪是塑造、宣传药学工作者职业形象的重要手段。加强药学工作者的礼仪教育，重视药学礼仪，提高药学工作者队伍的整体素质，是树立良好职业形象的有效途径。

三、中药调剂工作人员基本礼仪

（一）礼貌待客

1. 仪容自然整洁

（1）干净卫生 上岗前应做好自身的清洁卫生，包括头发、面部、颈部、口腔无异味。男性调剂员不留长发、不留胡须，女性调剂员不能留长指甲及涂指甲油。工作期间不佩戴装饰性耳环、手链、手镯、戒指等。

（2）清洗双手 按"七步洗手法"将双手的手心、手背、手指及指甲缝等清洗干净，手部不能用化妆品，必要时可戴一次性手套。

◉ 看一看

七步洗手法可总结为内、外、夹、弓、大、立、腕七个字，是目前比较规范且卫生的洗手方法。

第一步（内）：洗手掌，流水湿润双手，涂抹洗手液（或肥皂），掌心相对，手指并拢相互揉搓；

第二步（外）：洗背侧指缝，手心对手背沿指缝相互揉搓，双手交换进行；

第三步（夹）：洗掌侧指缝，掌心相对，双手交叉沿指缝相互揉搓；

第四步（弓）：洗指背，弯曲各手指关节，半握拳把指背放在另一手掌心旋转揉搓，双手交换进行；

第五步（大）：洗拇指，一手握另一手大拇指旋转揉搓，双手交换进行；

第六步（立）：洗指尖，弯曲各手指关节，把指尖合拢在另一手掌心旋转揉搓，双手交换进行；

第七步（腕）：洗手腕、手臂，揉搓手腕、手臂，双手交换进行。

2. 仪表端庄文雅

（1）着装统一整洁 穿着单位统一的工作服，工作服大小型号选择合适，保持干净、平整、宽松适度，纽扣统一齐全，完全扣齐；戴好工作帽，两鬓头发放于耳后，前面不漏头发，长发者应将头发盘于枕后。下身必须配长裤，女调剂员夏季可穿着裙装但需配肤色长筒丝袜；脚穿低跟、防滑、大小合适的工作鞋，不可穿拖鞋或凉鞋。

（2）表情自然亲切 工作时表情自然，和顾客交流时面带微笑，给人以大方、亲切、健康、朝气蓬勃的感觉。

3. 仪态大方得体 站立时姿态端正，保持头正、颈直、肩平，收腹挺胸，两臂自然下垂，手指并拢自然微屈。走路时步伐稳健，动作协调，目光平视，两臂自然摆动，身体平稳，不左右晃动。在为顾客服务过程中，拿送物品、抓取药品等都要训练有素，轻拿轻放，有条不紊，动作幅度不宜过大。

4. 语言文明礼貌 中药调剂员应该掌握日常文明用语，做到语气诚恳、语言亲切、用语准确、简洁生动，解释专业术语时通俗易懂。常用的服务用语可归纳为简洁的"十五字用语"，即"您好、请、欢迎、对不起、谢谢、没关系、再见"；常用的专业术语有"药引、忌口、先煎、后下、包煎、另煎、烊化、冲服"。

练一练

中药调剂员常用文明用语主要包括（　　）

A. 您好 　　　　　　　B. 请 　　　　　　　C. 对不起

D. 谢谢 　　　　　　　E. 欢迎

答案解析

（二）接待流程与技巧

中药调剂员接待顾客的整个流程都要体现的专业化和规范化，接待流程分为：接方招呼－顾客接触－审方询问－用药指导－礼貌送客。

1. 接方招呼　中药调剂员要坚守岗位，保持良好的精神面貌，随时做好迎接顾客的准备。顾客走近时，中药调剂员要礼貌地和顾客打招呼，正确的招呼方式包括但不限于："您好，这边请""对不起，请您稍等，我马上就来""请原谅，让您久等了"。

2. 顾客接触　中药调剂员要根据顾客需求提供相应的药学服务，对购买非处方药的顾客，在顾客需要时要及时出现在顾客身边提供帮助，协助顾客迅速找到意向药品，并讲解不同药品的差别，提出最优的选择建议。若是购买处方药，则应该进一步审方并询问疑点。

3. 审方询问　中药调剂员在收到处方以后，应该迅速再次审核处方，有疑问时及时询问，详见项目四调配前审方。

4. 用药指导　顾客选购每一种药品或调配每一张处方以后，中药调剂员应该进行详细的用药指导，告知用法、用量及注意事项，解答顾客关于药品专业知识、中药煎煮方法等方面的问题。让顾客了解药品的疗效及禁忌证，并且为顾客提供一些简单的生活建议及健康指导。

5. 礼貌送客　包装完毕的药品应双手递给顾客，并向顾客礼貌道别，常用短语："请别客气，这是我们应该做的""请走好，祝您早日康复"。

实训一　药学礼仪

【实训目的】

1. 掌握药学礼仪的概述情况，个人形象礼仪等相关内容和技巧。

2. 掌握礼貌待客的基本知识和日常文明用语。

3. 学会中药调剂员接待顾客的基本流程。

4. 能做到保持自身的清洁卫生、着装整洁规范、仪态大方得体。

【实训任务】

1. 上岗前应做好自身的清洁卫生，学会七步洗手法。

2. 学习使用日常文明用语和常用的专业术语。

3. 学习正确的站姿、走姿。

4. 用角色扮演法练习中药调剂员接待顾客的整个流程。

【实训工具与材料】

模拟药店、工作服、洗手池、肥皂、穿衣镜、处方等。

【实训操作】

1. 上岗前穿好工作服、戴好工作帽，按"七步洗手法"将双手的手心、手背、手指及指甲缝等清洗干净。

2. 指导教师进行集体指导，示范正确的站姿、走姿，讲授中药调剂员应该掌握日常文明用语和使用技巧，举例说明常用的专业术语。

3. 每2人为1组，进行站姿、走姿，日常文明用语和常用的专业术语的训练。

4. 每2人为1组，一位扮演药师，一位扮演顾客，按照接方招呼、顾客接触、审方询问、用药指导、礼貌送客的接待顾客流程进行模拟真实情境练习。

【实训报告】

1. 写出各实训项目的操作要点

项目	操作要点
穿工作服	
戴工作帽	
七步洗手法	
站姿	
走姿	
日常文明用语	
常用的专业术语	

2. 角色扮演中药调剂员接待顾客技能考核评分表

项目	评价细则	分值	得分
仪容仪表	面部清洁卫生，不留胡须，不留长指甲及涂指甲油	20	
	不佩戴装饰性耳环、手链、手镯、戒指等		
	工作服干净、平整、纽扣扣齐，束紧袖口		
	工作鞋合适，不可穿拖鞋或凉鞋		
	戴工作帽，两鬓头发放于耳后，前不漏发		
接方招呼	表情自然，和顾客交流时面带微笑	20	
	站立时姿态端正，保持头正、颈直、肩平，收腹挺胸，两臂自然下垂，手指并拢自然微屈		
	走路时步伐稳健，动作协调，目光平视，两臂自然摆动，身体平稳，不左右晃动		
	顾客走近时，使用合适礼貌用语和顾客打招呼		
顾客接触	对购买非处方药的顾客，保持适当距离在顾客身边提供帮助	10	
	对购买处方药的顾客，进入审方询问程序		
审方询问	"十八反""十九畏"	20	
	妊娠用药禁忌		
	重复用药		
用药指导	详细的用药指导，告知用法、用量及注意事项	20	
	为顾客提供一些简单的生活建议及健康指导		
礼貌送客	包装完毕的药品应双手递给顾客	10	
	使用正确语言向顾客礼貌道别		
总分			
教师评语		教师签字	

7

答案解析

目标检测

一、最佳选择题（每题有一个正确答案）

1. 下列哪项不是药学礼仪的基本原则（　）

    A. 敬人原则　　　　　　　　　　　　B. 语言表达

    C. 真诚原则　　　　　　　　　　　　D. 适度原则

2. 下列哪项不是着装统一整洁的做法（　）

    A. 戴工作帽　　　　　　　　　　　　B. 扣齐纽扣

    C. 工作服平整挺括　　　　　　　　　D. 穿拖鞋

3. 某中药调剂员正在整理货架，一顾客递过来一张处方，正确的服务用语是（　）

    A. 对不起，请您稍等　　　　　　　　B. 没看见我正忙着吗？

    C. 着什么急？　　　　　　　　　　　D. 没上班呢，等会儿再说

二、多项选择题（每题有两个及以上正确答案）

1. 药学礼仪的基本内容包括（　）

    A. 仪容礼仪　　　　　B. 表情礼仪　　　　　C. 举止礼仪

    D. 服饰礼仪　　　　　E. 语言礼仪

2. 中药调剂员接待顾客的基本流程包括（　）

    A. 接方招呼　　　　　B. 顾客接触　　　　　C. 审方询问

    D. 用药指导　　　　　E. 礼貌送客

3. 下列哪些是中药调剂员应使用的礼貌用语（　）

    A. 您好，这边请　　　　　　　　　　B. 对不起，请您稍等

    C. 请走好，祝您早日康复　　　　　　D. 请原谅，让您久等了

    E. 你问我，我问谁

三、简答题

1. 解释药学礼仪的定义。

2. 药学礼仪的价值有哪些？

（李　明）

书网融合……

重点回顾

微课

习题

项目二　中药调剂基本知识

PPT

<table>
<tr><td rowspan="2">学习目标</td><td>

知识目标：

1. 掌握　中药调剂的概念。

2. 熟悉　中药调剂的起源与发展。

3. 了解　中药调剂人员的职责和中药调剂工作的依据。

技能目标：

会查阅与中药调剂相关的法律法规，能说出中药调剂人员任职要求。

素质目标：

通过学习中药调剂基本知识，培养中药调剂员的职业习惯，增强岗位责任意识。

</td></tr>
</table>

📖 导学情景

情景描述：小张毕业于某医药院校药学专业，毕业后选择到一家全国医药连锁的某药品零售企业工作。小张在该药店的医疗器械专柜、化学药品专柜、保健品专柜均轮岗工作过，但该店店长一直没有安排小张到中药饮片专柜轮岗。

情景分析：中药饮片专柜的工作，属于中药调剂人员的工作范畴；从事中药饮片的工作人员必须具备下列条件之一，方可从事饮片调剂工作。

（1）完成中药学专业中专（含）以上学历的学习并取得毕业证书，或取得中药士及以上技术职称者。

（2）取得执业中药师资格者。

（3）取得国家劳动和社会保障资源部颁发的中药调剂员国家职业资格证书。

中药饮片调剂复核人员必须具有主管中药师及以上技术职称者。

不适合从事中药饮片调剂的工作情况如下。

（1）未获得相应学历证书或没有取得相关任职资格证书者。

（2）患有精神病、严重皮肤病及可能影响药品质量的传染病者。

讨论：1. 该店长不安排小张到中药饮片装柜轮岗的做法正确吗？

　　　2. 若小张取得中药调剂员职业资格证书，主要的工作职责是什么？

学前导语：中药调剂是中医药学的重要组成部分，中药调剂技术是一项复杂且负有法律责任的专业操作技术。那么，什么是中药调剂技术，它是如何发展的，一个合格的中药调剂人员应该具有哪些职责，这是我们本项目主要学习的内容。

一、中药调剂技术的概念

中药调剂技术是调剂人员以中医药理论为基础，根据医师处方或患者需求，按照配方程序和原则，及时、准确地将中药饮片或中成药调配给患者使用的过程，它是一项负有法律责任的专业操作技术。

根据所调配中药的性质不同，中药调剂分为中药饮片调剂和中成药调剂两部分。中药饮片调剂是根据医师处方要求，将加工合格的不同中药饮片调剂成可供患者内服或者外用汤剂的过程，包括中药饮片的识别、中药的性能、配伍、禁忌、功效、剂量、用法，处方常用名，处方应付，中药汤剂煎煮以及中药饮片的贮藏与养护等知识和技能。中成药调剂是根据医师处方调配各种中成药，或根据患者的轻微病症指导患者购买中成药非处方药的过程，包括中成药的临床应用和问病给药、用药咨询、分类管理等。

中药调剂工作是一项复杂而严谨的技术工作，它直接关系到中医临床治疗效果和用药安全，是一项负有法律责任的技术工作。只有符合医师处方要求，正确无误地调配药物，才能使中医理法方药取得一致，更好地为广大患者服务。

二、中药调剂的起源与发展

中药调剂的起源和发展，经历了长期的实践过程，历代前贤逐渐积累了极为丰富的经验，形成了学术性、技术性较强的一门学科。《史记·殷本纪》中记载了商代伊尹善于把药材制成汤液供人服用，首创了汤剂，标志着方剂的诞生，而调配方剂就形成了中药调剂。古代中药调剂被称为"合药分剂""合和""合剂"。我国现存最早的药物学典籍《神农本草经》收载了365种中药，介绍了中药的采收、配伍及加工炮制，中药的优劣与真伪鉴别，以及用法与用量等调剂知识，为中药组方和调剂奠定了理论基础。东汉名医张仲景的《伤寒杂病论》对调剂方法有了详尽的论述，包括煎药的火候、溶媒、煎法（先煎、后下、包煎、另煎、烊化、兑服等）、服法（温服、凉服、顿服、分服等）以及服用量、禁忌等；唐代孙思邈的《备急千金方》对秤、斗、升、合、铁臼、箩筛、刀、玉槌、磁钵等古代调剂工具做了详细记载。

唐代《新修本草》载药850种，这是我国第一部也是世界上最早的药典。宋代，"太医局卖药所"，是世界上最早的官办商业性药房，专门从事调剂和出售成药及中药饮片，《太平惠民和剂局方》对中药调剂的规范化起到了重要的作用。著名医药学家李时珍集毕生精力编纂的中药巨著《本草纲目》，载药1892种，每种药物项下又分释名、集解、正误、修治等内容，对中药调剂、中药鉴别、中药炮制等均有重要的指导意义。明代陈嘉谟所著《本草蒙筌》对药物的产地、采集、真伪、饮片加工炮制、贮存、配伍、禁忌及服用方法等做了渐进的论述，是对中药调剂富有理论和实用价值的重要著作。

新中国成立后，在继承和发扬中医药学遗产的基础上，充分应用现代科学技术，制定地方性药品标准和炮制规范，国家药典不断更新，建立健全药品检验机构，大大促进了中药调剂的规范化、制度化、科学化，使中药调剂工作取得可喜的进展。

👁 看一看

医药行业职业守则

遵纪守法，爱岗敬业；质量为本，真诚守信；
急人所难，救死扶伤；文明经商，服务热情。

三、中药调剂人员的职责

按照国家职业资格要求，中药调剂人员必须具备中医药专业知识，熟悉中药调剂理论和操作技能，身体健康，并取得相应资格证书。中药调剂工作关系到患者用药的安全有效，影响到人的健康和生命，同此，中药调剂人员不仅要刻苦钻研业务，掌握中药调剂的专业知识和技能，还必须时刻牢记自己的职责。

？ 想一想

答案解析

中药调剂人员的职责有哪些？

1. 中药调剂人员要忠诚人民健康事业，热爱本职工作，救死扶伤，实行人道主义，全心全意为人民服务。要熟练掌握中医药学基本理论知识和调剂业务技能，并且不断学习、了解、掌握中医药有关学科的新理论、新成果、新技术。能正确遵照有关法规制度进行操作，对用药者应负责解答有关用药咨询、主动提示相关注意事项。

2. 必须贯彻质量第一原则，调配处方要做到准确无误、药味齐全、剂量准确、清洁卫生，严禁以伪充真、以次充好、生制不分、乱代乱用，确保中药的调剂质量。

3. 按照医师处方要求，依据《处方管理办法》《中药饮片炮制规范》《中华人民共和国药品管理法》等有关规定，进行中药饮片和中成药的调剂。对于违反规定的处方，调剂人员有权拒绝调剂。

4. 调剂的处方含有毒性和麻醉中药时，必须遵照《毒性、麻醉性药品管理办法》和有关法规进行特殊管理。

5. 根据医师处方要求，负责临时炮制加工。

6. 解答中成药、中药饮片的用法、用量、使用注意、功效、煎煮方法等用药咨询。

❤ 药爱生命

《医疗用毒性药品管理办法》第九条 医疗单位供应和调配毒性药品，凭医生签名的正式处方。国营药店供应和调配毒性药品，凭盖有医生所在的医疗单位公章的正式处方。每次处方剂量不得超过2日极量。

调配处方时，必须认真负责，计量准确，按医嘱注明要求，并由配方人员及具有药师以上技术职称的复核人员签名盖章后方可发出。对处方未注明"生用"的毒性中药，应当付炮制品。如发现处方有疑问时，须经原处方医生重新审定后再行调配。处方一次有效，取药后处方保存2年备查。

四、中药调剂工作的依据

中药调剂工作必须参考的有关法律、法规和标准有：《中华人民共和国药品管理法》《药品经营质量管理规范》《处方管理办法》《处方药与非处方药分类管理办法》《医疗用毒性药品管理办法》《中药饮片调剂规程》《中药饮片炮制规范》《中华人民共和国药典》《中华人民共和国卫生部药品标准》等。

✎ 练一练

我国第一部也是世界上最早的药典是（ ）

A.《本草纲目》　　　　　　　　B.《神农本草经》

C.《新修本草》　　　　　　　　D.《备急千金方》

E.《太平惠民和剂局方》

答案解析

目标检测

答案解析

一、最佳选择题（每题有一个正确答案）

1. 对中药调剂的规范化起到了重要的作用（　）

    A.《本草纲目》   B.《太平惠民和剂局方》

    C.《新修本草》   D.《伤寒杂病论》

2. 世界上最早的官办商业性药房始于（　）

    A. 宋朝   B. 元朝   C. 唐朝   D. 明朝

3. 对调剂方法有了详尽的论述的著作是（　）

    A.《伤寒杂病论》   B.《黄帝内经》

    C.《神农本草经》   D.《备急千金方》

4. 为中药组方和调剂奠定了理论基础的是（　）

    A.《太平惠民和剂局方》   B.《神农本草经》

    C.《本草纲目》   D.《史记·殷本纪》

5. 对中药调剂富有理论和实用价值的重要著作（　）

    A.《本草纲目》   B.《本草蒙筌》   C.《神农本草经》   D.《伤寒杂病论》

二、多项选择题（每题有两个及以上正确答案）

1. 根据调配中药的性质不同，中药调剂分为（　）

    A. 中药饮片调剂   B. 中药材调剂

    C. 中成药调剂   D. 医师调剂

    E. 处方调剂

2. 中药饮片调剂主要包括的内容有（　）

    A. 处方常用名   B. 中药饮片的识别

    C. 处方应付   D. 中药汤剂煎煮以及中药饮片的贮藏与养护

    E. 中药的性能、配伍、禁忌、功效、剂量、用法

3. 中成药调剂主要包括的内容有（　）

    A. 中成药的临床应用   B. 问病给药

    C. 用药咨询   D. 分类管理

    E. 包装

4. 属于中药调剂工作的依据（　）

    A.《药品经营质量管理规范》   B.《中华人民共和国药典》

    C.《中华人民共和国药品管理法》   D.《中药饮片调剂规程》

    E.《中药饮片炮制规范》

5. 属于中药调剂人员的职责的（　）

    A. 根据医师处方要求，负责临时炮制加工

    B. 对于违反规定的处方，调剂人员有权拒绝调剂

    C. 解答中成药、中药饮片的用法、用量、使用注意等用药咨询

    D. 以伪充真、以次充好、生制不分、乱代乱用

E. 调配处方要做到准确无误、药味齐全、剂量准确

三、简答题

1. 什么是中药调剂技术？
2. 中药调剂人员的任职要求是什么？

（张　蕾）

书网融合……

📄 重点回顾

📱 微课

🕐 习题

2 模块二
中药饮片调剂技术

PPT

项目一　中药饮片调剂设施与工具

学习目标

知识目标：

1. **掌握**　中药饮片斗谱的编排原则；戥秤、天平、冲筒等常用调剂工具的使用原理及操作规范。

2. **熟悉**　查斗与装斗的主要内容。

3. **了解**　中药饮片调剂的基本设施。

技能目标：

能熟练并规范使用戥秤、天平、冲筒等常用调剂工具；会编排常用中药饮片斗谱；会查斗和装斗。

素质目标：

通过本项目的学习，培养学生安全用药意识、树立药材质量观；培养学生高度责任心和一丝不苟的良好职业素养。

导学情景

情景描述：小刘大学毕业后就职于某大型连锁药店，刚入职不久，恰逢公司开分店，他被安排到分店负责中药饮片调剂设施与工具的筹备工作，眼看各种设施设备都到位了，小刘却开始犯愁了，面对新购进的数百种中药饮片和拥有数百个药斗的饮片斗架，该怎么安排盛放这些饮片呢？是随意将这些中药饮片放入斗架呢？还是有一定的编排顺序呢？

情景分析：为了提高中药饮片调剂配方速度，减轻调剂员劳动强度，并避免调剂差错事故的发生，药斗中盛放中药饮片时要按一定的顺序规律进行编排，这种规律称为"斗谱"。

讨论：1. 中药饮片调剂常用的设施与工具有哪些？

2. 斗谱的编排应遵循哪些原则？

学前导语：斗谱编排时需按一定的原则进行，既要考虑中药性能、方剂配伍、药物来源，还要考虑饮片的大小、质地以及饮片使用率等因素。中药斗谱是中药调剂实践经验的智慧结晶，但随着时代的发展，同学们在斗谱编排时要学会传承精华，守正创新，遵循传统原则的同时更应利用现代技术开拓创新、与时俱进。

调剂室是调剂人员调配处方的工作场所，传统中药调剂室一般设有饮片斗架、调剂台、贵细中药柜、毒性中药柜等，具体布局可根据营业场所面积、业务量及人员条件而定。饮片调剂工具主要有戥秤、天平、冲筒、包装纸、包装袋、包装绳等。

任务一　中药饮片调剂的设施

中药饮片调剂常用的设施主要包括饮片斗架、调剂台、贵细中药柜、毒性中药柜、冷藏柜等。

一、饮片斗架

中药饮片斗架俗称"格斗橱""百眼橱""百药斗""药斗柜"，由众多药斗抽屉组合而成，用于盛装中药饮片，供调剂处方使用，是中药饮片调剂室的主要设施。

（一）饮片斗架的设置

传统饮片斗架为木质结构，现也有不锈钢、铝合金等金属结构，其规格和样式可根据营业面积和业务量而定，一般斗架高约2.0m，宽约1.5m，厚约0.6m。饮片斗架要求封闭严实，可防虫蛀、鼠咬，并防潮、防串味。如为木质结构，斗架正面均刷有油漆，减缓外界湿气对斗内饮片质量的影响，且美观；斗架底部全封铁皮，背面底层钉1尺高的铁皮，以防鼠咬（图2-1）。

斗架上的若干小抽屉，称作"药斗"，药斗外部正中是拉手，周围按一定规律写着斗内的中药名称（图2-2）。药斗分为大小两种，小药斗位于斗架上方，可根据"抬手取，低头拿，半步可观全药匣"的特点，"横七竖八"或"横八竖八"排列，每个药斗又分为2~4小格，多数为3格（图2-3），每格装一味中药饮片。大药斗设在斗架最下层，通常为3~4个，内不分格，用于盛放质地松泡且用量较大的中药饮片（图2-4）。

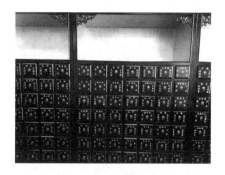

图2-1　中药饮片斗架

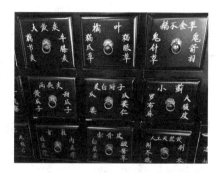

图2-2　药斗及药名

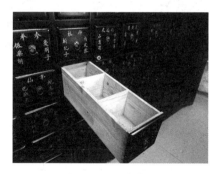

图2-3　三格药斗

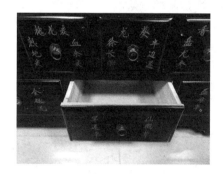

图2-4　底层大药斗

👁 **看一看**

药斗前中药名称书写顺序与药斗内饮片摆放顺序因各地习惯不同而异，并无统一要求。二格斗书写格式一般为：外格药名在右，里格药名在左。三格斗一般采用"上一、右中、左内三"格式，即最外一格的药名横体书写在上方，中间一格的药名竖体写在右侧，最里一格的药名竖体写在左侧；也可按逆时针排列，即中间一格药名写在左侧，最里格药名写在右侧，但所有药斗上药名顺序必须全部统一。传统木质药斗中药饮片名称多用醒目颜色油漆书写，现亦有用仿金属中药名标签贴、PVC或铝镁合金中药名标牌贴等简易方法。金属药斗则设有专用标签插，可根据需要更换标签。

（二）斗谱的编排原则 微课1

药斗盛放中药饮片的编排要有一定的规律，这种规律称为"斗谱"。斗谱是千百年来从中药调剂实践经验中总结出的智慧结晶，斗谱编排得当，则便于调剂操作，减轻劳动强度，提高配方速度，避免调剂差错事故。由于中药品种繁多，各地用药习惯也不相同，斗谱不可能千篇一律，但编排时均需遵循一定的原则，需考虑中药性能、方剂配伍、药物来源以及饮片使用率等因素。

1. 按中药功效编排 性味功效相近，常配伍同用的中药饮片可放于同一药斗中，如具清热燥湿作用的黄芩、黄连、黄柏；具补阴作用的麦冬、天冬、北沙参；具止咳平喘作用的苦杏仁、桑白皮、桔梗；具消食作用的麦芽、神曲、山楂；具安神作用的酸枣仁、柏子仁、远志等。功效不同但经常配伍的饮片可纵向相邻排布，如活血化瘀药与行气药、补益药与利水渗湿药、解表药与止咳化痰药等。

2. 按常用方剂、药对及炮制规格编排 常用经方中药饮片可放于同一药斗或相邻药斗中，如四物汤中的当归、川芎、白芍、熟地黄；四君子汤中的党参、白术、茯苓、甘草；麻黄汤中的麻黄、桂枝、苦杏仁、甘草；三子养亲汤中的莱菔子、紫苏子、白芥子等。

处方中常用的"药对"可放于同一药斗中，如苍术、白术；乳香、没药；羌活、独活；知母、黄柏；陈皮、青皮；砂仁、豆蔻等。

同一来源的不同炮制品常同放于一斗中，如大黄、酒大黄；薏苡仁、炒薏苡仁；栀子、焦栀子；白术、麸炒白术；知母、盐知母；甘草、炙甘草；牡蛎、煅牡蛎；何首乌、制何首乌等。

3. 按质地轻重、饮片大小编排 质地较轻且用量较少的饮片，应放在药斗的高层，如密蒙花、谷精草与木贼；月季花、白梅花与佛手花；玫瑰花、代代花与厚朴花等。

质地沉重的矿石、化石、贝壳类饮片和易于造成污染的饮片（如炭药），多放于斗架的较下层，如磁石、赭石、紫石英；石决明、牡蛎、珍珠母；寒水石、海蛤壳、瓦楞子；大黄炭、黄芩炭、黄柏炭；地榆炭、藕节炭、白茅根炭等。

质地松泡且用量较大的饮片，多放于斗架最底层的大药斗内，如竹茹、丝瓜络；薄荷、桑叶；芦根、白茅根；茵陈、金钱草；灯心草、通草；白花蛇舌草、半枝莲等。

同一斗中，饮片细小者在前，饮片片大者在后，以防调配时后格的饮片撒落在前格中，难以将其挑出。如薏苡仁与茯苓，编排斗谱时将大个易于挑拣的茯苓装于斗中后格，形小不易于挑拣的薏苡仁装于斗中前格。

4. 按是否常用编排 常用饮片应置于靠近调配台斗架的中层，如黄芪、党参、甘草；金银花、连翘、板蓝根；防风、荆芥、白芷；柴胡、葛根、升麻；当归、白芍、川芎；黄芩、黄连、黄柏；苦杏仁、桔梗、桑白皮；白术、苍术与茯苓；陈皮、枳壳与枳实等。

? 想一想

按斗架的上、中、下位置划分，下列饮片应该安排在斗架的哪个位置？

当归、党参、山药、知母、黄柏、黄连、黄芩、柴胡、生石膏、珍珠母、瓦楞子、竹茹、丝瓜络、白梅花、佛手花、厚朴花、芦根、白茅根、谷精草、通草

答案解析

5. 斗谱编排禁忌

（1）性状相似而功效各异的饮片，不能放于一个药斗中，以免混淆出错。如山药与天花粉；粉葛块与茯苓块；车前子与葶苈子；菟丝子与紫苏子；地肤子与蛇床子；益母草与泽兰；当归与独活；知母与玉竹；月季花与玫瑰花；炙甘草与炙黄芪；酒黄精与熟地黄等。

（2）属于配伍禁忌的饮片，不能放于同一药斗或上下药斗中，以防调剂时串斗，如甘草与海藻、京大戟、甘遂、芫花；乌头类（附子、川乌、草乌）与半夏的各种炮制品、瓜蒌、瓜蒌皮、瓜蒌子、

天花粉、贝母类、白蔹、白及；藜芦与人参、党参、太子参、北沙参、南沙参、丹参、玄参、苦参、细辛、白芍、赤芍；郁金与丁香、母丁香；三棱与芒硝、玄明粉；肉桂与赤石脂等。

（3）有恶劣气味的饮片，不能与其他饮片同放于一个药斗中，如阿魏、鸡矢藤、九香虫等。

（4）细粉状药材、容易滑落的种子类药材及富含油脂、糖分的药材，均不宜放在一般的药斗内，宜存放于加盖的瓷罐中，如青黛、蒲黄、玄明粉、车前子、葶苈子、龙眼肉、熟地黄等。

（5）贵细中药不能存放于一般的药斗内，应设专柜存放，由专人管理，每天清点账务，如冬虫夏草、人参、西洋参、西红花、牛黄、麝香、鹿茸、海马、珍珠等。

（6）毒性中药和麻醉中药，必须设专柜存放，绝不能放于一般药斗内。

👁 看一看

近年来随着计算机技术的发展及医院信息系统（HIS系统）的广泛使用，逐渐形成对中药斗谱的信息化编排。通过计算使用频率的高低，将所有饮片分成常用饮片、次常用饮片和不常用饮片，并分成不同的用药区，再根据药柜的摆放位置，将常用、次常用、不常用区依次按离递药窗口由近到远的顺序划分，这种编排方法适用于散装中药饮片及袋装免煎颗粒剂的斗谱编排。

采用中药饮片信息编码法编排斗谱也取得了一定进展，中药饮片信息编码是用阿拉伯数字分类表达中药饮片，唯一性是编码必须遵循的基本原则。药房药师收到患者交费后的电子处方，就可按饮片编码顺序打印配药单，配药单顺序与斗柜编排顺序一致，这样药师按照配药单顺序调剂饮片，不走回头路，省时省力。将中药编码信息与斗谱编排、存放顺序相结合具有广阔的发展前景。

二、调剂台

调剂台是调剂人员调配处方的操作台，一般高约90～100cm，宽约60～80cm，其规格可根据调剂室大小而定。传统调剂台多为木质材料，现也多见采用不锈钢、新型高分子有机材料等制成的调剂台。调剂台内侧上层设有大抽屉，多用于放置饮片调剂常用工具和包装物品，下层设有小抽斗或小方格，用于存放部分常用饮片。调剂台和饮片斗架通常配套使用（图2-5）。

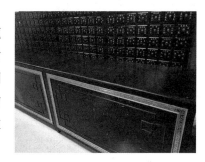

图2-5 调剂台

三、贵细中药柜、毒性中药柜及冷藏柜

贵细中药柜为有门货柜，用于存放价格昂贵的中药，如鹿茸、牛黄、麝香、冬虫夏草等。本类药品存放时，实行"三专"管理，即专人负责、专柜加锁、专账册登记，凭处方消耗，定期盘存清点，发现短缺及时查找原因。

毒性中药柜也为有门货柜，用于存放治疗剂量与中毒剂量相近，使用不当可致人中毒或死亡的毒性中药，如砒霜、斑蝥、生马钱子、生川乌、生天仙子等。该类中药应按照《医疗用毒性药品管理办法》有关规定存放，亦实行"三专"管理，严防意外事故的发生。

冷藏柜主要用于存放贵重或容易变质的中药饮片。

任务二 中药饮片调剂工具及使用

中药饮片调剂工具主要包括计量工具、碎药工具、洁净工具和包装用具四类。计量工具是称量药物的衡器，在中药调剂工作中最常用的是戥秤，其次是托盘天平、盘秤和电子秤等。中药调剂粉碎工具主要有冲筒、铁碾船、小型粉碎机和乳钵等。此外，中药调剂还会用到药匙、药刷、药筛、钢锯、钢锉、鉴方和包装纸等用具。

一、计量工具

（一）戥秤 e 微课2

戥秤，俗称药戥子、戥子，是中药饮片调剂最常用的称量工具。

1. 戥秤的构造 戥秤主要由戥杆（标有戥星）、戥纽、戥盘、戥砣四部分组成。戥纽是支点，戥砣是力点，戥盘是重点，属于单杠杆不等臂秤（图2-6）。

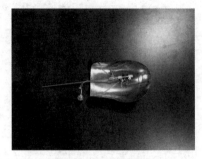

图2-6 戥秤

（1）戥杆、戥纽 戥杆是戥子的关键部件，可用木质、骨质或金属制成。戥杆应平直光滑，一端较粗，另一端略细。粗端固定着两个可供手提的短线绳，称为"戥纽"，俗称"毫"。靠近戥砣的戥纽为"里纽"，也称"前毫"，靠近戥盘的戥纽为"外纽"，也称"后毫"。称取较轻的饮片时，提前毫；称取较重的饮片时，提后毫。

戥杆的上面或内侧面有两排用铜或铅嵌成的小点，称为"戥星"，用于指示所称饮片的重量。提前毫时，从右向左第一颗星为"定盘星"，表示0g。

戥杆粗端与戥盘绳（链）连接处的金属挂件为"刀口"。如果戥秤使用日久，出现刀口磨损，可能会影响称量的准确性，因此使用戥秤时要尽量减少刀口受力，以延长戥秤使用寿命。

（2）戥盘、戥砣 戥盘与戥砣均用金属制成，每个戥秤的盘与砣是配套的，不可随意换用。戥盘用来盛放饮片。戥砣的重量是固定的，如果在使用过程中出现碰损，就会导致戥秤称量不准确，因此使用戥秤时要尽量避免戥砣摔落。戥盘与戥杆连接的三条线绳（或金属链）长短应相同，全部展开时戥盘应呈水平状态，否则影响称量的准确性。

2. 戥秤的种类 根据称量范围不同，戥秤可分为克戥和毫克戥。

（1）克戥 是中药调剂中最常用的戥秤，称量范围多为1~250g。提前毫时，从定盘星向左，每移动一粒星增加1g，以此类推，至杆梢为50g；提后毫时，戥杆上的戥星从右向左，第一颗星为50g，每移动一粒星增加2g，以此类推，至杆梢为250g。

（2）毫克戥 也称分厘戥，常用于调剂1g以下的中药，是称取贵重药及毒麻药的计量用具，结构与克戥相同，称量范围为0.2~50g。提前毫时，戥杆上的一排戥星表示0~15g，从定盘星向左，每移动一粒星增加0.2g，以此类推，到杆梢为15g；提后毫时，戥杆上的戥星从右向左，第一颗星为15g，每移动一粒星增加0.5g，以此类推，至杆梢为50g。

3. 戥秤的使用 戥秤必须经检定合格后才能使用，且使用前需检查戥盘与戥砣编码是否相符。 e 微课3

（1）持戥 用左手虎口、食指和中指挟持戥杆，无名指、小拇指从戥杆下方拢住戥绳；右手拇指和食指捏住戥纽，其余三指自然弯曲，向上屈右腕使手心朝前，提起戥杆使戥盘悬空。

（2）校戥 又称对戥，即检查戥秤是否准确，每次使用戥秤前均需校戥。左手拇指、食指将戥砣绳移动至定盘星位置，右手提前毫使戥盘悬空，将戥杆置于眼前，举至齐眉，放开左手，观察戥杆是否呈水平状态，即"齐眉对戥"。如戥杆处于非水平状态，偏高或偏低，说明戥秤计量不准，需要调整。

（3）称量 校戥无误后，方可开始抓药。用左手挟持戥杆，左手拇指、食指将戥砣绳移至欲称量的戥星位置上，右手抓药放入戥盘内，右手提戥纽，举至齐目，戥盘悬空，左手稍离开戥杆，通过增加或减少药物至戥杆平衡时，戥星的指数就是所称药物的重量。

4. 戥秤保养

（1）使用戥秤时要轻拿轻放，避免盘、砣、杆、刀口等部位碰撞损伤。

（2）使用戥秤后要清洁擦拭，并将戥砣放入戥盘内，戥盘绳缠绕在戥杆上，戥杆平搭在戥盘上，然后将戥秤放进专用的抽屉内保存。保持干燥洁净，避免金属部分受潮生锈。

（3）每年到标准计量单位检查一次戥秤等衡器，以保证其准确度。

（二）托盘天平

在中药调剂工作中称量小剂量的贵细中药、毒性中药时可使用托盘天平，常用最小精度为 0.1g。托盘天平是一种等臂杠杆秤，由托盘、横梁、平衡螺母、刻度尺、指针、刀口、底座、分度标尺、游码、砝码等组成。由支点（轴）在梁的中心支着天平梁而形成两个臂，每个臂上托着一个盘，右盘放砝码，左盘放待称重药物，游码则在刻度尺上滑动（图 2-7）。

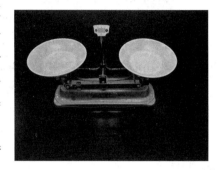

图 2-7　托盘天平

称量前，需"调平衡"，即将游码归零，调节横梁右端平衡螺母，直至指针对准分度标尺的中央刻度线。称量时，待称药物放在左盘，右盘按由大到小的顺序添加砝码，并移动游码，当指针不再摆动且指向正中刻度时，或左右摆动幅度较小且相等时，砝码重量与游码位置示数之和即为待称重药物的重量。称量完毕后，将砝码及时放回砝码盒中，游码移回零点，托盘天平放回原处。操作过程中，移动游码和加减砝码时均需采用镊子。

（三）电子秤

电子秤是一种比较常见的电子衡器，其规格与种类较多，在饮片调剂时多选用计重电子秤。使用前先将电子秤置于水平稳固的台面上，打开电源开关，预热 15~20 分钟，然后按"归零"键与"去皮"键，再将需称量的中药饮片放于秤盘上，电子秤的读数即所称中药饮片的重量（图 2-8）。

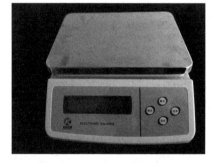

图 2-8　电子秤

✎ **练一练**

使用戥秤时，以下描述正确的是（　　）

A. 持戥时用左手虎口、食指和中指挟持戥杆　　B. 持戥时用右手虎口、食指和中指挟持戥杆

C. 校戥时"齐眉对戥"　　D. 校戥时将戥砣绳移动至定盘星位置

E. 使用结束后将戥砣放在戥盘左侧

答案解析

二、碎药工具

（一）冲筒 e 微课4

冲筒，又称捣药罐、铜冲、铜缸子，是中药调剂工作中必备的破碎药物的工具，用于捣碎某些矿物类、贝壳类、果实种子类、根及根茎类中药。该类药材如不破碎，不易煎出有效成分；如预先破碎，在存放过程中，易导致药材气味散失、走油等变异现象，故需临时捣碎。

1. 冲筒的结构　冲筒由筒体、杵棒和筒盖组成（有的无盖），多为铜质或铁质，其中铜制者质佳。

筒体内部要求光滑无毛刺，下部中央微凹。杵棒下端膨大，上端有柄，用于手持捣碎药物（图2-9）。

2. 冲筒的使用

（1）清洁冲筒　用干净软布或鬃刷将筒体内壁和杵棒擦拭或刷干净。

（2）放入药物　将需要捣碎的中药饮片放入筒体内，药物不宜放过多，以占筒体内容积1/5～1/4为宜。

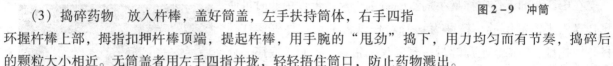

图2-9　冲筒

（3）捣碎药物　放入杵棒，盖好筒盖，左手扶持筒体，右手四指环握杵棒上部，拇指扣押杵棒顶端，提起杵棒，用手腕的"甩劲"捣下，用力均匀而有节奏，捣碎后的颗粒大小相近。无筒盖者用左手四指并拢，轻轻捂住筒口，防止药物溅出。

（4）倒出药物　药物捣至所需程度后，取出杵棒，打开筒盖，左手手心向外虎口朝下托起筒体，翻腕使虎口朝上将药倒出。若有药物粘附筒体内壁，可用刮勺刮下或毛刷刷下。

（5）清场　用软布擦拭筒体内壁和杵棒，将杵棒放入筒体，盖好筒盖，冲筒放回原位。

👁 **看一看**

用冲筒捣药时，不同饮片其捣碎程度要求也不同，过去常有"半夏砸瓣、大枣砸劈、杏仁如泥"的说法。一般法半夏需捣成"四六瓣"（大小相近的4～6块），大枣打劈即可，杏仁、桃仁需捣烂成"泥"。此外，石膏、牡蛎需捣碎成粗粉，苍耳子、蒺藜捣碎即可，表面光滑的牛蒡子、车前子需炒至表面发"涩"后捣碎。

（二）铁碾船

铁碾船，又称药碾子、铁碾槽等，是我国传统碾药用具之一，专供粉碎中药材之用。铁碾船多由生铁铸成，其外形像船，由船形槽和具有中心轴柄的研盘组成。操作时先将船形槽放在地上，并倒入经过干燥的中药材，然后将研盘放入，并来回滚动即可将药材研碾粉碎，过筛后可得细粉。铁碾船有大小之分，小铁碾船可用手推动，大铁碾船需用脚蹬。碾制时应注意卫生，操作人员应穿工作鞋（图2-10）。

（三）小型粉碎机

小型粉碎机，又名打粉机，能快速粉碎各种较硬药材，如西洋参、三七、天麻、灵芝、珍珠等，具有简便、快速、省力等优点。目前，一般中药店、医院中药房都配备了小型粉碎机用于代客加工（图2-11）。

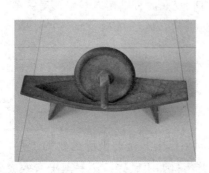

图2-10　铁碾船

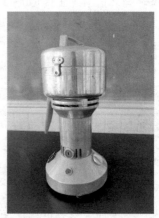

图2-11　小型粉碎机

（四）乳钵

乳钵是以研磨为主的粉碎工具，由钵体和研杵组成，多由玻璃、陶瓷或玛瑙等材质制成。乳钵主要用于粉碎少量的贵细药或毒性药，将其制成极细粉末，如朱砂、雄黄、麝香等（图2-12）。

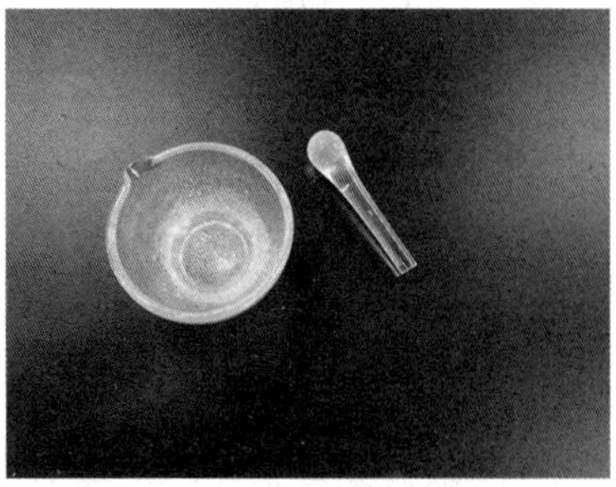

图2-12　乳钵

（五）小钢锯和钢锉

小钢锯和钢锉也是调剂粉碎用工具，主要用于破碎质硬块大的药材，如将苏木、降香、沉香、羚羊角、鹿茸等锯成小块或锉成粉末，便于调剂与服用。

（六）剪刀或切药刀

用于剪碎陈皮、丝瓜络、竹茹等质软体大的药材，也用于将鲜药切成薄片或剪成小段。

三、洁净工具

调剂中药饮片时一般需配备药筛、药刷子、掸子、软布等洁净工具。

四、包装用具

中药饮片调剂过程中所需的包装用具主要有包装纸、装药纸袋、捆扎绳、订书机（纸袋封口用）等。

1. 包装纸　是需要包煎、先煎、后下、另煎等药材的包装用纸以及整方饮片的包装用纸，可根据药材的药量和质地，选择规格大小不同的包装纸。

2. 装药纸袋　用于盛装整方饮片的纸袋，纸袋表面往往印有汤剂煎药知识、服用方法、禁忌等内容。

五、鉴方

鉴方，是用于压处方的长方体木块，可防止处方被风吹动，亦可避免调配时串行，其四面常写有汤头歌诀或配伍禁忌知识，以供调剂人员参考、学习。

（武卫红）

实训二　戥秤的使用

【实训目的】

1. 熟悉戥秤的结构组成、量程范围。
2. 掌握戥秤的持握、校对方法。
3. 学会戥秤使用的规范操作。
4. 能正确使用戥秤准确称取中药饮片。

【实训任务】

1. 认识戥秤　说出戥秤的结构组成，熟悉戥星对应的重量。

2. 使用戥秤　学会戥秤的规范操作；用戥秤（量程250g）准确称取规定的中药。

【实训工具与材料】

1. 工具 戥秤。

2. 材料 熟地黄、山茱萸、山药、泽泻、牡丹皮、茯苓、小包装纸。

【实训操作】

两位同学组成一个实训小组，相互协作进行戥秤的识别、戥秤的校对、药物的称量等实训任务的练习。

1. 戥秤结构的识别 ①互相指认，说出主要部位的名称；②给出不同重量，找戥星的位置。

2. 戥秤的校对 检查戥秤是否合格。

3. 称取 熟地黄24g，山茱萸12g，山药12g，泽泻9g，牡丹皮9g，茯苓9g，以上6种饮片，使用戥秤分别称取，置于小包装之上，相互检查操作的规范性和剂量的准确度。

【实训报告】

1. 画出戥秤的示意图 标明主要部位名称与戥秤量程。

2. 戥秤使用的规范操作步骤填表

步骤	操作要点
准备	
对戥	
称取饮片	
收戥	

3. 实训成绩评价

项目	评价要求	分值	得分
戥秤的识别	1. 可以准确地识别戥秤的主要组成部位 2. 可以准确地识别戥秤的量程范围与刻度	20	
戥秤的校对	1. 在校对前对戥盘进行清洁 2. 校对时知道戥砣线所处的位置 3. 校对时准确地用右手抓取前纽 4. 校对时可以做到"齐眉对戥"	20	
药物的称取	1. 可以根据称取的剂量选择前后毫与量程 2. 正确采取架戥方法持戥，移动戥砣线时拇指、中指、食指配合协调 3. 右手取药不撒药 4. 可以正确地加减饮片，使戥秤平衡	40	
实训态度	1. 工作服、工作帽整洁无污物，佩戴整齐 2. 不留长指甲、不染指甲 3. 实训前后工作环境保持整洁 4. 实训态度认真严肃，无大声喧哗	20	
总分			
教师评语	教师签字		

（黄欲立）

任务三　查斗与装斗

查斗与装斗是确保中药饮片调剂质量的一个重要环节，直接关系到患者用药的安全与疗效。药店或药房应安排专人每天检查药斗，及时补充消耗，以供调配正常使用。

一、查斗

查斗是指检查药斗中每格饮片的基本情况，了解其日销量与贮存状态，以便及时查漏补缺。一般不常用品种装一斗够多日调配，常用品种需要不断给予补充，所以调剂人员应逐日检查饮片使用情况，对短缺品种及时登记，随时整理补充，以备调剂使用。查斗时主要核实以下内容。

（1）斗外名称是否与斗内饮片相符。

（2）日间消耗量及有无短缺品种。

（3）饮片的清洁度，有无虫蛀、霉变、泛油、结串、变色等现象。

查斗时要做好记录，以此为据来整理和补充饮片，并将查斗信息及时提供给仓库保管员，作为采购进药的依据。若发现饮片存在质量问题，应即时抽出，即时处理。

二、装斗

装斗是指将需要补充的饮片装入斗格的过程。装斗时应做质量复核，准确鉴别饮片品种，核对药名与标签，切不可粗心大意，以免因药物混淆导致调配差错与医疗事故。

（一）装斗的程序

1. 领药　依据查斗记录，从中药材库房领取所需饮片。

2. 质量复核　取需补充的中药饮片进行质量复核，包括外包装检查、饮片性状鉴定、质量评估。

3. 清斗装药　找到需补充饮片的药斗，先将药斗底部的余药倒出，清理干净药斗，再将新药倒入，最后将余药经筛簸后装在新药上面。

4. 检查核对　新药装完后需再复核一遍，避免遗漏与差错。

5. 记录信息　记录装斗饮片的批号、数量、装斗时间、装斗人等信息。

6. 清洁整理　清理装斗使用的器具，清洁装斗使用的场地。

（二）装斗的注意事项

1. 三查三对　查药斗上书写的药名与饮片包装合格证名称是否一致；查药斗内残存的饮片与饮片包装内品种是否一致；查药斗内饮片与包装内饮片炮制规格是否一致。绝不允许有错斗、串斗情况发生。

2. 先进先出，先产先出　装斗前应先将药斗内残存的饮片倒出，清扫斗内的灰尘与死角，并将饮片过筛。新进的饮片装斗后，再将原剩下的饮片装在上面，陈药先出，可避免斗底饮片日久变质。

3. 装斗不宜过满　一般饮片装至药斗容积的4/5处，细小种子类及颗粒状饮片多装至药斗容积的3/5处，不可装斗过满，以防推拉药斗时饮片外溢，造成相互掺混。装斗过程中不可按压，以防碎乱而影响饮片的外观。

❤ 药爱生命

2008年3月，云南省3名患者因病就医，在同一家医院购买中药煎服后，突然死亡。经警方调查，3人所服药物中均有一味中药"牡蛎"，而让人意外的是"牡蛎"中竟然检测出了致命的"砒霜"。该院老中医陈某某确曾于 2004 年为了研究一种制剂购买过砒霜，但如何被混入牡蛎中他也不太清楚，显然该案是由于毒性中药管理不当及日常对中药饮片查斗装斗工作不仔细，严重失职所致。嫌疑人已承担法律责任。同学们要谨记"药事无小事"，要有安全用药意识，要用高度的责任心投入到将来的工作中。

答案解析

目标检测

一、最佳选择题（每题有一个正确答案）

1. 常用中药饮片应放在斗架的（　　）

    A. 最底层　　　　　　　B. 高层　　　　　　　　C. 较下层　　　　　　　D. 中上层

2. 研碎少量的贵细药，应选用（　　）

    A. 铁碾船　　　　　　　　　　　　　　B. 小型粉碎机

    C. 大型粉碎机　　　　　　　　　　　　D. 乳钵

3. 冲筒内放入药物不宜过多，一般以占筒体内容积（　　）为宜

    A. 1/4 ~ 1/3　　　　　　B. 1/5 ~ 1/4　　　　　C. 1/3　　　　　　　　D. 1/2

4. 不能装在同一药斗或相邻药斗的是（　　）

    A. 当归与川芎　　　　　　　　　　　　B. 附子与天花粉

    C. 麦冬与天冬　　　　　　　　　　　　D. 升麻与葛根

5. 不同饮片捣碎程度要求不同，法半夏常需（　　）

    A. 砸劈　　　　　　　　B. 砸瓣　　　　　　　　C. 砸烂　　　　　　　　D. 成粉

二、多项选择题（每题有两个及以上正确答案）

1. 戥秤的主要构造包括（　　）

    A. 戥杆　　　　B. 戥纽　　　　C. 戥盘　　　　D. 戥砣　　　　E. 戥星

2. 中药饮片调剂中，常见的碎药工具有（　　）

    A. 乳钵　　　　B. 冲筒　　　　C. 铁碾船　　　　D. 粉碎机　　　　E. 小钢锯和钢锉

3. 中药饮片调剂中，常见的计量工具有（　　）

    A. 戥秤　　　　B. 托盘天平　　　C. 电子秤　　　　D. 乳钵　　　　E. 冲筒

4. 使用托盘天平，下列描述正确的是（　　）

    A. 称量前，需"调平衡"

    B. 移动游码和加减砝码时均需采用镊子

    C. 右盘放砝码，左盘放药物

    D. 右盘放药物，左盘放砝码

    E. 可用手移动游码

5. 关于克戥的描述正确的是（　　）

    A. 提前毫时，从定盘星向左，每移动一粒星增加 1g

    B. 提前毫时，从定盘星向左，每移动一粒星增加 2g

    C. 提后毫时，戥杆上的戥星从右向左，第一颗星为 50g

    D. 提后毫时，从定盘星向左，每移动一粒星增加 1g

E. 提后毫时，每移动一粒星增加2g

三、简答题

1. 斗谱编排时需遵循哪些原则？

2. 装斗时需注意什么？

（武卫红）

书网融合……

重点回顾　　微课1　　微课2　　微课3　　微课4　　习题

项目二 审 方

PPT

<table>
<tr><td rowspan="1">学习目标</td><td>
知识要求：
1. 掌握 处方审核的主要内容；用药禁忌；毒麻药使用剂量范围；常用术语。
2. 熟悉 常用中药别名、并开名；中药处方格式与书写要求。
3. 了解 处方的概念与类型。
技能要求：
掌握查阅《中国药典》的技能，熟练查找中药饮片用法用量等。
能够独立完成中药饮片处方审核的操作；会解决审方过程中出现的常见问题。
素质目标：
通过学习审方的基础知识和实训，养成对工作认真负责的态度和习惯。
</td></tr>
</table>

导学情景

情景描述： 王某，因感冒咳嗽去中医院就诊，医生开出如下一张 3 剂的处方，审方人员拿到处方后，认真地进行了审核，发现这张处方有多处需要注意，中药师依据规定进行了处理，纠正不当之处后，才将这张处方交给调剂人员进行调配。

＊＊＊医院处方笺

科别　中医科	门诊号 Z201506	2015 年 6 月 12 日
姓名　王 勇	性别　男	年龄　55 岁

临床诊断　　风邪犯肺

紫菀 12g　百部 12g　桔梗 12g　白前 12g　荆芥 12g　葶苈子 6g

瓜蒌子 9g　陈皮 6g　鱼腥草 15g　附子 20g　云茯苓 12g　甘草 6g

每日 1 剂，水煎服，早晚各 1 次

医师：刘易民	剂数：3
药价：＿＿＿＿＿	计价人：＿＿＿＿＿
调配：＿＿＿＿＿	核对：＿＿＿＿＿　　　　发药：＿＿＿＿＿

情景分析： 中药房的审方人员收到处方后，应对处方的前记、后记、处方内容进行全面审核，不能放过任何一个细节，发现问题要及时处理，本方经中药师审核，发现一处毒性中药用量错误，一对药物配伍禁忌，两处药物需要特殊处理，一个用药名称有误，中药师及时联系医生进行了处理。同学们，你们运用已有的中药知识，发现问题了吗？

讨论： 1. 中药师在审方时，发现了哪几处问题？

　　　　2. 中药师发现这些问题可以自行修改吗？应该怎么做才正确？

学前导语： 中药处方在调配之前必须由专业的审方人员依据《处方管理办法》的有关规定，对医生开具的处方进行认真仔细、严格慎重地审核，审方时除看清处方的姓名、年龄、性别、婚否、临床诊断等内容外，还必须对药名、用量用法、辨证用药、因人用药、配伍禁忌、妊娠禁忌、有毒中药等内容的适宜性进行审核。这一工作需要扎实的专业基础知识支撑，一般须由中药师以上的专业人员方能胜任。中药师在审核处方过程中发现问题应及时与医生取得联系，经医生确认签字后才能交给调剂人员进行调配，中药师本人不具备修改处方的权利。审方人员要有高度的职业道德和责任感，认真的工作态度，以保证调剂工作质量，减少差错发生率。审方人员对此项工作需承担相应的法律责任。本项目主要介绍传统中药饮片处方的审方方法及内容。

中药审方，是中药师在配方操作之前对中药处方所写的各项内容进行全面认真审阅核准的过程。它是中药调剂工作的首要环节，是提高配方质量，保证患者用药安全有效的关键。

任务一 中药处方概述 ⓔ微课1

一、处方概念

处方又称药方。根据《处方管理办法》第二条规定：处方是指由注册的执业医师和执业助理医师在诊疗活动中为患者开具的、由取得药学专业技术职务任职资格的药学专业技术人员审核、调配、核对，并作为患者用药凭证的医疗文书。处方包括医疗机构病区用药医嘱单。

中药处方是医师辨证论治的书面记录和凭证，记载着药品名称、剂量、剂数以及煎服用法等内容，反映了医师的用药要求，又是中药调剂工作的依据，也是计价、统计的凭证。

二、处方意义

处方是医生对病人用药的书面文件，是药剂人员调配药品的依据，具有法律、技术、经济责任。

1. 技术意义 处方写明了医师用药的药品名称、剂量、剂数、剂型及用法等信息，是药师配发药品和指导患者用药的重要依据。

2. 经济意义 处方是表明患者已经缴纳药费的凭证，也是统计医疗药品消耗，预算采购药品以及医疗成本核算的依据。

3. 法律意义 在调查和处理医患纠纷时，处方是重要依据。若由处方书写或调配错误而造成的医疗事故，医师或药剂人员应负法律责任。

三、中药处方类型

1. 古方 泛指古代医籍中所记载的方剂。

2. 经方 是指《黄帝内经》《伤寒论》《金匮要略》等经典著作中记载的方剂。大多数方组方严谨，疗效确实，经长期临床实践沿用至今。

3. 时方 泛指从清代至今出现的方剂。

4. 法定处方 主要是指药典、部颁标准和地方标准收载的处方。它具有法律的约束力，在制造或医师开写法定制剂时，均需遵照其规定。

5. 协定处方 由医院药房根据经常性医疗需要或者医学教育网搜集整理与医师协商制定的方剂。它主要解决配方数量多的处方，做到预先配制与贮备，以加快配方速度，缩短病人候药时间。同时，还可减少忙乱造成的差错，提高工作效率，保证配方质量。

6. 验方（偏方） 验方是指流行于民间，有一定疗效的简单处方。由于患者体质、病情各异，使用时要有医师指导，以防发生意外。

7. 秘方 秘方又称禁方。医疗上有独特疗效、不轻易外传（多系祖传）的药方。

8. 医师处方 医师处方是指医师根据辨证论治临时拟定的处方。

四、中药处方的格式及书写要求

（一）中药处方的格式

《处方管理办法》规定：处方格式由省、自治区、直辖市卫生行政部门统一制定，处方由医疗机构按照规定的标准和格式印制。因此，各省市的处方样式并不相同，但依据国家中医药管理局 2010 年制定的《中药处方格式及书写规范》要求，中药处方格式应当包含以下内容（图 2-13）。

1. 处方前记 主要包括一般项目和中医诊断两方面的内容。

（1）一般项目 包括医疗机构名称、费别、患者姓名、性别、年龄、处方日期、门诊或住院病历号、科别或病区和床位号等。可添列特殊要求的项目。

（2）中医诊断 包括病名和证型（病名不明确的可不写病名），应填写清晰、完整，并与病历记载相一致。

2. 处方正文 是处方的重要部分，处方正文以 Rp 或 R 标示（Rp 或 R 是拉丁文 Recipe "请取" 的缩写）。中药饮片处方包括药味名称、剂量、剂数、用法用量等；中成药处方包括药名、数量、剂型、规格、用量用法。

3. 处方后记 主要包括医师签名和（或）加盖专用签章、药品金额，审核、调配、复核、发药药师签名和（或）加盖专用签章。

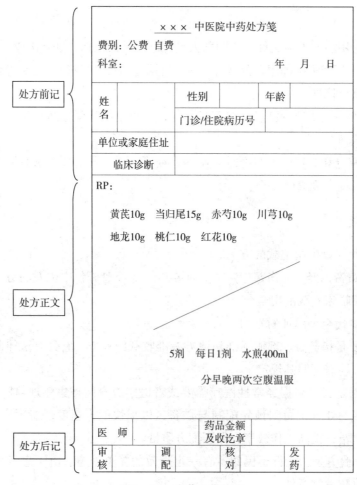

图 2-13 中药处方格式

（二）中药饮片处方的书写要求

依据《中药处方格式及书写规范》要求，中药饮片处方的书写，应当遵循以下要求。

1. 应当体现"君、臣、佐、使"的特点要求。

2. 名称应当按《中华人民共和国药典》（以下简称《中国药典》）规定准确使用，《中国药典》没有规定的，应当按照本省（区、市）或本单位中药饮片处方用名与调剂给付的规定书写。

3. 剂量使用法定剂量单位，用阿拉伯数字书写，原则上应当以克（g）为单位，"g"（单位名称）紧随数值后。

4. 调剂、煎煮的特殊要求注明在药品右上方，并加括号，如打碎、先煎、后下等。

5. 对饮片的产地、炮制有特殊要求的，应当在药品名称之前写明。

6. 根据整张处方中药味多少选择每行排列的药味数，并原则上要求横排及上下排列整齐。

7. 中药饮片用法用量应当符合《中国药典》规定，无配伍禁忌，有配伍禁忌和超剂量使用时，应当在药名上方再次签名。

8. 中药饮片剂数应当以"剂"为单位。

9. 处方用法用量紧随剂数之后，包括每日剂量、采用剂型（水煎煮、酒泡、打粉、制丸、装胶囊等）、每剂分几次服用、用药方法（内服、外用等）、服用要求（温服、凉服、顿服、慢服、饭前服、饭后服、空腹服等）等内容，例如："每日 1 剂，水煎 400ml，分早晚两次空腹温服"。

10. 按毒麻药品管理的中药饮片的使用应当严格遵守有关法律、法规和规章的规定。

五、中药饮片处方调剂与管理的规定

《处方管理办法》有关中药饮片处方调剂与管理的内容主要有：

1. 药物名称和使用剂量应以现行版《中国药典》及药品监督管理部门颁发的药品标准为准。

2. 用药必须超过剂量时，医师应在剂量旁重新签字以示负责。

3. 除处方医师外，其他人员不得擅自修改处方，如遇缺药或其他特殊情况需要修改处方时，要交处方医师修改，并在修改处盖章后才能调配。

4. 处方开具当日有效，特殊情况下需延长有效期的，由开具处方的医师注明有效期限，但有效期最长不得超过 3 天，超过期限需经处方医师更改日期，重新签字后方可调配。

5. 处方一般不得超过 7 日用量；急诊处方一般不得超过 3 日用量；对于某些慢性病、老年病或特殊情况，处方用量可适当延长，但医师应当注明理由。

6. 含毒、麻中药处方，除写清一般处方全部内容外，处方中的有关内容应造册登记。

7. 一般药品的处方留存 1 年，含毒性中药的处方留存 2 年，含麻醉中药的处方留存 3 年备查。处方留存期满后登记，由单位负责人批准销毁。

8. 贵重中药处方应每天按不同品种分类登记统计销量，以便掌握库存。

9. 医师利用计算机开具、传递普通处方时，应当同时打印出纸质处方，其格式与手写处方一致；打印的纸质处方经签名或者加盖签章后有效。药师核发药品时，应当核对打印的纸质处方，无误后发给药品，并将打印的纸质处方与计算机传递处方同时收存备查。

👁 **看一看**

审方软件：随着医药科技的进步，科研工作者对药物的药理学研究不断深入以及临床药品种类不断增加，与此相应的药物信息也在不断更新，过去药师完全依靠头脑记忆、人工完成处方审核变得异常困难。审方软件随之开发并得到广泛应用，在医院信息系统中嵌入处方审核软件，药师可以从药物与药物、药物与患者、药物与病症、特殊人群等多方面对医嘱进行审查，并对医药信息进行在线查询，能及时发现潜在的不合理用药问题，保障患者的用药安全。统计资料显示，通过科学合理使用审方软件，利用信息自动化手段对医嘱进行实时监控，可减少75%的用药错误，提高合理用药水平。

✗ 练一练

1. 古医籍中记载的方剂称（　）

A. 时方　　　　　　　B. 古方　　　　　　　C. 验方　　　　　　　D. 经方

2. 有关处方留存期限错误的描述是（　）

A. 毒性中药处方留存 2 年　　　　　　　　B. 麻醉中药处方留存 3 年

C. 一般中药处方留存 1 年　　　　　　　　D. 一般中药处方留存半年

答案解析

任务二　处方审核 微课2

中药审方，是指中药师综合运用中药学知识，对医师处方的有效性和合理性进行审核、判断和干预的过程。它是中药调剂工作的首要环节，是提高配方质量，保证患者用药安全有效的关键。审方内容主要包括以下。

一、审核处方用药名称

中药饮片品种繁多，且历代文献记载有所不同，地区用药习惯也存在差异，常出现同名异物、同物异名、名称相似等现象。中药饮片处方中的名称就包括有中药正名、别名、并开药名等。因此中药调剂人员必须掌握中药饮片的通用名称，并注意了解药品名称的变化政策，做到正确的处方应付，避免调配时出现不应有的差错。

1. 正名　中药正名是中药的规范化名称，是以《中国药典》（2020 年版）一部、部（局）颁《药品标准》或《中药饮片炮制规范》为依据，以历代本草文献为参考。多数中药正名只有一个，即一药一名，如人参、连翘、甘草、黄芪等。

2. 别名　中药别名是指除正名以外的其他名称。多数中药除正名外，还有一至多个别名。别名有一定的来历和解释，有的是在中药正名前冠以道地产地、采收季节、质量等方面的要求而构成，如怀牛膝、杭菊花、霜桑叶、绵茵陈、明雄黄、肥知母、松贝等；有的是在用音、用字、用意等方面带有很强的地方性，如川军、枣皮、坤草、虫衣、红灯笼、羊合叶等。调剂人员应掌握常用中药处方正名和别名知识（表 2 - 1），查看处方时应注意有无别名，并根据其正名准确调配处方。

表 2 - 1　常用中药正名和别名对照表

正名	别名	正名	别名
艾叶	艾蒿、祁艾、蕲艾	八角茴香	大料、大茴、大茴香、八角、舶茴香
巴豆	巴仁、江子、巴果	巴戟天	巴戟肉、鸡肠风
白矾	明矾、生矾	白附子	禹白附、鸡心白附子、独角莲
白果	银杏核、公孙树子	白茅根	茅根、茅草根
白前	鹅管白前、软白前	白芍	杭芍、亳芍、川芍、杭白芍、东芍、芍药
白术	于术、冬术、于潜白术、杭白术	白鲜皮	北鲜皮、白膻
白芷	杭白芷、香白芷、川白芷、祁白芷	半夏	旱半夏、三叶半夏、清半夏、姜半夏、法半夏

续表

正名	别名	正名	别名
半枝莲	半枝莲、并头草、狭叶韩信草、牙刷草	北豆根	野豆根、蝙蝠藤
北沙参	莱阳参、海沙参、辽沙参、东沙参、北条参	荜澄茄	山鸡椒
扁蓄	扁竹	鳖甲	别甲、上甲、团鱼盖
槟榔	玉片、大腹子、大白、海南子、椰玉、宾门	冰片	梅片、龙脑
薄荷	仁丹草、苏薄荷	补骨脂	破故纸、故子、黑故纸
苍术	茅苍术、赤术	侧柏叶	扁柏、香柏、片柏、柏叶
柴胡	硬柴胡、香柴胡、南柴胡、北柴胡	蝉蜕	蝉衣、虫衣、虫蜕、知了皮
蟾酥	虫酥、片酥、蛤蟆酥、蛤蟆浆	车前草	车轮菜、车轱辘草、驴耳朵菜
沉香	海南沉、进口沉香、伽南香	陈皮	橘皮、广陈皮、新会皮、红橘
赤小豆	红豆、野赤豆	茺蔚子	益母草子、坤草子
川贝母	松贝、青贝、炉贝、尖贝、米贝、珍珠贝、虎皮贝、马牙贝	川楝子	金铃子、楝实
川牛膝	甜牛膝、拐牛膝	川芎	芎䓖、坝川芎
穿山甲	甲片、甲珠、山甲、炮山甲	穿心莲	一见喜、斩蛇剑、榄核莲
椿皮	椿根皮、椿白皮	大腹皮	槟榔皮、槟榔衣、大腹毛
大黄	川大黄、川军、西大黄、西军、生军、锦纹、西庄、西吉、雅黄	大蓟	马刺草、虎蓟根
大青叶	菘蓝叶、板蓝叶	大血藤	红藤、红皮藤、大活血、红血藤
丹参	紫丹参、血丹参、川丹参、赤参	淡竹叶	竹麦冬、长竹叶
当归	全当归、归尾、秦归、云归、西当归、岷归	党参	西党、台党、条党、东党、潞党参、汶党参、晶党参
刀豆	大刀豆、挟剑豆、刀鞘豆	地肤子	扫帚子
地骨皮	杞根、枸杞根皮	地黄	生地、怀地黄
地龙	土龙、蚯蚓、广地龙、沪地龙	丁香	公丁香、丁子香、支解香
冬虫夏草	虫草、冬虫草、夏草冬虫	豆蔻	白豆蔻、圆豆蔻、原豆蔻、扣米、紫豆蔻
独活	川独活、资丘独活、恩施独活、巴东独活、大活	杜仲	思仲、丝棉皮、绵杜仲、厚杜仲
儿茶	孩儿茶、棕儿茶	防风	关防风、东防风
防己	粉防己、汉防己	粉葛	甘葛、家葛根
佛手	川佛手、广佛手、佛手柑	茯苓	云苓、安苓、茯灵
附子	川附片、淡附片、炮附子、黑顺片、白附片	干姜	川干姜、均姜、白姜
甘草	粉甘草、皮草、国老、甜草根、蜜草、炙草、甘草梢、西草	甘遂	猫儿眼根、肿手花根
葛根	葛藤、野葛	蛤蟆油	蛤士蟆油、田鸡油
钩藤	大钩丁、双钩藤、勾丁	狗脊	金毛狗脊
枸骨叶	功劳叶、苦丁茶	枸杞子	宁夏枸杞、西枸杞、杞果、甘枸杞
谷精草	谷精珠、移星草	骨碎补	申姜、毛姜、猴姜
瓜蒌	全瓜蒌、栝楼、糖瓜蒌	瓜蒌子	瓜蒌仁
广藿香	藿香、枝香、藿香叶	广金钱草	落地金钱、假花生
龟甲	下甲、龟板、玄武板	诃子	诃子肉、诃黎勒
合欢花	夜合花	核桃仁	胡桃仁
鹤虱	北鹤虱、天名精子	黑芝麻	脂麻、芝麻
红参	高丽参、边条参、别直参	红花	草红花、刺红花、杜红花、红花毛、红蓝花
厚朴	川朴、温朴、筒朴、重皮、赤朴、油朴、紫油朴	胡芦巴	芦巴子

正名	别名	正名	别名
槲寄生	北寄生、桑寄生、柳寄生、寄生子	花椒	川椒、红椒、蜀椒、大红袍
化橘红	柚皮橘红、化州橘红、柚子皮、五爪、七爪	黄柏	川黄柏、川柏
黄连	川连、鸡爪连、味连、雅连	黄芪	黄耆、箭芪、绵黄芪、北芪、元芪
黄芩	热河黄芩、黄金茶根、枯芩、条芩、子芩	火麻仁	大麻仁、麻仁、麻子
蒺藜	硬疾藜、刺蒺藜、白蒺藜	僵蚕	姜虫、天虫、白僵蚕
降香	降真香、紫降香	芥子	白芥子、黄芥子
金果榄	苦胆、九牛胆、青牛胆	金钱草	神仙对坐草、四川大金钱草、过路黄
金银花	二花、双花、忍冬花、密银花、东银花	金樱子	糖罐子、糖钵、刺梨、挂金钩
锦灯笼	酸浆果、挂金灯、灯笼果、红灯笼	荆芥	假苏、香荆芥
九香虫	打屁虫、九里香	桔梗	北桔梗、南桔梗、苦桔梗、白桔梗
菊花	滁菊、亳菊、杭菊、怀菊、贡菊、甘菊	瞿麦	野麦、十样景花、竹节草
卷柏	还魂草、还阳草	决明子	草决明、马蹄决明
苦参	野槐根、山槐根	苦杏仁	杏仁
款冬花	冬花、九九花、连三朵	昆布	江白菜、海带
莱菔子	卜子、萝卜子、萝白子	连翘	落翘、青翘、老翘
莲房	莲蓬	莲花	荷花
灵芝	赤芝、红芝、木灵芝、菌灵芝、万年蕈、灵芝草	凌霄花	紫葳
龙胆	胆草、龙胆草、关龙胆、坚龙胆	龙眼肉	桂圆肉、元肉、龙眼
芦荟	老芦荟、油葱、象鼻草、乌七	路路通	六六通、枫树果、狼目
马勃	灰包、马粪包	马钱子	番木鳖、马前子、覆水
麦冬	杭麦冬、川麦冬、寸冬	蔓荆子	荆条子、京子、白布荆
墨旱莲	鳢肠、旱莲草、黑墨草、野葵花、烂脚草	牡丹皮	丹皮、粉丹皮、凤丹皮、木芍药、洛阳花
牡蛎	左牡蛎、左壳、蚝壳	木鳖子	漏苓子、木鳖、木别子
木瓜	酸木瓜、宣木瓜、皱皮木瓜	木蝴蝶	玉蝴蝶、千张纸、云故纸
木槿花	白槿花	木香	云木香、广木香、老木香
南鹤虱	虱子草、野胡萝卜子	南沙参	三叶沙参、山沙参、泡沙参、空沙参
闹羊花	黄杜鹃、三钱三、八厘麻、羊踯躅	牛蒡子	大力子、牛子、恶实、鼠粘子、关大力
牛膝	怀牛膝、淮牛膝	女贞子	冬青子、女贞实
胖大海	大海、通大海、安南子、大洞果	佩兰	香草、醒头草
硼砂	月石、西月石	枇杷叶	杷叶、广杷叶、苏杷叶
蒲公英	公英、黄花地丁、婆婆丁	蒲黄	蒲棒粉
千金子	续随子	千年健	一包针、千年见、千颗针
牵牛子	黑丑、白丑、二丑	芡实	鸡头米、鸡头莲、刺莲
羌活	川羌、蚕羌、黑药	秦艽	西大艽、秦纠、左秦艽、麻花艽、大秦艽
秦皮	白蜡树皮、北秦皮	青黛	靛花、靛沫、蓝靛
青蒿	香蒿、苦蒿、黄花蒿	青皮	个青皮、四化青皮
青葙子	野鸡冠花、狼尾花	全蝎	全虫、蝎子、淡水蝎
人参	园参、生晒参、白参、吉林参	肉苁蓉	大芸、寸芸、苁蓉、淡大芸
肉豆蔻	肉蔻、肉果、玉果	肉桂	玉桂、牡桂、菌桂、筒桂、企边桂
三棱	荆三棱、京三棱	三七	参三七、田七、滇七、盘龙七、金不换、旱三七、冬七、春七

续表

正名	别名	正名	别名
桑白皮	桑皮、桑根皮、亳桑皮、双白皮	桑寄生	广寄生、桑上寄生、寄生
桑叶	霜桑叶、冬桑叶	沙苑子	潼蒺藜、沙苑蒺藜
砂仁	阳春砂、春砂仁、蜜砂仁、缩砂、壳砂	山慈菇	毛慈姑、茅慈姑
山豆根	广豆根、南豆根、豆根、苦豆根	山奈	沙姜、山柰、山赖、香三柰
山药	薯蓣、淮山药、怀山药、毛山药、光山药	山楂	红果、北山楂、东山楂
山茱萸	山萸肉、药枣、枣皮、杭山萸	商陆	花商陆、山萝卜、当陆
蛇床子	野胡萝卜子、蛇床实	蛇蜕	蛇退、长虫皮、龙衣
射干	寸干、扁竹、乌扇	麝香	脐香、元寸、寸香、当门子
升麻	关升麻、绿升麻、龙眼根、窟窿牙根	石膏	白虎、白石膏、石羔
石斛	石斗、黄草、金石斛、枫斗	石决明	石决、九孔石决明
使君子	留求子、索子果、病疳子	首乌藤	何首乌藤、夜交藤
苏木	苏方木、红柴	酸枣仁	山枣、酸枣子、别大枣、刺枣
太子参	孩儿参、童参、米参、儿参	桃仁	家桃仁、扁桃仁、山桃仁
天冬	天门冬、明天冬、肥天冬	天花粉	花粉、栝楼根、瓜蒌根
天麻	明天麻、赤箭、定风草、冬麻	天仙藤	马兜铃藤
天仙子	莨菪子、牙痛子	甜瓜子	香瓜子
葶苈子	北葶苈子、南葶苈子、甜葶苈	通草	大通草、方通草、通脱木、空心通草
土鳖虫	地鳖虫、土元、苏土元、盖子虫、簸箕虫	土茯苓	冷饭团、硬饭头、仙遗粮
土荆皮	土槿皮、荆树皮、金钱松皮	土木香	藏木香、祁木香
菟丝子	菟丝子、黄藤子、豆寄生	王不留行	王不留、留行子
威灵仙	灵仙、黑薇	乌梅	酸梅、建梅
乌药	台乌药、香桂樟	吴茱萸	吴萸、常吴萸、左力
五倍子	百虫仓、文蛤、角倍、花倍、百药煎	五味子	辽五味子、北五味子、五梅子
西河柳	山川柳、柽柳	西红花	番红花、藏红花
西青果	藏青果、小诃子	西洋参	洋参、花旗参、美国人参、粉光参
细辛	北细辛、辽细辛、烟袋锅花	夏枯草	夏枯头
仙鹤草	脱力草、龙芽草	香附	香附子、莎草根、香附米
香加皮	北五加皮、香五加、杠柳皮	香橼	陈香圆、香元
小茴香	谷茴香、西小茴	小蓟	小刺盖、刺菜
薤白	薤白头、小根蒜	辛夷	木笔花、望春花、玉兰花
雄黄	明雄黄、明黄、腰黄	续断	川续断、川断
玄参	元参、浙玄参、黑参、乌元参	玄明粉	元明粉、风化硝
旋覆花	覆花、伏花、金佛花	鸦胆子	苦参子、老鸦胆、鸭蛋子
延胡索	元胡、玄胡索、延胡	芫花	头痛花、老鼠花、闹鱼花、紫芫花
洋金花	凤茄花、曼陀罗花	野菊花	野黄菊花、苦薏、山菊花
益母草	坤草、茺蔚、益母蒿	薏苡仁	苡仁、苡米、薏米
茵陈	绵茵陈、白蒿	淫羊藿	仙灵脾、三枝九叶草、羊藿
罂粟壳	御米壳、米壳	鱼腥草	蕺菜
玉竹	葳蕤、尾参、肥玉竹	郁金	玉金、黄丝郁金、川郁金
预知子	八月炸、八月扎	远志	远志肉、小草根

续表

正名	别名	正名	别名
月季花	月月红、四季花	皂角刺	天丁、皂针、皂荚刺
泽兰	地瓜儿苗、地笋、地石蚕	泽泻	建泽泻、川泽泻、禹孙
浙贝母	大贝、象贝、珠贝、元宝贝	知母	肥知母、西陵知母、知母肉、毛知母
栀子	黄栀子、山枝子、大红栀	枳壳	川枳壳、江枳壳、陈枳壳
枳实	瓣子枳实、鹅眼枳实	朱砂	辰砂、豆瓣砂、镜面砂、朱宝砂、丹砂
猪苓	野猪粪、亥苓	竹茹	齐竹茹、竹二青、散竹茹
紫河车	胎盘、人胞、胞衣	紫苏子	苏子、香苏子、黑苏子
紫菀	辫紫菀、亳紫菀		

3. 处方全名 处方全名是医师为了表达用药意图和要求，在中药名称前加不同的常用术语面形成的名称。通常这些术语是对饮片的产地、炮制、质量等方面做出的特殊要求，如怀山药、焦山楂、明天麻等。一种中药可以有一个或数个处方全名。常用的术语主要有以下几方面。

（1）炮制类 采用不同的方法炮制中药，可获得不同的作用和疗效。医师根据医疗需要，提出不同的炮制要求。如常用的炒白术、蜜炙甘草、煅龙骨、酒蒸大黄等。

（2）修治类 修治是除去非药用部分及杂质，以洁净药物，保证其符合医疗需要。中药处方常常对某些药品有去除皮、毛、壳、核、心、芦、油及头、尾、足、翅、鳞等非药用部位的规定。如山茱萸去核；远志去心；巴豆去油；乌梢蛇去头、鳞片等。

（3）产地类 中药讲究道地药材，医师在药名前常标明产地。如怀山药、杭白芍、广藿香、田三七等。

（4）品质类 药材质地与中药质量有密切关系，为保证质量，中医处方指出对中药质地的要求。如落水沉香、明天麻、浮水青黛、子黄芩等。

（5）采时、新陈类 药材的质量与采收季节相关。有的以陈久者为佳，有的以新鲜的为佳，中药处方对此常有不同要求。如绵茵陈、陈香橼、冬桑叶、嫩桑枝、鲜芦根、鲜茅根等。

（6）颜色、气味类 药材的颜色和气味与药材的质量密切相关。如紫丹参、红西草、香白芷、苦杏仁等。

4. 并开药名 中药并开药名是指将两种或两种以上疗效相似或有协同作用的药物名称缩写成一个名称，也称为"合写"，是种习惯写法，如羌活、独活合写成"羌独活"；天冬、麦冬合写成"天麦冬"或"二冬"。调剂人员应掌握常用中药并开药名（表2-2），在审药名时，注意查看处方中有无并开名，并根据处方书写准确计价与调配处方。如焦三仙30g，即焦山楂10g、焦神曲10g、焦麦芽10g；羌独活各10g，即羌活10g、独活10g。

表2-2 常用中药并开药名与调配应付表

并开药名	调配应付	并开药名	调配应付
二丑、黑白丑	黑牵牛子、白牵牛子	杏苡仁	苦杏仁、薏苡仁
二乌、川草乌	川乌、草乌	乳没	乳香、没药
二风藤、青海风藤	青风藤、海风藤	芦茅根	芦根、白茅根
二冬、天麦冬	天冬、麦冬	二决明	石决明、决明子
二术、苍白术	苍术、白术	二地、生熟地	生地黄、熟地黄
二母、知贝母	知母、贝母	龙齿骨	龙齿、龙骨

并开药名	调配应付	并开药名	调配应付
二地丁	蒲公英、紫花地丁	知柏	知母、黄柏
二芍、赤白芍	赤芍、白芍	金银花藤	金银花、忍冬藤
二芽、谷麦芽	谷芽、麦芽	青陈皮	青皮、陈皮
二活、羌独活	羌活、独活	枳壳实	枳壳、枳实
二胡、柴前胡	柴胡、前胡	砂蔻仁	砂仁、豆蔻
二蒺藜	蒺藜、沙苑子	茯苓神	茯苓、茯神
川怀膝	川牛膝、牛膝	荆防	荆芥、防风
桃杏仁	桃仁、苦杏仁	藿佩兰	广藿香、佩兰
冬瓜皮子	冬瓜皮、冬瓜子	荷叶梗	荷叶、荷梗
生炒蒲黄	生蒲黄、炒蒲黄	猪茯苓	猪苓、茯苓
全荆芥	荆芥、荆芥穗	棱术	三棱、莪术
生熟薏米	生薏苡仁、炒薏苡仁	焦三仙	焦神曲、焦山楂、焦麦芽
白术芍	白术、白芍	焦四仙	焦神曲、焦山楂、焦麦芽、焦槟榔
龙牡	龙骨、牡蛎	全藿香	广藿香叶、广藿香梗
全紫苏	紫苏叶、紫苏梗、紫苏子	腹皮子	大腹皮、槟榔

5. 处方应付 中药处方应付是指调剂人员根据医师处方要求和传统习惯调配中药处方。各地区由于历史用药习惯和多年积累的丰富经验，形成了本地区的一套处方给药规律，即处方应付常规，使医师和调别人员对处方名称和给付的不同炮制品种达成共识，在处方中无需注明炮制规格。调剂人员即可按医师处方用药意用给药。常见的处方应付实例如下。

（1）处方直接写药名，需调配清炒品 如王不留行、蔓荆子、酸枣仁、牛蒡子、苍耳子、紫苏子、莱菔子、麦芽、芥子等，业内有"逢子必炒"之说。

（2）处方直接写药名，需调配麸炒品 如白术、枳壳、僵蚕等。

（3）处方直接写药名，需调配烫制品 如鳖甲、龟甲、穿山甲、狗脊、骨碎补等。

（4）处方直接写药名，需调配炮制品 如何首乌、吴茱萸、川乌、草乌、附子，天南星、远志、厚朴等。

（5）处方直接写药名，需调配蜜炙品 如枇杷叶，马兜铃、桑白皮、罂粟壳等。

（6）处方直接写药名，需调配醋炙品 如延胡索、乳香、没药、香附等。

（7）处方直接写药名，需调配酒炙品 如黄精、女贞子、山茱萸、乌梢蛇等。

（8）处方直接写药名，需调配盐炙品 如补骨脂、车前子、益智仁、杜仲等。

（9）处方直接写药名，需调配煅制品 如自然铜、瓦楞子、花蕊石、钟乳石等。

（10）处方直接写药名，需调配炭制品 如干漆、炮姜、地榆、侧柏叶、蒲黄等。

中医根据辩证论治原则进行诊治疾病，立方时要选用各种炮制加工的中药饮片，以求发挥更好的疗效，所以在中药饮片调剂中严禁生熟不分、以生代炙、以炙代生和乱代乱用。由于中药调制给付在全国缺乏统一的规定，2009 年 3 月国家中医药管理局下发了《国家中医药管理局关于中药饮片处方用名和调剂给付有关问题的通知》。通知要求各医疗机构应当执行本省（区、市）的中药饮片处方用名与调剂给付的相关规定；没有统一规定的，各医疗机构应当制定本单位中药饮片处方用名与调剂给付规定；制定中药饮片处方用名与调制给付规定应符合国家有关标准和中医药理论。所以处方应付的统一，有待于以后逐步规范化。

二、审核中药的用药禁忌

中药处方的用药禁忌主要包括配伍禁忌与妊娠禁忌，调剂人员在审方时尤其要重视该项内容，一旦发现存在用药禁忌，及时与处方医师联系，更正相关内容，避免事故的发生。

（一）审配伍禁忌

古人通过长期的医疗实践，总结出中药配伍使用后能产生协同、抑制和拮抗作用。协同作用的中药配伍与抑制毒性、峻猛药性的中药配伍是临床医师可以使用的配伍，但是拮抗作用的中药配伍能产生或增强药物的毒副作用，有害于人体，不宜同用，是临床医师应该避免使用的配伍，即配伍禁忌。历代中医药书籍中有关配伍禁忌的论述不尽一致，其中影响较大的是金元时期的"十八反""十九畏"歌诀。

十八反歌诀

本草明言十八反，半蒌贝蔹及攻乌，

藻戟遂芫俱战草，诸参辛芍叛藜芦。

十九畏歌诀

硫黄原是火中精，朴硝一见便相争；

水银莫与砒霜见，狼毒最怕密陀僧；

巴豆性烈最为上，偏与牵牛不顺情；

丁香莫与郁金见，牙硝难合荆三棱；

川乌草乌不顺犀，人参最怕五灵脂；

官桂善能调冷气，若逢石脂便相欺；

大凡修合看顺逆，炮爁炙煿莫相依。

《中国药典》（2020 年版）一部在药材与饮片的"用法与用量"中对不宜同用的药物作了明确规定，具体内容如下。

（1）川乌、制川乌、草乌、制草乌、附子不宜与半夏、清半夏、姜半夏、法半夏、瓜蒌、瓜蒌子、瓜蒌皮、天花粉、川贝母、浙贝母、平贝母、伊贝母、湖北贝母、白蔹、白及同用。

（2）甘草不宜与海藻、京大戟、甘遂和芫花同用。

（3）藜芦不宜与人参、人参叶、西洋参、红参、党参、苦参、玄参、丹参、南沙参、北沙参、细辛、赤芍、白芍同用。

（4）硫黄、三棱不宜与芒硝、玄明粉同用。

（5）狼毒不宜与密陀僧同用。

（6）巴豆、巴豆霜不宜与牵牛子同用。

（7）丁香不宜与郁金同用。

（8）五灵脂不宜与人参、人参叶、红参同用。

（9）肉桂不宜与赤石脂同用。

对有配伍禁忌的处方调剂员应当拒绝调配。必要时，经处方医师更正或重新签字方可调配（医师签字应在配伍禁忌药名处）。调剂后，原处方留存医疗机构药房或药店 2 年。

（二）审妊娠禁忌

调剂人员在审核处方时，应注意处方前记中的性别、年龄、婚否等内容，若为育龄妇女处方，需审查处方正文有无妊娠禁忌药。妊娠禁忌药是指妇女（除中断妊娠、引产外）原禁止使用或须谨慎使用的药物，《中国药典》（2020 年版）一部的妊娠禁忌药主要有妊娠禁忌药与妊娠慎用药两类

（表2-3）。调配时，若发现处方中有3味以上妊娠禁忌药配伍使用，就应询问顾客，如患者是孕妇，最好请处方医师在处方上注明，无误后方可调剂，且处方留存医疗机构药房或药店2年。

表2-3　妊娠禁忌中药饮片

类别	中药名称
妊娠禁忌药 （多为剧毒或性能峻猛的中药，凡禁忌的中药绝对不能使用）	丁公藤、三棱、干漆、土鳖虫、千金子、千金子霜、川乌、马钱子、马钱子粉、马兜铃、天仙子、天仙藤、巴豆、巴豆霜、水蛭、甘遂、朱砂、全蝎、红粉、芫花、两头尖、阿魏、京大戟、闹羊花、草乌、牵牛子、轻粉、洋金花、莪术、猪牙皂、商陆、斑蝥、雄黄、黑种草子、蜈蚣、罂粟壳、麝香、大皂角、天山雪莲
妊娠慎用药 （一般包括活血祛瘀、破气行滞、攻下通便、辛热及滑利类中药。慎用的中药可根据孕妇的病情需要酌情使用，但必须有相应的措施，在没有特殊必要时应尽量避免使用）	人工牛黄、三七、大黄、川牛膝、制川乌、王不留行、小驳骨、飞扬草、天花粉、天南星、制天南星、天然冰片（右旋龙脑）、冰片（合成龙脑）、木鳖子、牛黄、牛膝、片姜黄、艾片（左旋龙脑）、白附子、玄明粉、芒硝、西红花、肉桂、华山参、红花、芦荟、牡丹皮、体外培育牛黄、没药、苏木、附子、乳香、苦楝皮、虎杖、穿山甲、皂矾、郁李仁、金铁锁、卷柏、制草乌、草乌叶、枳壳、枳实、禹州漏芦、禹余粮、急性子、桂枝、桃仁、凌霄花、益母草、通草、黄蜀葵花、常山、番泻叶、硫黄、蒲黄、漏芦、赭石、薏苡仁、瞿麦、蟾酥

✎ **练一练**

1. 处方审方时属于用名有误的是（　）

A. 陈皮　　　　　　　B. 半夏　　　　　　　C. 钩藤

D. 连翘　　　　　　　E. 川军

答案解析

2. 焦四仙指的的是（　）

A. 焦山楂、神曲、焦麦芽、焦槟榔　　　　　B. 焦山楂、焦神曲、焦麦芽、焦槟榔

C. 焦山楂、焦神曲、焦槟榔、焦谷芽　　　　D. 焦山楂、神曲、炒麦芽、焦槟榔

E. 炒山楂、炒麦芽、炒神曲、炒槟榔

三、审核毒、麻中药的使用

（一）毒性中药的使用

毒性中药系指毒性剧烈、治疗剂量与中毒剂量相近，使用不当会致人中毒或死亡的中药。为了加强对医疗用毒性药品的管理，保证用药安全，防止出现中毒和死亡的事故，国务院颁布了《医疗用毒性药品管理办法》，规定了28种毒性中药，药品经营企业和医疗单位在经营和使用毒性中药时必须遵守有关法规规定。

1. 毒性药品的收购、经营，由各级药品监督管理部门指定的药品经营单位负责；配方用药由国营药店、医疗单位负责。其他任何单位或者个人均不得从事毒性药品的收购、经营和配方业务。

2. 收购、经营、加工、使用毒性药品的单位必须建立健全保管、验收、领发、核对等制度；严防收假、发错，严禁与其他药品混杂，做到划定仓间或仓位，专柜加锁并由专人保管。

3. 医疗单位供应和调配毒性药品，凭医生签名的正式处方。药店供应和调配毒性药品，凭盖有医生所在的医疗单位公章的正式处方。每次处方剂量不得超过2日极量。

4. 调配处方时，必须认真负责，计量准确，按医嘱注明要求，并由配方人员及具有药师以上技术职称的复核人员签名盖章后方可发出。对处方未注明"生用"的毒性中药，应当付炮制品。如发现处方有疑同时，须经原处方医生重新审定后再行调配。处方一次有效，取药后处方保存2年备查。

5. 群众自配民间单、秘、验方需用毒性中药，购买时要持有本单位或者城市街道办事处、乡

（镇）人民政府的证明信，供应部门方可发售。每次购用量不得超过2日极量。

《中国药典》（2020年版）一部收载的药材与饮片中，有关毒性标有"大毒""有毒""小毒"三类。中药调剂员应当掌握毒性中药的品种、用法用量及注意事项（表2-4，表2-5，表2-6）。

表2-4 27种毒性中药品种表

序号	药名	来源	性味归经	功效	用法用量	注意
1	生千金子	为大戟科植物续随子的干燥成熟种子	辛，温；有毒。归肝、肾、大肠经	泻下逐水，破血消癥；外用疗癣蚀疣	1～2g，去壳去油用，多入丸散服。外用适量，捣烂敷患处	孕妇禁用
		千金子霜为千金子的炮制加工品			千金子霜0.5～1g，多入丸散服。外用适量	
2	生川乌	为毛茛科植物乌头的干燥母根	辛、苦，热；有大毒。归心、肝、肾、脾经	祛风除湿，温经止痛	一般炮制后用。制川乌1.5～3g，宜先煎、久煎	生品内服宜慎；孕妇禁用；不宜与半夏、瓜蒌、瓜蒌子、瓜蒌皮、天花粉、川贝母、浙贝母、平贝母、伊贝母、湖北贝母、白蔹、白及同用
3	生马钱子	为马钱科植物马钱的干燥成熟种子。马钱子粉为马钱子的炮制加工品	苦，温；有大毒。归肝、脾经	通络止痛，散结消肿	0.3～0.6g，炮制后入丸散	孕妇禁用。不宜多服久服、生用；运动员慎用；有毒成分能经皮肤吸收，外用不宜大面积涂敷
4	生天仙子	为茄科植物莨菪的干燥成熟种子	苦、辛，温；有大毒。归心、胃、肝经	解痉止痛，平喘，安神	0.06～0.6g	孕妇禁用。心脏病、心动过速、青光眼者禁用
5	生天南星	为天南星科植物天南星、异叶天南星或东北天南星的干燥块茎	苦、辛，温；有毒。归肺、肝、脾经	散结消肿。外用治痈肿，蛇虫咬伤	外用生品适量，研末以醋或酒调敷患处	孕妇慎用。生品内服宜慎
6	生巴豆	为大戟科植物巴豆的干燥成熟果实。巴豆霜为巴豆的炮制加工品	辛，热；有大毒。归胃、大肠经	外用蚀疮。巴豆霜峻下冷积，逐水退肿，豁痰利咽；外用蚀疮	外用适量，研末涂患处，或捣烂以纱布包擦患处。巴豆霜0.1～0.3g，多入丸散用。外用适量	孕妇禁用。不宜与牵牛子同用
7	水银	为自然元素类液态矿物自然汞；主要从辰砂矿经加工提炼而成	辛，寒；有毒。归心、肝、肾经	杀虫，攻毒	外用适量	不可内服，孕妇忌用
8	生半夏	为天南星科植物半夏的干燥块茎	辛，温；有毒。归脾、胃、肺经	燥湿化痰，降逆止呕，消痞散结	内服一般炮制后使用，3～9g。外用适量，磨汁涂或研末以酒调敷患处	不宜与川乌、制川乌、草乌、制草乌、附子同用；生品内服宜慎
9	生甘遂	为大戟科植物甘遂的干燥块根	苦，寒；有毒。归肺、肾、大肠经	泻水逐饮，消肿散结	0.5～1.5g，炮制后多入丸散用。外用适量生用	孕妇禁用。不宜与甘草同用
10	生白附子	为天南星科植物独角莲的干燥块茎	辛，温；有毒。归胃、肝经	祛风痰，定惊搐，解毒散结，止痛	3～6g，一般炮制后用；外用生品适量捣烂，熬膏或研末以酒调敷患处	孕妇慎用。生品内服宜慎

续表

序号	药名	来源	性味归经	功效	用法用量	注意
11	白降丹	为人工炼制的氯化汞和氯化亚汞的混合结晶物（$HgCl_2$、Hg_2Cl_2）	辛，热；有毒	消痈，溃脓，蚀腐，杀虫	外用适量	不可内服
12	红娘虫	为蝉科动物红娘子的干燥虫体	苦、辛，平；有毒。归心、肝、胆经	攻毒，通瘀，破积	0.1～0.3g，多入丸散，外用适量	有剧毒，内服宜慎。体虚者及孕妇忌服
13	红粉（红升丹）	为红氧化汞（HgO）	辛，热；有大毒。归肺、脾经	拔毒，除脓，去腐，生肌	外用适量，研极细粉单用，或与其他药味配成散剂，或制成药捻	孕妇禁用。只可外用，不可内服，亦不宜久用
14	生附子	为毛茛科植物乌头的子根的加工品	辛、甘，大热；有毒。归心、肾、脾经	回阳救逆，补火助阳，散寒止痛	3～15g，先煎、久煎	孕妇慎用。不宜与半夏、瓜蒌、瓜蒌子、瓜蒌皮、天花粉、川贝母、浙贝母、平贝母、伊贝母、湖北贝母、白蔹、白及同用
15	闹羊花	为杜鹃花科植物羊踯躅的干燥花	辛，温；有大毒。归肝经	祛风除湿，散瘀定痛	0.6～1.5g，浸酒或入丸散。外用适量，煎水洗	孕妇及体虚者禁用；不宜多服、久服
16	青娘虫	为芫青科动物绿芫青的虫体	辛，温；有毒	祛瘀，攻毒，逐水	0.03～0.06g，多入丸散，外用适量	有剧毒，内服宜慎。体虚者及孕妇忌服
17	洋金花	为茄科植物白花曼陀罗的干燥花	辛，温；有毒。归肺、肝经	平喘止咳，解痉定痛	0.3～0.6g，宜入丸散；亦可作卷烟分次燃吸（每日不超过1.5g）。外用适量	孕妇、外感及痰热咳喘、青光眼、心动过速、高血压患者禁用
18	砒石（红砒，白砒）	为天然的砷华矿石或由毒砂、雄黄加工而成的三氧化二砷（As_2O_3）	辛，热；有大毒。归肺、脾、胃、大肠经	蚀疮去腐，平喘化痰，截疟	内服：入丸散，每次1～3mg；外用适量，研末撒、调敷或入膏药中贴之（备注：出自霍胜利.中药调剂员［M］.北京：中国医药科技出版社，2009：332.）	有大毒，用时宜慎。不宜与水银同用；体虚者及孕妇忌服
19	砒霜	为砒石升华精制成的三氧化二砷（As_2O_3）	辛，热；有大毒。归肺、脾、胃、大肠经	蚀疮去腐，平喘化痰，截疟	0.002～0.004g，多入丸散用；外用适量	不能久服，口服、外用均可引起中毒
20	生草乌	为毛茛科植物北乌头的干燥块根	辛、苦，热；有大毒。归心、肝、肾、脾经	祛风除湿，温经止痛	一般炮制后用。制草乌1.5～3g，宜先煎、久煎	生品内服宜慎；孕妇禁用。不宜与半夏、瓜蒌、瓜蒌子、瓜蒌皮、天花粉、川贝母、浙贝母、平贝母、伊贝母、湖北贝母、白蔹、白及同用
21	轻粉	为氯化亚汞（Hg_2Cl_2）	辛，寒；有毒。归大肠、小肠经	外用杀虫，攻毒，敛疮，内服祛痰消积，逐水通便	外用适量，研末掺敷患处。内服每次0.1～0.2g，一日1～2次，多入丸剂或装胶囊服，服后漱口	孕妇禁用。不可过量，内服慎用
22	生狼毒	为大戟科植物月腺大戟或狼毒大戟的干燥根	辛，平；有毒。归肝、脾经	散结，杀虫	熬膏外敷	不宜与密陀僧同用

续表

序号	药名	来源	性味归经	功效	用法用量	注意
23	雪上一枝蒿	为毛茛科植物短柄乌头、曲毛短柄乌头、展毛短柄乌头、宣威乌头等多种乌头属植物的块根	苦、辛，温；有大毒。归肝经	祛风除湿，活血止痛	内服：研末，0.06～0.12g，或浸酒；外用：研末调敷	有剧毒，未经炮制不宜内服；服药期间忌食生冷、豆类及牛羊肉。孕妇忌用
24	斑蝥	为芫青科昆虫南方大斑蝥或黄黑小斑蝥的干燥体	辛，热；有大毒。归肝、胃、肾经	破血逐瘀，散结消癥，攻毒蚀疮	0.03～0.06g 炮制后多入丸散用。外用适量，研末或浸酒醋，或制油膏涂敷患处，不宜大面积用	孕妇禁用。内服慎用
25	雄黄	为硫化物类矿物雄黄族雄黄，主含二硫化二砷（As_2S_2）	辛，温；有毒。归肝、大肠经	解毒杀虫，燥湿祛痰，截疟	0.05～0.1g，入丸散用。外用适量，熏涂患处	孕妇禁用。内服宜慎，不可久用
26	藤黄	为藤黄科植物藤黄的树脂	酸、涩，凉；有毒	攻毒，消肿，去腐敛疮，止血杀虫	0.03～0.06g；外用适量	内服慎用。体质虚弱者忌服
27	蟾酥	为蟾蜍科动物中华大蟾蜍或黑眶蟾蜍的干燥分泌物	辛，温；有毒。归心经	解毒，止痛，开窍醒神	0.015～0.03g，多入丸散。外用适量	孕妇慎用

备注：27 种毒性中药的品种主要参照《中国药典》（2020 年版）与《医疗用毒性药品管理办法》。

表 2-5　有毒中药品种表

序号	药品名称	用法用量
1	三颗针	9～15g
2	土荆皮	外用适量，醋或酒浸涂擦，或研末调涂患处
3	山豆根	3～6g
4	干漆	2～5g
5	木鳖子	0.9～1.2g。外用适量，研末，用油或醋调涂患处
6	仙茅	3～10g
7	白屈菜	9～18g
8	白果	5～10g
9	全蝎	3～6g
10	华山参	0.1～0.2g
11	朱砂	0.1～0.5g，多入丸散，不宜入煎剂。外用适量
12	两头尖	1～3g。外用适量
13	芫花	1.5～3g。醋芫花研末吞服，0.6～0.9g/次/日。外用适量
14	苍耳子	3～10g
15	京大戟	1.5～3g，入丸散服，每次1g；内服醋制用。外用适量，生用
16	制川乌	1.5～3g，先煎久煎
17	制天南星	3～9g
18	制草乌	1.5～3g，宜先煎久煎
19	苦楝皮	3～6g。外用适量，研末，用猪脂调敷患处
20	金钱白花蛇	2～5g；研粉吞服，1～1.5g

续表

序号	药品名称	用法用量
21	牵牛子	3~6g，入丸散服，1.5~3g/次
22	香加皮	3~6g
23	臭灵丹草	9~15g
24	商陆	3~9g。外用适量，煎汤熏洗
25	常山	5~9g
26	硫黄	外用适量，研末油调涂敷患处。内服1.5~3g，炮制后入丸散服
27	蓖麻子	2~5g。外用适量
28	蜈蚣	3~5g
29	罂粟壳	3~6g
30	蕲蛇	3~9g；研末吞服，研末1~1.5g/次，2~3次/日

注：有毒中药的品种主要参照《中国药典》（2020年版）

表 2-6　有小毒中药品种表

序号	药品名称	用法用量
1	丁公藤	3~6g，用于配制酒剂，内服或外搽
2	九里香	6~12g
3	土鳖虫	3~10g
4	大皂角	1~1.5g，多入丸散用。外用适量，研末吹鼻取嚏或研末调敷患处
5	小叶莲	3~9g，多入丸散用
6	川楝子	5~10g。外用适量，研末调涂
7	飞扬草	6~9g。外用适量，煎水洗
8	水蛭	1~3g
9	北豆根	3~9g
10	艾叶	3~9g。外用适量，供灸治或熏洗用
11	地枫皮	6~9g
12	红大戟	1.5~3g。入丸散服，每次1g；内服醋制用。外用适量，生用
13	两面针	5~10g。外用适量，研末调敷或煎水洗患处
14	吴茱萸	2~5g。外用适量
15	苦木	枝3~4.5g；叶1~3g。外用适量
16	苦杏仁	5~10g，生品入煎剂后下
17	金铁锁	0.1~0.3g；多入丸散服，外用适量
18	南鹤虱	3~9g
19	急性子	3~5g
20	草乌叶	1~1.2g；多入丸散用
21	重楼	3~9g。外用适量，研末调敷
22	鸦胆子	0.5~2g，龙眼肉包裹或入胶囊吞服。外用适量
23	猪牙皂	1~1.5g，多入丸散用。外用适量，研末吹鼻取嚏或研末调敷患处
24	绵马贯众	4.5~9g
25	绵马贯众炭	5~10g
26	蛇床子	3~10g。外用适量，多煎汤熏洗，或研末调敷

续表

序号	药品名称	用法用量
27	紫萁贯众	5~9g
28	蒺藜	6~10g
29	榼藤子	10~15g
30	鹤虱	3~9g
31	翼首草	1~3g

注：小毒中药的品种主要参照《中国药典》（2020 年版）

（二）麻醉中药的使用

麻醉药品，是指对中枢神经有麻醉作用，连续使用后易产生身体依赖性、成瘾性的药品。罂粟壳属于麻醉药品管制品种，也是部分中成药生产和医疗配方使用的原料。1998 年 10 月 30 日国家颁布了《罂粟壳管理暂行规定》，药品经营企业和医疗单位在经营和使用罂粟壳时应注意以下几点。

1. 指定的中药饮片经营门市部应凭盖有乡镇卫生院以上医疗单位公章的医生处方零售罂粟壳（处方保存 3 年备查），不准生用，严禁单味零售。

2. 乡镇卫生院以上医疗单位要加强对购进罂粟壳的管理，严格凭医生处方使用。

3. 严禁罂粟壳定点经营单位从非法渠道购进罂粟壳，非指定罂粟壳定点经营单位一律不准从事罂粟壳的批发或零售业务，禁止在中药材市场销售罂粟壳。

《中国药典》（2020 年版）一部规定罂粟壳的用量为 3~6g。由于本品有易成瘾性，故不宜常服；孕妇及儿童禁用；运动员慎用。

四、审核中药饮片处方的其他内容

（一）药物缺味

审核医生所开处方的中药饮片与药房所配备的中药是否相符，有无缺货。

（二）审核用药剂量

处方的用药剂量是否得当直接关系到临床疗效和病人的生命安全。调剂人员在审方时，需要注意以下四种情况。

1. **超剂量用药** 调剂人员在审核用药量时，需重点查看处方中有无超剂量用药情况。按照《药品管理法》规定，调配处方必须经过核对，对超剂量的处方，应当拒绝调配。必要时经处方医师更正或者重新签字，方可调配。其中毒性中药剂量审核非常重要，用量过大，容易中毒甚至死亡，且调配后原处方应当留存医疗机构药房或药店 2 年。如：马钱子 1.5g 误写成 15g，忘了小数点，结果出现了患者服药后死亡的案例。《中国药典》、局颁药品标准等所标注的中药用量是该味干燥中药的成人一日水煎剂用量，对于儿童需按成人中药一般用量进行折算。

2. **字迹不清** 调剂人员在审剂量时，需注意查看处方中有无书写不清，潦草难认的数字。如"2"写得像"3"；"5"写得像"8"；"30g"写得像"3g"或"300g"。若发现不易辨认，不能主观猜测，需联系原处方医师重写，否则不予调配。

3. **漏写剂量** 调剂人员在审剂量时，需要注意查看处方中有无未标注剂量的情况，若发现未标注剂量，需联系原处方医师标往，否则不予调配。

4. **剂量涂改** 调剂人员在审剂量时，需注意查看处方中有无涂改剂量的情况，若有涂改，需处方医师在涂改处签名，否用不予调配。

（三）审脚注

审核处方过程中需注意特殊处理的药物是否标注，如薄荷需标注"后下"，旋覆花需标注"包煎"等。

（四）审用法

中药饮片处方的用法主要是指服用或使用方法，临床常用内服和外用两种情况。调剂人员审方时应注意医师是否明确注明内服或外用；空腹、饭后、饭前、睡前；温服、凉服；洗浴、熏蒸或含漱等具体内容，若表述不确切者，可及时联系处方医师，修改相关内容。

（五）审剂数

中药饮片处方的剂数主要是指该处方服用的天数，也称为付数，或贴数。《处方管理办法》指出处方开具当日有效，特殊情况下需延长有效期的，由开具处方的医师注明有效期限，但有效期最长不得超过3天；处方一般不得超过7日用量。由此，一般情况处方剂数不超过7剂。

（六）审处方前记和后记

1. 处方前记的审核是了解处方来源、处方开具日期及患者基本情况的关键。药品的选用、用法、用量与患者的病情、年龄、性别等基本情况有密切关系，不了解处方前记，就无法判别其处方来源是否正确、药品选用是否合理、剂量是否符合要求等。因此，处方前记的审核是处方审核的前提性内容。调剂人员在审核时，应查看处方前记中的一般项目与临床诊断填写是否清晰完整，有无特殊增添项目，以便更好地审查处方正文内容。

2. 工作人员在审核处方后记时主要审阅药品价格，以及医师与药师的签字（或盖章）等项目填写是否清晰、完整，有无遗漏情况。各岗位的工作人员审核后认为处方合格，应签全名。

为了便于学习，本书将审方的各方面内容分开叙述，而实际工作中，计价员、调配员和复核人均负有审方的责任。首先计价员审方，确认处方各项内容齐全、准确、清楚方可计价；然后调配员审方，确认处方各项内容齐全、无不合理之处方可调配；最后，复核人再审方，确认处方与调配无误后方可发药。

药爱生命

中药审方是中药调剂的关键步骤，是中药调剂质量首要保证。药品经营质量管理规范规定，审方人员必须是具备中药师以上技术职称的人员才能担任。审方人员在工作过程中除了要有高度责任心外，还必须要具备中医基础理论、中药学、中药方剂学、中药炮制技术、中药调剂技术等方面知识，且要熟悉有关药事法规和本地区中药饮片炮制规范。平时要坚持学习，做到与时俱进。

想一想

中药处方审方时的步骤是什么？

答案解析

（花　慧）

实训三 审方实训

【实训目的】

1. 掌握中药饮片处方审查要点。

2. 能正确识读中药饮片处方，正确处理不合格处方。

3. 能正确审核中药药名、配伍禁忌、妊娠禁忌、毒麻中药常用剂量。

【实训任务】

审查中药饮片处方的前记与后记、药物剂量、用药禁忌等项目，并正确处理不合格处方。

【实训工具与材料】

有审核缺陷的不合格中药饮片处方若干，审方结果记录表若干份。

【实训操作】

以实训小组为单位，审核 10 张处方，每个实训小组自定 1 名同学兼扮医生角色，组员共同合作，通过查找相关资料进行讨论，审核处方是否合格。若不合格，分析原因，并采取相应措施，然后每组派代表解说教师指定处方的审方结果，其他组进行修正或补充完善。

【实训报告】

1. 审方填表在规定时间内审阅所给处方，并填写审方记录表。

2. 实训思考

（1）中药处方审查要点有哪些？

（2）不合格处方应如何处理？

3. 实训成绩评价教师按审方技能考核评分表评价。

审方技能考核评分表

处方编号	处方格式审核	药物剂量审核	配伍禁忌和不合理用药审核	审核结论
	不符合要求项目及分析改正	不符合要求项目及分析说明	不符合要求项目及分析说明	

审方技能考核评分表

项目	评价细则	分值	得分
处方格式	处方前记内容应齐全	20	
	医师应签全名		
	药名使用正确规范（别名、并开、错别字等）		
	需特殊处理的药物标注（脚注）应正确		
	处方应分列饮片名称、数量、煎煮方法和用法用量		
药物剂量审查	毒麻中药超剂量	10	
	超剂量处有签名		
配伍禁忌和不合理用药审查	"十八反""十九畏"	20	
	妊娠用药禁忌		
	重复用药		
处方审核结论	合格或不合格 审核结论正确得全分，否则不得分	10	
不合格处方处理措施	正确方式，即直接与医生联系，处方审核存在的问题清楚明白告知医生	15	
职业素养	工作服、帽穿戴整齐洁净	15	
	不留长指甲、不染指甲		
	与人沟通协作、责任心强		
总分			
教师评语		教师签字	

【审方实训处方参考】

<table>
<tr><td colspan="3" style="text-align:center">_____医院处方笺</td></tr>
<tr><td>费别：</td><td>□公费　√自费
□医保　□其他</td><td>医疗证/医保卡号：</td><td>处方编号：1</td></tr>
</table>

姓名：×××	性别：□男　√女　　年龄：30 岁
门诊/住院病历号：××××××	科别（病区/床位号）：中医科
临床诊断：风热感冒	开具日期：××××年×月××日
住址/电话：××市××区××路××小区××栋××房/××××××××	

Rp

　　双花15g　　连翘15g　　桔梗6g　　荆芥4g　　国老5g　　牛蒡子9g　　陈皮6g

　　淡豆豉5g　　大力子6g　　薄荷6g^(后下)　　淡竹叶15g　　甘草6g

　　　　　　　　3剂，每日煎服1剂，早晚各1次

医　　师：×××	药品金额：	
审核药师：	调配药师/士：	核对、发药药师：

_____医院处方笺

费别：	□公费　√自费	医疗证/医保卡号：	处方编号：2
	□医保　□其他		

姓名：　×××　　　　　　　　　　　　　性别：□男　□女　年龄：40 岁

门诊/住院病历号：×××××　　　　　科别（病区/床位号）：中医科

临床诊断：外感风热　　　　　　　　　开具日期：××××年×月××日

住址/电话：××市××区××路××小区××栋××房/×××××××

Rp

枯芩 6g　菊花 9g　白芍 6g　生地 9g　半夏 9g　花粉 6g　二母各 5g

柴胡 6g　葛根 6g　粉丹皮 9g　甘草 3g

5 剂，每日煎服 1 剂，早晚各 1 次

医　　师：×××　　　　　　药 品 金 额：

审核药师：　　　　　　　　调配药师/士：　　　　　　核对、发药药师：

_____医院处方笺

费别：	□公费　√自费	医疗证/医保卡号：	处方编号：3
	□医保　□其他		

姓名：　×××　　　　　　　　　　　　　性别：√男　□女　年龄：25 岁

门诊/住院病历号：×××××　　　　　科别（病区/床位号）：中医科

临床诊断：食积便秘　　　　　　　　　开具日期：××××年×月××日

住址/电话：××市××区××路××小区××栋××房/×××××××

Rp

忍冬花 15g　大黄 10g（后下）　丹参 10g　黄连 6g　郁金 15g　威灵仙 50g

鸡内金 6g　金钱草 30g　木香 10g　朴硝 10g　茵陈 20g　枳壳 15g

3 剂，每日煎服 1 剂，早晚各 1 次

医　　师：×××　　　　　　药 品 金 额：

审核药师：　　　　　　　　调配药师/士：　　　　　　核对、发药药师：

_____医院处方笺

费别：	□公费　√自费 □医保　□其他	医疗证/医保卡号：	处方编号：4

姓名：×××　　　　　　　　　　　　性别：√男　□女　年龄：45 岁

门诊/住院病历号：××××××　　　　科别（病区/床位号）：中医科

临床诊断：胸中血瘀证　　　　　　　　开具日期：×××年×月××日

住址/电话：××市××区××路××小区××栋××房/××××××××

Rp

丹参 12g　　白芷 12g　　黄芪 12g　　制草乌 6g

白术 9g　　枣王 9g　　白及 9g　　番木鳖 0.6g

砂蔻仁各 9g　　钩丁 9g　　枇杷叶 9g　　龟板 9g　　甘草 6g

3 剂，每日煎服 1 剂，早晚各 1 次

医　　师：×××　　　　　　药 品 金 额：

审核药师：　　　　　　　　调配药师/士：　　　　　　核对、发药药师：

_____医院处方笺

费别：	□公费　√自费 □医保　□其他	医疗证/医保卡号：	处方编号：5

姓名：　×××　　　　　　　　　　　性别：□男　√女　年龄：50 岁

门诊/住院病历号：××××××　　　　科别（病区/床位号）：中医科

临床诊断：气血两虚　　　　　　　　开具日期：×××年×月××日

住址/电话：××市××区××路××小区××栋××房/××××××××

Rp

当归 12g　　生地 12g　　麦冬 9g　　双花 9g　　砂蔻皮各 6g　　川贝母 9g

贡果 9g　　车前子 9g　　木香 12g　　草乌 6g　　钩藤 9g　　海南子 9g

红花 9g　　白芍 12g　　甘草 6g

5 剂，每日煎服 1 剂，早晚各 1 次

医　　师：×××　　　　　　药 品 金 额：

审核药师：　　　　　　　　调配药师/士：　　　　　　核对、发药药师：

_____医院处方笺

费别： □公费 √自费
　　　　□医保 □其他

医疗证/医保卡号：

处方编号：6

姓名： ×××　　　　　　　　　性别：□男 □女　年龄：40 岁

门诊/住院病历号：××××××　　　科别（病区/床位号）：中医科

临床诊断：气虚血瘀证　　　　　　开具日期：×××× 年 × 月 ×× 日

住址/电话：××市××区××路××小区××栋××房/××××××××

Rp

木香 12g　　枣仁 9g　　麦冬 9g　　双花 9g　　甘遂 6g

当归 12g　　甘草 6g　　巴戟 9g　　金银花 9g　　白芷 12g

腹皮子各 3g　　申姜 6g　　柴胡 6g　　桑枝 9g　　生地 12g

5 剂，每日煎服 1 剂，早晚各 1 次

医　　师：×××　　　　　　药 品 金 额：

审核药师：　　　　　　　　调配药师/士：　　　　　核对、发药药师：

_____医院处方笺

费别： □公费 √自费
　　　　□医保 □其他

医疗证/医保卡号：

处方编号：7

姓名： ×××　　　　　　　　　性别：□男 √女　年龄：29 岁

门诊/住院病历号：××××××　　　科别（病区/床位号）：中医科

临床诊断：风热感冒　　　　　　　开具日期：×××× 年 × 月 ×× 日

住址/电话：××市××区××路××小区××栋××房/××××××××

Rp

当归 12g　　国老 6g　　木香 9g　　生地 12g　　藜芦 6g　　川军 6g　　车前子 9g

桑叶 9g　　细辛 5g　　白芷 12g　　二术各 9g　　川贝母 9g　　红花 9g

3 剂，每日煎服 1 剂，早晚各 1 次

医　　师：×××　　　　　　药 品 金 额：

审核药师：　　　　　　　　调配药师/士：　　　　　核对、发药药师：

_____医院处方笺

| 费别： | □公费 √自费 | 医疗证/医保卡号： | 处方编号：8 |
| | □医保 □其他 | | |

姓名： ×××　　　　　　　　　　　　　性别：□男 □女　　年龄：31 岁

门诊/住院病历号：×××××　　　　　　科别（病区/床位号）：中医科

临床诊断：血瘀证　　　　　　　　　　　开具日期：×××× 年 × 月 ×× 日

住址/电话：×× 市 ×× 区 ×× 路 ×× 小区 ×× 栋 ×× 房/×××××××××

Rp

丹参 12g　　白芷 12g　　玉果 9g　　江子 6g　　龙牡各 9g　　王不留行 9g

枇杷叶 9g　　藜芦 6g　　生地 9g　　钩藤 9g　　雷丸 3g　　甘草 6g

5 剂，每日煎服 1 剂，早晚各 1 次

医　　师：×××　　　　　　药 品 金 额：

审核药师：　　　　　　　　调配药师/士：　　　　　　核对、发药药师：

_____医院处方笺

| 费别： | □公费 √自费 | 医疗证/医保卡号： | 处方编号：9 |
| | □医保 □其他 | | |

姓名： ×××　　　　　　　　　　　　　性别：√男 □女　　年龄：26 岁

门诊/住院病历号：×××××　　　　　　科别（病区/床位号）：中医科

临床诊断：风湿痹症　　　　　　　　　　开具日期：×××× 年 × 月 ×× 日

住址/电话：×× 市 ×× 区 ×× 路 ×× 小区 ×× 栋 ×× 房/×××××××××

Rp

当归 10g　　麦冬 9g　　贡果 12g　　木香 10g　　荆防各 6g

车前子 9g　　双花 6g　　草乌 9g　　贝母 6g　　甘草 6g

红花 6g　　钩藤 9g　　白芍 12g　　海南子 6g

3 剂，每日煎服 1 剂，早晚各 1 次

医　　师：×××　　　　　　药 品 金 额：

审核药师：　　　　　　　　调配药师/士：　　　　　　核对、发药药师：

_____ 医院处方笺

费别： □公费 √自费　　　　　　　医疗证/医保卡号：　　　　　　　　处方编号：10
　　　 □医保 □其他

姓名：×××　　　　　　　　　　性别：□男 √女　　年龄：40 岁
门诊/住院病历号：××××××　　科别（病区/床位号）：中医科
临床诊断：冠心病　　　　　　　　开具日期：××××年×月××日
住址/电话：××市××区××路××小区××栋××房/×××××××

Rp

莲白 30g　　半夏 10g　　香附 10g　　吴茱萸 10g　　知母 10g　　白术 10g

枳实 10g　　石菖蒲 30g　　附子 6g　　柴胡 10g　　泽泻 10g　　全瓜蒌 30g

3 剂，每日煎服 1 剂，早晚各 1 次

医　　师：×××　　　　　　　药 品 金 额：
审核药师：　　　　　　　　　　调配药师/士：　　　　　　　　核对、发药药师：

（黄欲立）

答案解析

目标检测

一、最佳选择题（每题有一个正确答案）

1. 秘方是指（　）

　A. 《黄帝内经》《伤寒杂病论》《金匮要略》等经典著作中所记载的方剂

　B. 国家药典、局颁标准中所收载的方剂

　C. 由医院药房根据经常性医疗需要，与医师协商制定的方剂

　D. 医疗上有独特疗效、不轻易外传（多系祖传）的药方

2. 经方是指（　）

　A. 《黄帝内经》、《伤寒杂病论》、《金匮要略》等经典著作中所记载的方剂

　B. 指从清代至今出现的方剂

　C. 由医院药房根据经常性医疗需要，与医师协商制定的方剂

　D. 国家药典、局颁标准中所收载的方剂

3. 处方开红藤，应付（　）

　A. 大血藤　　　　B. 鸡血藤　　　　C. 络石藤　　　　D. 夜交藤

4. 不宜与芒硝同用的是（　）

　A. 郁金　　　　B. 三七　　　　C. 桂枝　　　　D. 人参　　　　E. 三棱

5. 除贝母、半夏、白及、白蔹外，不宜与川乌、草乌、附子同用的是（　　）

　　A. 甘草　　　　　B. 郁金　　　　　C. 肉桂　　　　　D. 瓜蒌

6. 不宜与狼毒同用的是（　　）

　　A. 密陀僧　　　　B. 芒硝　　　　　C. 大黄　　　　　D. 人参

7. 关于审方，以下说法不正确的是（　　）

　　A. 审方时，调剂人员不仅要对医师负责，更要对患者用药的安全有效负责

　　B. 如发现处方中药味或剂量字迹不清时，不可主观猜测以免错配

　　C. 收方后必须认真审查处方各项内容，经审查无误后方可计价

　　D. 处方日期超过1日的应该请处方医师重新签字方可调配

二、多项选择题（每题有两个及以上正确答案）

1. 下列哪些属于处方前记的内容（　　）

　　A. 住院病历号　　　　　　　　B. 患者姓名

　　C. 患者性别　　　　　　　　　D. 患者家庭住址

　　E. 医生签名

2. 以下药物中妊娠期妇女慎用的是（　　）

　　A. 桂枝　　　　　　　　　　　B. 益母草

　　C. 番泻叶　　　　　　　　　　D. 瞿麦

　　E. 薏苡仁

3. 关于罂粟壳使用管理要求的规定，下列正确的有（　　）

　　A. 连续使用不得超过7天　　　B. 须使用麻醉药处方可以调配

　　C. 须与群药一起调配　　　　　D. 处方须有麻醉药处方权的执业医师签名

三、简答题

1. 写出"十八反""十九畏"歌诀。

2. "诸参辛芍叛藜芦"中的"诸参"是指哪些药？

（花　慧）

书网融合……

📄 重点回顾　　　📱 微课1　　　📱 微课2　　　📝 习题

项目三　计价与收费

PPT

学习目标

知识目标：

1. **掌握**　中药饮片处方计价方法及计价常规要求。
2. **熟悉**　中药饮片处方收费注意事项。
3. **了解**　中药饮片处方常见收费方式。

技能目标：

能准确、快速计算中药饮片处方的价格；会用多种收费方式进行中药饮片处方收费。

素质目标：

通过本项目的学习，培养学生终身学习的意识及遵纪守法、爱岗敬业的良好职业素养。

导学情景

情景描述： 2021 年 3 月，患者张某手持上周已经计价、收费、取过药的中药饮片处方（如下）来到药店，收费员接过处方，随即按照处方上写有的价格告知患者需缴费金额，患者通过刷医保卡缴纳了费用。随后，中药师按照处方逐味调剂，患者成功取走所需药物。

姓名：张某	性别：女	年龄：55 岁	日期：×××

病情及诊断： 气血亏虚	Rp 　党参 12g　　枸杞子 9g　　黄芪 12g　　白术 9g 　白芍 6g　　熟地黄 9g　　阿胶 12g（烊化）　　甘草 6g 　3 剂，每日 1 剂，1 日 2 次，水煎服 　　　　　　　　　　　　　　　　　　　　　　　　　医师：×××
药费：300.00 元	计价：×××　　　调配：×××　　　审核：×××　　　发药：×××

情景分析： 原方复配时，因药价或饮片等级可能有变动，应重新核算价格，不得按原价计价。阿胶属于不得纳入医保基金支付范围的中药饮片，所以不能使用医保卡支付。

讨论： 药店工作人员在计价及收费过程中，有哪些不符合要求的地方？中药饮片处方计价常规要求有哪些？

学前导语： 中药饮片处方计价是由计价员按照处方中的药味逐一计算，得出每张处方的总金额，并填写在处方药价处。计价是调剂部门收费的依据，计价的准确度关系到医疗机构的信誉与患者的经济利益，计价员、收费员要按照国家相关规定，以高度责任感，认真完成计价、收费工作。本项目主要介绍中药饮片处方计价的方法与要求，中药饮片处方收费的方式。

任务一　计　价

计价又称"划价"，是调剂部门收费的依据。中药饮片处方计价是由计价员按照处方中的药味逐一计算，得出每张处方的总金额，并填写在处方药价处，根据计价结果进行收费。计价的准确度关系到医疗机构的信誉与患者的经济利益，因此，计价时必须严格执行物价管理规定的中药饮片现行零售价格，准确计价，不得随意估价和改价。

随着计算机技术及信息技术的发展，医院和药店相继安装处方计价收费系统，使用计算机计价，使计价工作更加快速准确。

一、计价常规要求

1. 必须严格执行国家和地方行政部门制定的收费标准，按照物价管理规定的价格计价，做到计价准确无误。

2. 每味药的价格尾数不得进位或舍去，每剂药价的尾数按四舍五入的规定计算到"分"，误差小于 0.05 元/剂。

3. 计价时要注意剂数、新调价、自费药等内容。处方中药味若有不同规格或细料贵重药，应在药名的顶部注明单价，俗称"顶码"，以免调配时错付规格。处方中不得纳入医保基金支付范围的中药饮片，应提前告知患者。2020 年版《国家基本医疗保险、工伤保险和生育保险药品目录》中将 892 个中药饮片纳入医保基金支付，未纳入医保基金支付的中药饮片品种见表 2 - 7。

表 2 - 7　国家基本医疗保险、工伤保险和生育保险药品目录（2020 年版）—中药饮片部分

不得纳入医保基金支付范围的中药饮片
阿胶、白糖参、朝鲜红参、穿山甲（醋山甲、炮山甲）、玳瑁、冬虫夏草、蜂蜜、狗宝、龟鹿二仙胶、哈蟆油、海龙、海马、猴枣、酒制蜂胶、羚羊角尖粉（羚羊角镑片、羚羊角粉）、鹿茸（鹿茸粉、鹿茸片）、马宝、玛瑙、牛黄、珊瑚、麝香、天山雪莲、鲜石斛（铁皮石斛）、西红花（番红花）、西洋参、血竭、燕窝、野山参、移山参、珍珠、紫河车、各种动物脏器（鸡内金除外）和胎、鞭、尾、筋、骨

注："不得纳入医保基金支付范围的中药饮片"包括药材及炮制后的饮片

4. 注意处方中的并开药价格，其单味药剂量按总量的平均值计算，再乘以其单价。

5. 原方复配时，因药价或饮片等级可能有变动，应重新核算价格，不得按原价计价。

6. 药物需要代煎时，应另收代煎费，不应混入药费中一同计价。

? 想一想

中药饮片处方计价常规要求包括哪些？

答案解析

二、传统计价方法

（一）汤剂计价方法

1. 计算每味药的价格　按照中药饮片处方所列药味顺序，将每味药剂量乘以相应的单价，得出每味药价。

即：药价/味 = 用药剂量 × 单价。

2. 计算每剂药的价格 将处方中每味药的价格相加，得出每剂药价。

即：药价/剂 = 各味药价之和。

3. 计算每张处方的总价 将每剂药价乘以剂数，得出每张处方的总价。

即：处方总价 = 每剂药价 × 剂数

（二）散剂计价方法

散剂计价方法是在汤剂价的基数上增收加工费。

（1）算出汤剂价格

（2）单位重量加工费 × 全方总重量 = 总加工费

（3）汤剂价 + 总加工费 = 散剂价

其他如丸、膏等剂型的计价方法，也是在汤剂价的基础上，分别增收加工费、辅料费或燃料费等。

计价员准确计价后，需用签字笔在处方上将每剂药的单价、剂数、总金额等内容填写完整，收费，并将交费与取药凭证交予患者。

有代煎汤剂或临方制剂加工情况时，计价员需提示患者办理代煎手续或定配单。

✖ 练一练

请用正确的方法给下列处方计价（单位：元）。

答案解析

姓名：王某		性别：女	年龄：45 岁	日期：×××
病情及诊断： 阴虚内热	Rp 生地黄 20g　　香附 10g　　北沙参 10g　　天冬 10g 牡丹皮 10g　　川楝子 6g　　枸杞子 10g　　麦冬 10g 3 剂，每日 1 剂，1 日 2 次，水煎服			
				医师：×××
药费：　　　　计价：　　　　调配：　　　　审核：　　　　发药：				

附：中药饮片零售价格参考表

药品名称	价格（元/g）	药品名称	价格（元/g）	药品名称	价格（元/g）	药品名称	价格（元/g）
生地黄	0.04	香附	0.05	北沙参	0.06	天冬	0.08
牡丹皮	0.07	川楝子	0.08	枸杞子	0.1	麦冬	0.07

三、现代计价方法

各医疗机构和药品经营企业在安装处方计价收费系统后，通常已将中药饮片名称、产地、规格、单价、数量等信息录入电脑，计价员只需掌握中药名称、医保名录的分类等知识，并能熟练操作电脑，就可以准确快速地完成计价工作。计算机计价步骤如下：

1. 录入药名 计价员打开处方计价系统，将处方中饮片名称正确输入计算机相应位置。若同一饮片有不同规格时，需与医师及调剂员沟通，以便确定要给付的中药饮片价格。

2. 录入剂量 计价员将处方中药名所对应的剂量正确输入计算机相应位置。中药饮片的剂量以克（g）为单位，个别饮片以"条""只"为单位，计价时需注意中药饮片的剂量单位。目前中药饮片计价有以"元/10g"或"元/g"两种单价形式，需注意其计价单位，以防出错。

3. 录入剂数 计价员将处方剂数正确输入计算机相应位置，按照已设置好的运算程序，计算机将自动计算出总金额（图 2 - 14）。

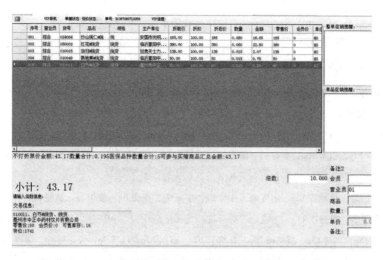

图 2 - 14　计算机计价

通常医疗机构和药品经营企业的计价部门完成计价工作后，会出具统一的缴费收据交予顾客，以供顾客取药与留存。该收据内容主要包括日期、患者姓名、药味明细、药费总金额、计价员编号等。

看一看

医院门急诊划价收费系统，是医院信息系统（HIS 系统）中的子系统，是用于处理医院门急诊划价和收费的计算机应用程序，包括门急诊划价、收费、退费、打印报销凭证、结帐、统计等功能。该系统可实现划价与收费一体化功能，当门诊医生开完电子处方以后，系统会自动获取病人的基本信息，完成划价和扣费功能，然后将带收费标志的电子处方回传到门诊医生工作站和药房药库系统，方便药房预先摆药，该系统大大提高了医院划价、收费工作的效率。

（武卫红）

实训四　计价实训

【实训目的】

1. 学会计算处方总价的方法。

2. 能用计算器准确计算处方总价。

【实训任务】

参照中药饮片价格参考表，用计算器准确计算下列 10 个处方的价格。

【实训工具与材料】

1. 工具计算器。

2. 材料处方及价目表。

【实训操作】

两位同学一组，参考中药饮片零售价格表中的中药价格，计价用处方表中的处方单价与总价，每人计算 10 张处方，得数对比，不一致的重新核算，直至答案统一，将每方的单价和总价填入计价用处方表。

计价用处方表

序号	处方内容	剂数
处方1	柴胡12g，黄芩9g，党参6g，姜半夏9g，枳壳10g，甘草5g	3
处方2	黄芩9g，黄连9g，黄柏9g，大黄6g，栀子6g，金银花6g，连翘6g	5
处方3	生地黄30g，香附10g，沙参10g，天冬10g，麦冬10g，丹皮10g，金铃子6g，枸杞子10g	6
处方4	红花6g，当归10g，生地黄10g，川芎10g，枳实9g，木瓜10g，化橘红10g，大黄6g，乳没10g	5
处方5	党参10g，茯苓10g，白术10g，薄荷6g，酸枣仁6g，灵芝10g，龙牡（各）18g，沙参10g，甘草6g	3
处方6	柴胡12g，陈皮9g，川芎6g，香附6g，薄荷6g，芍药6g，甘草3g	6
处方7	桃仁24g，当归12g，生地黄12g，川芎6g，赤芍6g，牛膝9g，枳壳6g，柴胡3g，桔梗6g，甘草3g	2
处方8	石膏30g，桔梗12g，牡丹皮11g，二花6g，野菊花6g，薄荷6g，大力子15g，山楂10g，蔓荆子10g	
处方9	菊花9g，莲子15g，乌梅15g，板蓝根10g，瓦楞子20g，石斛12g，白芍9g，天花粉9g，薄荷10g，延胡索20g	3
处方10	枳壳15g，金铃子15g，砂仁9g，郁金12g，三棱10g，佛手9g，鸡血藤15g，升麻6g，乳香9a，龙骨30g	7

中药饮片零售价格参考表

序号	药品名称	价格（元/g）	序号	药品名称	价格（元/g）	序号	药品名称	价格（元/g）
1	白芍	0.06	27	鸡内金	0.02	53	山楂	0.06
2	白术	0.08	28	鸡血藤	0.01	54	山茱萸	0.15
3	板蓝根	0.04	29	姜半夏	0.13	55	射干	0.09
4	薄荷	0.01	30	金银花	0.12	56	神曲	0.01
5	苍术	0.03	31	黄柏	0.04	57	升麻	0.02
6	柴胡	0.13	32	黄连	0.19	58	生地黄	004
7	陈皮	0.02	33	桔梗	0.07	59	石膏	0.01
8	赤芍	0.05	34	菊花	1.12	60	石斛	0.03
9	川棒子	0.03	35	化橘红	0.05	61	熟大黄	0.04
10	川芎	0.05	36	苦杏仁	0.04	62	熟地黄	0.05
11	大黄	0.04	37	连翘	0.05	63	酸枣仁	0.08
12	丹参	0.05	38	莲子	0.08	64	栀子	0.1
13	当归	0.06	39	灵芝	0.14	65	桃仁	0.08
14	党参	0.07	40	龙骨	0.02	66	天冬	0.07
15	牛蒡子	0.02	41	麦冬	0.07	67	天花粉	0.05
16	防风	019	42	蔓荆子	0.03	68	瓦楞子	0.07
17	防己	0.09	43	没药	0.13	69	乌梅	0.05
18	佛手	0.05	44	牡丹皮	0.13	70	五味子	0.16
19	茯苓	0.04	45	牡蛎	0.01	71	香附	0.05
20	甘草	0.05	46	木瓜	0.02	72	玄参	0.03
21	枸杞子	0.07	47	牛膝	0.05	73	延胡索	0.06
12	瓜蒌	0.04	48	乳香	0.13	74	野菊花	0.07
23	何首乌	0.05	49	三棱	0.04	75	郁金	0.03
24	红花	0.1	50	沙参	0.06	76	知母	0.09
25	黄芪	0.06	51	砂仁	0.16	77	枳壳	0.04
26	黄芩	0.08	52	山药	0.09	78	枳实	0.05

【实训报告】

1. 记录实训结果

处方号								
单价								
总价								

2. 实训成绩评价

计价实训成绩评价表（100 分）

考核内容	技能要求	分值	得分
训算方法	每味药价等于药剂量乘以单价 （注：每味药价尾数不得进位或舍去）	10	
	每剂药价等于各味药价之和 （注：每剂药价尾数按四舍五入到分）	10	
	处方药价等于每剂药价乘以剂数	10	
	并开药名中的单味药按总量的平均值计算	10	
常规要求	自费药价单列	10	
	不同规格或贵重药药价应在其药名的顶部注明	10	
	原方复配时应重新计价，不得随原价	10	
	计价时使用蓝色或黑色钢笔、圆珠笔	10	
	将单价、总价填写在处方相应的位置	10	
准确度	计价准确无误，误差应少于 0.05 元/剂	10	
成绩		100	

（黄欲立）

任务二 收 费

中药处方经计价后，由收款人员根据计价金额收取钱款的过程，称作"收费"。

常见收费方式包括：现金、微信、支付宝、银行卡、医保卡等。患者可通过窗口支付、在线支付、自助机支付等多种途径缴纳费用。

一、现金收费

在收取现金时，要仔细清点数额，并进行验钞，验钞后要唱收，即向顾客说出收到的钱款数额。找零时，大面额的钞票付出前也要验钞，然后唱付给顾客。

收现金时要注意：

1. 收钱找零，一定要唱收唱付。

2. 大面额钞票的进出，一定要坚持验钞，避免损失和不必要的麻烦。

3. 收款过程要集中精神，认真仔细，减少不必要损失。

4. 收款环境要明亮，收款台上方应安装监视器。

5. 开票收款时必须写明姓名、剂数、单价、总价，金额大小写要相符。

二、非现金收费

随着科技的发展，移动支付已成为人们交易过程中的主流支付方式，医院或药店的收费方式也呈现出多样化趋势。

1. 线上收费　可通过自建 APP、微信公众号、微信小程序、支付宝生活号等方式开通在线缴费功能，增加收费新渠道。

2. POS 机刷卡收费　收费窗口可配备多功能终端机（POS 机），以方便患者通过刷银行卡或医保卡来支付处方费用。

3. 扫码收费　医院或药店通过提供微信、支付宝等移动支付平台的二维码来收费，但这种方式需要收费员先告知患者收费金额，由患者手动输入金额后完成支付，很容易出现操作失误，出错率高。现多采用"被扫"模式，患者展示付款码，收费员通过识读设备进行扫码，根据订单金额完成扣费，既可减少失误率，又提高了收费效率。

4. 自助机收费　医院自助机不仅具有挂号、查询功能，同时还具有缴费功能。自助机支持扫码、转账等多种缴费方式。

❤ 药爱生命

同学们去药店实习或工作，当顾客购买西洋参、鹿茸等保健中药材，提出要用刷医保卡的方式支付时，我们能同意吗？

国家医疗保障局发布的《基本医疗保险用药管理暂行办法》（简称《办法》）已于 2020 年 9 月 1 日正式施行。《办法》制定的《基本医疗保险药品目录》指出，有 8 类药不得纳入目录。具体如下：①主要起滋补作用的药品；②含国家珍贵、濒危野生动植物药材的药品；③保健药品；④预防性疫苗和避孕药品；⑤主要起增强性功能、治疗脱发、减肥、美容、戒烟、戒酒等作用的药品；⑥因被纳入诊疗项目等原因，无法单独收费的药品；⑦酒制剂、茶制剂，各类果味制剂（特别情况下的儿童用药除外），口腔含服剂和口服泡腾剂（特别规定情形的除外）等；⑧其他不符合基本医疗保险用药规定的药品。

通过刷医保卡的方式出售非《基本医疗保险药品目录》中的药品是违规行为，同学们一定要遵纪守法，加强职业道德建设，养成良好职业素养。

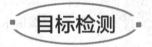

答案解析

一、最佳选择题（每题有一个正确答案）

1. 计价时在细料贵重药的顶部注明该药单价，俗称（　）

　　A. 药价　　　　　　　B. 单价　　　　　　　C. 明码　　　　　　　D. 顶码

2. 计价时误差应小于（　）

　　A. 0.05 元/剂　　　　B. 0.05 元/味　　　　C. 0.08 元/味　　　　D. 0.08 元/剂

3. 计价又称作（　）

　　A. 收费　　　　　　　B. 统价　　　　　　　C. 划价　　　　　　　D. 合价

二、多项选择题（每题有两个及以上正确答案）

1. 现金收费时应该注意（　　）

    A. 唱收唱付　　　　　　B. 大面额钞票坚持验钞　　　　C. 无需验钞

    D. 环境明亮　　　　　　E. 收款找零时保持安静

2. 属于非现金收费方式的是（　　）

    A. 线上收费　　　　　　B. POS 机刷卡收费　　　　　C. 扫码收费

    D. 自助机收费　　　　　E. 现金收费

3. 属于未纳入医保基金支付的中药饮片品种的是（　　）

    A. 海龙　　　　　　　　B. 海马　　　　　　　　　C. 鹿茸

    D. 连翘　　　　　　　　E. 珍珠

三、简答题

1. 简述汤剂传统计价方法的步骤。

2. 简述计算机计价步骤。

（武卫红）

书网融合……

   重点回顾   微课   习题

项目四　调　配

PPT

导学情景

情景描述：李某，在中药饮片调剂柜台前等候中药师调配，中医开出的是一张 5 剂的处方，中药师调配时每看一次处方后，便手持戥秤穿梭在药斗橱前，从一个药斗中抓一把饮片，核对一下重量后，回到调剂台前，非常熟练地轻抖戥盘把中药饮片刷刷地分成了 5 份，然后看哪份少了再用手从看起来稍多的那付药中抓出一点，放在稍少的那付药中，所有药味配齐后分别放入药袋中。

情景分析：对一方多剂的处方调配应按照"等量递减""逐剂回戥"的原则，按前后顺序将饮片分别放在包装纸上，不可估量分剂或随意抓配。若处方中有并开药，应分别称量。

讨论：1. 中药师在调配分剂量时，操作方法正确吗？

　　　　2. 这样调配每味中药的剂量能达到处方上的剂量要求吗？

学前导语：中药饮片调配系指调剂人员根据已有审方人签字，并已交款的医师处方，准确地调配药物的操作。调配时按处方药物顺序逐味称量，需特殊处理的药物如先煎、后下、包煎、另煎等应单独包装，并注明处理方法。调配人员必须精力集中，认真仔细，切勿拿错药品或称错用量，调剂台、称量器具及用具要整齐清洁。调配完毕，核对无误后签名盖章，即可进入检查复核阶段。调配人员要有高度的职业道德和责任感，保证配方质量。

本项目主要介绍传统中药饮片调配。

调配习称"配方"或"抓药"，是将斗内的中药饮片按处方要求（如药味、剂量、炮制、煎法等）调配齐全并集于一处的操作过程。调配是中药饮片调剂工作中的主要环节，调配质量的好坏直接关系到患者用药的安全与疗效。因此，调配工作人员要有高度的职业道德和责任感，按照《处方管理办法》和中药饮片调剂规程的有关规定进行审方和调配。对存在"十八反""十九畏"、妊娠禁忌、超过常用剂量等可能引起用药安全问题的地方，应当请处方医师确认（双签字）或重新开具处方；同时注意毒麻中药的用法用量、药品的别名、并开药名以及处方脚注和有临时炮制加工的药品等，经审核无误后方可调配。

任务一　调配前准备

调配前工作包括清场，审核处方，调配用具准备，整理衣帽，清洁双手。

一、清场

清场是对调配使用的盛放器具、调剂台的台面、戥秤、冲筒等用具进行清洁，清除残留的灰尘和黏附物，目的是保证调配的饮片不受污染。常用工具为鸡毛掸子或干燥抹布，忌用湿布清洁器具，防止器具损坏和饮片吸潮。

二、调配前审方

调剂人员再次审方确实有别于药师审核处方，除作为药师审方的补充外，更侧重于处方内容的审阅，目的是便于调配操作。调剂人员审方包括以下内容。

（1）核对顾客信息，确认配药剂数。调配人员在调配处方前，应与计价人员或顾客再次确认配药顾客的姓名和调配的剂数，避免因顾客原因导致的失误。

（2）再一次审阅处方，注意"十八反""十九畏"及妊娠配伍禁忌、毒性中药、麻醉中药的用法用量。调配人员审方是作为药师审方的补充，避免因审方药师遗漏导致的失误。

（3）确认所需饮片是否齐全。常用药断档应立即做出说明。对于手写处方，要注意辨析确认品种。

（4）大致计算药物的重量和体积，便于选取合适的包装用纸。

三、调配用具准备

1. 戥秤　在称量前，选择称量范围合适清洁的戥秤。

2. 冲筒　以备调配过程中需要捣碎药物使用。

3. 选择和码放包装纸　包装纸的选择和码放是根据药量和体积来确定的，草类和其他质地松泡药材为多时，应选取较大尺寸的包装纸，反之宜小。

四、整理衣帽、清洁双手

1. 整理衣帽　工作服应穿戴整洁，扣好扣子，束紧袖口。戴好工作帽，前面不漏头发，长发者应将头发盘于枕后。

2. 清洁双手　按"七步洗手法"将双手的手心、手背、手指及指甲缝等清洗干净，手部不能用化妆品，不能留长指甲，不能涂指甲油，必要时可戴一次性手套。

👁 **看一看**

包装用纸，又称"柜纸"，都裁成正方形，存放在柜台内侧抽屉内。包装用纸根据用途分单味分包用纸、衬纸、油纸或蜡纸及外层包装用纸。外层包装用纸，习称"门票"，一般一面都印有药店名称、地址、电话和煎药的注意事项等信息，油纸和蜡纸主要用来包裹新鲜药材或是有黏性药材，现药店少见。

任务二 处方调配

一、操作要点

1. 齐眉校戥 校戥是为了保证戥秤的精确度和灵敏度，保证饮片剂量准确、调配迅速，在确认戥秤的准确性后方能进行药物的称取。

2. 按处方顺序依次抓配 横写的处方从左上角开始，向右逐味、逐行抓配；竖写的处方从右上角开始，向下逐味、逐列抓配。如两人同抓一方，则一人从前往后，另一人从后往前，依次抓配。一张处方最多可由两人同时抓配。

3. 看一味，抓一味 唱念处方看处方一定要走到处方前，看清楚药名、剂量、脚注并读出声。声音大小快慢要使柜台前的顾客能听见，一般尾音稍拉长，就是所谓的"唱"。这种传统做法的目的，一是集中注意，加深记忆，不会抓错；二是使顾客感到调剂员的认真、规范，对调剂员产生信任和好感；三是两人同抓一方时，互相听着对方唱方，可避免重复抓药。注意：看方时，既不要一下看两味药然后凭记忆操作，也不要远远地瞟一眼处方就抓，以免出错。

4. 左手定戥位，右手抓药 先用左手将砣绳移至需要称量的戥星上，用拇指压住，然后找药斗，右手拉斗，抓药。戥盘靠近药斗，手心向上将药取出，至戥盘上方翻手放药。对于海金沙、蒲黄、松花粉等细小粉末类药物，调配时可用小勺盛取。只可用手由药斗内向戥秤盘抓药，不允许直接用戥盘由药斗内盛药。

5. 提戥齐眉，随手推斗 抓药后，右手提毫使戥盘悬空，左手稍离开戥杆，提戥齐眉。戥杆呈水平状态时，表明称量准确，若戥杆偏高偏低，则需适量增减药物，至戥杆平衡为止。称完一味药后要顺手将药斗推回，既避免药味污染，又保持药斗整体美观，也不影响自己和别人操作。

6. 等量递减，逐剂复戥 调配一方多剂药时，可一次称出多剂单味药的总量（即称取克数＝单位药剂量×剂数），再按剂数分开，称为"分剂量"。分剂量时要每倒一次，称量一次，即"等量递减，逐剂复戥"。不可凭主观臆测以手代戥，随意估量分剂或抓配。每一剂的重量误差应控制在±5%以内。中药调剂员应练就"一抓准"的本领，以提高配方速度。

调配代煎药时，可不分剂量，只需称出每味药的总量，将其倒在包装纸或盛药盘内，复核后装入煎药袋内即可。如果煎药袋装不下全方总药量，可分成2～3份调配，如果7剂药可分成3剂和4剂调配两次。

7. 脚注药物，按要求处理 处方中有特殊处理的药品，如先煎、后下、包煎、烊化等要单包成小包，写上药名、用法或盖上脚注章，将小包放在大包里。不要把脚注药放到最后处理，以免遗忘。

8. 摆放药物，有序间隔 为便于复核从戥秤里向包装纸或盛药盘倒药时，要按药物在处方上所列的顺序排列。如处方第一个药名在左上角，那么该药也倒在盘内左上角。每味药倒的要集中一些，两味药尽量不要互相压盖，更不能混放一堆。对质地松泡而量大的饮片如灯心草、通草、夏枯草、淫羊藿等应先称，以免覆盖前药；对黏性大的药物如熟地、龙眼肉、瓜蒌等可后称，放在其他药味之上，以免沾染包装用纸或盛药盘。

9. 临时捣碎，处理得当 处方中有质地坚硬的矿物类、动物贝壳类和果实种子类中药，调配时需用冲筒临时捣碎后再分剂量，以利于煎出有效成分。在使用冲筒前，须先检查筒内是否洁净，有无残渣或粉末。凡捣碎毒性中药或有特殊气味的中药后，应及时将冲筒洗刷干净，以免串味串性，影响疗效或发生事故。临时捣碎以适度为宜。

10. 自查与签名盖章　调配完一方后，先将戥秤放好，自行逐味检查一遍，确认无误后在处方上签名，再交由复核药师进行复核。

？ 想一想

中药饮片调配操作时校戥的操作要点是什么？

答案解析

二、操作注意事项

1. 严格按医师处方要求进行调配，不准生制不分，以生代制。处方中有需要临时炮制加工的药品，如炙旋覆花、炒干姜等，可称取生品后由专人按炮制方法进行炮制，炮制品要符合质量要求。

2. 调配时若发现有伪劣药品、不合格药品、发霉变质药品等应及时更换，再行调配。

3. 调配含有毒性中药饮片的处方，每次处方剂量不得超过 2 日极量，对处方未注明"生用"的，应给付炮制品。处方保存 2 年备查。

4. 罂粟壳不得单方发药，必须凭有麻醉药处方权的执业医师签名的淡红色处方方可调配，每张处方不得超过 3 日用量，连续使用不得超过 7 日，成人的常用量为每日 3~6g。处方保存 3 年备查。

5. 调配过程中，不小心洒落在地上的药物，不得捡起放回药斗，更不允许捡起放入戥秤内。

❤ 药爱生命

毒性药品是指毒性剧烈、治疗量与中毒剂量相近，使用不当会致人中毒或死亡的药品。

麻醉药品是指对中枢神经有麻醉作用，连续使用后易产生身体依赖性、能形成瘾癖的药品。连续使用、滥用或者不合理使用，易产生身体依赖性和精神依赖性，能成瘾癖的药品。

毒性中药和麻醉药品如：生川乌、生草乌、生半夏、罂粟壳等。必须按照《医疗用毒性药品管理办法》和《麻醉药品药品管理办法》规定的品种和制度存放，决不能放在一般药斗内，必须专柜、专锁、专账，由专人管理，严防意外恶性事故的发生。

三、脚注处理

根据治疗需要和饮片的性质，医师在开汤剂处方时，会对某味药物的煎煮方法和用法提出简明要求，一般用小字写在药名右上角，称为脚注，其作用是提示调剂人员对该饮片采用相应的处理方法。脚注的内容一般包括炮制法、煎煮法、服法等。常见的脚注术语有先煎、后下、包煎、另煎、冲服、烊化、打碎、煎汤带水等。《中国药典》对需特殊处理的品种都有明确的规定。

脚注是中医处方的常用术语之一，调剂人员必须按医师处方脚注的要求进行调配。先将有特殊煎法、服法的药按要求处理后单包成小包，再在小包外面写上药名、脚注要求或盖上脚注章，并向顾客交代具体煎服方法，再放入大药包中；有鲜药时，应分剂量单独包成小包并注明药名用法后再另包成大包，不与群药同包。有的处方虽末加脚注，但如需特殊处理的，仍应按相关规定操作。

（一）宜先煎的药

先煎也称"先下"，需要先煎的药主要包括：

1. 质地坚硬，不易煎透的矿物类、化石类、贝壳类及动物的角、骨、甲类饮片如生蛤壳、生龙齿、生紫石英、生寒水石、生磁石、生牡蛎、生代赭石、赤石脂、钟乳石、禹余粮、自然铜、生龙骨、生石决明、生珍珠母、生瓦楞子、水牛角丝、鳖甲、龟甲、鹿角霜等。调配时多需捣碎。

2. 某些有毒饮片因其毒性成分不耐热，先煎 1~2 小时可达到降低或消除毒性的目的。如制川乌、制草乌、附子、商陆等。

（二）宜后下的药

1. 气味芳香的饮片 如沉香、薄荷、砂仁、豆蔻、紫苏叶等。

2. 久煎后有效成分易破坏的饮片 如钩藤、苦杏仁、徐长卿、生大黄（用于泻下）、番泻叶等。

（三）宜包煎的药

1. 含黏液汁较多的饮片 包煎以免煎煮时煳锅底。如车前子、葶苈子等。

2. 表面有绒毛的饮片 包煎以免脱落的绒毛混入煎液中刺激喉咙，引起咳嗽，如旋覆花、辛夷等。

3. 粉末状的饮片 包煎以免药末分散在汤液中，服药不便，如蛤粉、蒲黄、海金沙、六一散、滑石粉等。

（四）宜烊化的药

主要指胶类、蜜膏类中药。如阿胶、鳖甲胶、鹿角胶、饴糖、蜂蜜等。

（五）宜另煎的药

主要指贵重中药。如人参、红参、西洋参、羚羊角丝等。

（六）宜兑服的药

主要指液体中药。如黄酒、竹沥水、鲜藕汁、姜汁、梨汁等。

（七）宜冲服的药

主要指一些用量少、贵重的中药。如羚羊角粉、三七粉、琥珀、鹿茸粉、沉香粉等；或难溶于水的中药，如牛黄、麝香等。

（八）宜捣碎、研碎的药

药名下注明"捣"、"打"或"研粉"的药，应当用冲筒捣碎、用打粉机粉碎或用研钵研粉。调剂时需捣碎的中药多为含油脂或挥发油成分较多的果实种子类，业界有"逢子必捣"之说，也有少量坚硬的根及根茎类、矿物类、动物贝壳类中药等，即"完物必破"。根据药物自身的性质，将需要捣碎的中药分为以下两类。

1. 可预先加工碾串（碎）备用的中药 瓦楞子、石决明、生石膏、石燕、龙骨、鹅管石、海浮石、花蕊石、芦荟、牡蛎、皂矾、青礞石、珍珠母、栀子、钟乳石、香附、海螵蛸、寒水石、硫磺、紫石英、蛤壳、磁石、赭石等。

2. 调配处方需临时捣碎的中药 丁香、人参、儿茶、刀豆、大皂角、大枣（劈开或去核）、山慈菇、生川乌、川楝子、木鳖子、五味子、牛蒡子、炒牛蒡子、平贝母、白矾、白果、炒白果仁、白扁豆、炒白扁豆、瓜蒌子、半夏、母丁香、西洋参、麸煨肉豆蔻、肉桂、延胡索（或切厚片）、自然铜、决明子、炒决明子、红豆蔻、红参、芥子、炒芥子、豆蔻、醋龟甲、诃子、青果、苦杏仁、郁李仁、使君子、荜茇、草豆蔻、草果仁、盐胡芦巴、荔枝核、五味子、醋五味子、砂仁、牵牛子、炒牵牛子、炮山甲、醋山甲、莱菔子、炒莱菔子、桃仁、益智仁、盐益智仁、浙贝母（或切厚片）、海马（或研粉）、海龙（或切段）、预知子、黄甜瓜子、鹿角霜、黑芝麻、炒蔓荆子、榧子、酸枣仁、橘核、醋鳖甲等。

以上药物既不能调配时给整药，也不能提前捣碎放置时间过长，一般均应在调配时临时用冲筒捣碎后使用，这一方面有利于药物有效成分的煎出，另一方面也可防止过早捣碎药物有效成分的散失或出现虫蛀、发霉、泛油等。调配这些药物时，即使处方没有要求，按常规也需要捣碎或研细粉。

练一练

答案解析

1. 处方调配时下列需要特殊处理的是（　）

A. 陈皮　　　　　　　　　　　　　B. 大青叶

C. 钩藤　　　　　　　　　　　　　D. 连翘

E. 决明子

2. 焦三仙指的的是（　）

A. 焦山楂、神曲、焦麦芽　　　　　B. 焦山楂、焦神曲、焦麦芽

C. 焦山楂、焦神曲、焦槟榔　　　　D. 焦山楂、神曲、炒麦芽

E. 炒山楂、炒麦芽、炒神曲

实训五　处方调配实训

【实训目的】

1. 掌握处方调配流程。

2. 熟悉包装纸的选择与码放。

3. 掌握分剂量手法与原则。

4. 掌握处方调配顺序与饮片排放方法。

5. 掌握特殊处理药物品种。

【实训任务】

1. 包装纸的选择与码放　能根据药量的多少、体积的大小选择包装纸，并掌握包装纸的码放方法。

2. 处方调配顺序和饮片排放顺序　明确按处方顺序调配，并说明药物的排放原则。

3. 饮片生、炙和并写应付　熟悉生、炙饮片的应付；掌握并写药物名称及其应付方法。

4. 分剂量方法　掌握等量递减法。

5. 特殊用法药物处理　掌握特殊用法药物品种，并在包装纸上注明用法。

【实训工具与材料】

1. 工具　戥称、铜缸。

2. 材料　处方一张，饮片若干，不同规格包装纸若干。

【实训操作】

两位同学组成一个实训小组，相互协作进行处方审核、包装纸码放、药物的称量、分戥、特殊用法和并写药物记忆等实训任务的练习。

1. 处方内容审核　①互相指认，说出应选用包装纸的大小、处方中包括的特殊用法药名、并开药名；②相互提问处方药物应付，明确生、炙品种。

2. 包装纸码放　是否规范。

3. 处方调配　每人分别按照处方调配，相互检查操作的规范性、剂量的准确度和调配速度、调配是否按顺序、分戥是否遵循"等量递减法"。

附：调配用处方

【处方一】桑叶 10g　二花 6g　菊花 6g　蔓荆子 10g　薄荷 6g　莱菔子 15g　连翘 10g　芦根 12g

桔梗 6g　炙甘草 6g

【处方二】枳壳 10g　延胡索 10g　羌独活 20g　川芎 10g　茯苓 12g　干姜 6g　芍药 6g　苦杏仁 6g　炙甘草 6g

【处方三】黄芩 10g　栀子 10g　当归 6g　车前子 6g　木通 6g　生地黄 12g　木通 6g　黄柏 10g　甘草 6g

【实训报告】

1. 简述题　写出调配的流程及调配中应遵循的原则和注意事项。

2. 调配规范操作步骤填表

步骤	操作要点
准备工作	
审方	
校戥、称量、分剂量	
特殊用法药物和并开药名调配	

3. 实训成绩评价

项目	评价标准	分值	得分
准备工作 （20分）	着装（束紧袖口）衣服清洁，双手清洁，不留长指甲	4	
	检查戥称是否干净，检查冲筒是否干净	4	
	审慎、包装纸整齐放置 持戥：左手持戥，手心向上 查戥：是否干净，戥线不绕，戥盘水平	8	
	校戥：举戥齐眉，面向顾客，左手不接触戥		
调配 （80分）	审方	8	
	门票：摆放整齐合理	4	
	拉斗：适度，动作熟练 抓药：戥斗靠近，手心向上取药，反手入戥，不洒药 正确称量 推斗：称量后随手推斗，不洒药	8	
	正确分戥	4	
	面向顾客展示称量无误	4	
	临时捣碎药品正确	6	
	捣药动作规范，匀而快，动作熟练	4	
	按处方顺序取药，药味按顺序摆放，间隔平放	6	
	正确处理需特殊煎煮药材	6	
	调配后自查		
	签字	4	
	单味剂量准确	10	
	全方剂量准确	10	
总分		100	

答案解析

目标检测

一、最佳选择题（每题有一个正确答案）

1. 下列应先煎的饮片是（　　）

   A. 生甘草 　　　　 B. 生石决明 　　　　 C. 苦杏仁 　　　　 D. 太子参

2. 下列需要临时捣碎的是（　　）

   A. 枸杞子 　　　　 B. 法半夏 　　　　 C. 五倍子 　　　　 D. 决明子

3. 下列需要包煎的是（　　）

   A. 牛蒡子 　　　　 B. 车前子 　　　　 C. 白芥子 　　　　 D. 苦杏仁

4. 下列应后下的是（　　）

   A. 紫苏叶 　　　　 B. 知母 　　　　 C. 补骨脂 　　　　 D. 车前草

5. 下列处方直接写药名应付麸炒品种的是（　　）

   A. 延胡索 　　　　 B. 白术 　　　　 C. 牡蛎 　　　　 D. 麦芽

二、多项选择题（每题有两个及以上正确答案）

1. 调配前的准备包括（　　）

   A. 清洁双手 　　 B. 调配用具准备 　　 C. 审核处方 　　 D. 整理衣帽 　　 E. 清场

2. 常用的调剂用具是（　　）

   A. 包装纸 　　 B. 戥秤 　　 C. 冲筒 　　 D. 调剂台 　　 E. 药斗橱

3. 入汤剂宜包煎的药材有（　　）

   A. 旋覆花 　　 B. 砂仁 　　 C. 车前子 　　 D. 肉桂 　　 E. 鳖甲

4. 下列处方药名应另煎的有（　　）

   A. 人参 　　 B. 羚羊角粉 　　 C. 西洋参 　　 D. 滑石粉 　　 E. 阿胶

5. 下列药物应冲服的（　　）

   A. 三七粉 　　 B. 牛黄 　　 C. 黄酒 　　 D. 蒲黄 　　 E. 姜汁

三、简答题

1. 处方调配时操作要点有哪些？

2. 处方调配时操作注意事项有哪些？

（黄欲立）

书网融合……

重点回顾

微课

习题

项目五　复核与包装

PPT

导学情景

情景描述：患者王某某到医院中药房等候中药调剂员配方，看到一个中药调剂员按照处方将中药逐味配齐，并检查了一遍，有一味用纸包成了小包写上了字。又看到另一个药师也过来对处方和配好的药味都进行了检查，才将中药逐剂分别放入药袋中。感觉到这个中药房的中药调剂员对配方还是很认真负责的，增加了对医院的信任，增强了战胜疾病的信心。

情景分析：中药调剂员按处方配齐药味后，先自行检查后，由经验丰富的中药师对处方及药味的品种、剂量、质量等再一次进行全面的核对，以确保药剂质量。这是保证药品质量和用药安全的重要一环。

讨论：1. 中药调剂员在中药饮片调剂复核时，要复核哪些项目？

　　　　2. 中药调剂员在中药饮片调剂复核时，要注意哪些问题？

学前导语：复核系指复核人员根据医师处方，对调剂人员已调配完毕并自行核对后的配方，再一次进行全面核对，确保配方符合调剂质量要求的操作。复核要全面，包括处方审核、药味复核、剂量复核、质量复核、用法复核、代煎复核等。配方经复核合格后，才能包装发给患者。本项目主要介绍中药配方的复核和包装。

复核是保证用药安全，防止调剂错误和遗漏的关键操作。对已调配好的处方在配方者自查的基础上，仍需由责任心强、业务水平高、经验丰富的上一级药师再进行一次全面细致的核对，以确保调配处方的质量，避免用药差错事故发生，确保用药安全。

中药饮片的包装捆扎技术是中医药传统文化的体现，中药调剂工作者应熟练掌握该项技能，以做到所包之药不松不漏、牢固美观。

任务一　复　核

复核，又称核对，是指复核药师对调配人员已配好并检查后的饮片按处方逐项进行全面细致的核对。调配好的饮片必须经复核无误后才能发出。复核的内容包括处方审核、药味复核、剂量复核、质量复核、特殊煎煮药物品种复核（用法复核）、代煎复核等多个方面，复核完毕应由复核者亲自签字，以示负责。

一、复核常规

1. 处方审核　处方是否有"十八反""十九畏"药对，是否有妊娠禁忌药物，毒麻中药的用法用量是否符合有关规定，医师签字、调剂人员签字是否齐全。

2. 药味复核　调配剂数与处方剂数是否相符，是否有错配、漏配、多配现象，有无生制不分，以生代制，处方应付错误，有无乱代乱用等现象。

3. 药量复核　审查称好的药品剂量是否与处方用量有差距。包括每味药量与每剂药量的准确性。但在实际操作中，除单包饮片外，其他中药饮片是混放的，每味药的重量较难复核，但每剂药总量应予复核，一般药物每剂重量误差应小于±5%，单包药物、儿童用药及毒剧药物每剂重量误差应小于±1%。必要时要复称。

4. 质量复核　饮片是否有假冒伪劣、掺杂异物，是否有虫蛀、发霉及其他变质现象，发现问题应及时更换，以免影响疗效。

5. 用法复核　需先煎、后下、包煎、烊化、另煎、冲服等特殊处理药物是否按要求另包并注明用法。整药、籽药是否存在应捣未捣，毒剧药、贵重药物应用是否适当。

6. 代煎药调剂复核　还需复核煎药凭证与处方上的姓名、送药日期、时间、地址、药贴数是否相符。

7. 复核签字　复核无误后，复核药师应在处方后记的复核位置签字或盖章。

❓ 想一想

中药饮片调剂复核时，复核的内容有哪些？

答案解析

✍ 练一练

1. 药量复核时，一般中药饮片每剂重量误差应小于（　）

A. ±1%　　　　　　B. ±2%　　　　　　C. ±3%

D. ±4%　　　　　　E. ±5%

答案解析

2. 药量复核时，儿科用中药饮片每剂重量误差应小于（　）

A. ±1%　　　　　　B. ±2%　　　　　　C. ±3%

D. ±4%　　　　　　E. ±5%

二、复核方法

复核方法可分双人法和单人法。

双人法是在调配人员自我核对的基础上，交第二人核对的复核方法。此法能杜绝调配人员的个人感官臆测，从而避免差错发生，是现在核对的主要方法。

单人法即是调配人员自我复核，完成后发出药剂的方法。此种方法一般在调剂人员比较少的偏远药店使用。为避免单人复核产生差错，可在分剂量至最后一剂时，将每味药拿出一点，按顺序放在一张小纸上，在完成调配后，核对小纸上的药物，从而完成复核。单人法复核完成后也应在复核位置签字或盖章确认（即双签字）。

三、复核注意

1. 中药饮片调配完成后，必须经第二人复核或自我复核，未经复核的药剂不得发出。

2. 复核时必须思想集中、高度负责，一张处方必须一次复核完毕，中途不能做与复核无关的事情，复核率应达到100%。

3. 处方经全面复核无误后，必须签字或者加盖专用签章，核对人员方可包装药品。

任务二 包 装

中药饮片的包装，是指用纸或纸袋包装中药饮片的操作过程，是中药调剂工作的一个环节。不同单位根据其工作强度及单日处方量多少等实际情况，中药饮片包装的形式有多种多样。例如，一些医疗机构由于门诊处方量较大，为了节约时间，采用纸袋包装的方法，而一些传统特色保持较好的中药店仍然使用纸包装。不论采用哪种方法，对中药饮片的包装都要求做到整齐美观、包扎牢固。具体要求是：

1. 要根据每剂药物的药量和质地选择大小适宜的包装用纸或纸袋。

2. 需单包的小包应规矩整齐。粉末药、细小籽粒药、贵细药用两层纸张包装，以防遗漏。小包应放于群药之上，以提示用药者按规定煎煮和服用。

3. 包装时注意另包的需特殊处理药物、鲜药要放在各药包的上面，外用药应使用专用包装，并要有外用标志。

4. 在包装上注明患者姓名、煎法、服法等内容。

5. 若药包捆扎，需松紧适宜，扎十字结，不变包型，捆包顶端留有提系，便于提拎；若纸袋装药，要封好袋口，以防撒漏，并将取药号码捆扎于药包之上。

一、特殊处理小包包装

处方调配过程中，对需要特殊处理的中药饮片，应使用较小的包装纸进行单独包装，并在包装外注明特殊处理的方法。例如，需要先煎的品种石膏、石决明等；需要后下的品种薄荷、紫苏叶等；需要包煎的品种车前子、葶苈子等；需要烊化的品种阿胶、鹿角胶等；需要冲服的品种三七粉、滑石粉等。包装方法如下所示。

（一）长方形四角小包包法

长方形小包适合于特殊处理饮片中的粉末类饮片，如蒲黄、滑石粉等，操作步骤如下。

操作步骤：

1. 将正方形包装纸平放于调剂台上，使其四个角对准上下左右四个方位，把中药饮片放在纸的中间。见步骤1（图2-15）。

2. 将纸的下角向上角方向对折。若饮片量较多时，对折线可低一些；饮片量较少时，对折线可高一些。见步骤2（图2－16）。

3. 再折一层，防止粉末状药物撒漏。见步骤3（图2－17）。

4. 将右角向左对折约1/3，右手捏住对折处，用左手指轻敲包装纸，使中药饮片向中心处集中。见步骤4、5（图2－18～图2－19）。

5. 将左角向右对折约1/3。见步骤6（图2－20）。

6. 将上角向下对折，对折后剩余的上角塞入左右角对折形成的夹缝中。见步骤7（图2－21）。

7. 在小包上注明饮片名称和处理的方法。见步骤8（图2－22）。

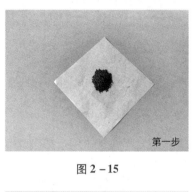

图2－15

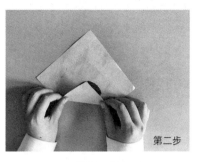

图2－16

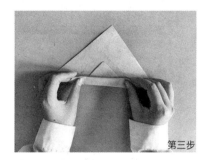

图2－17

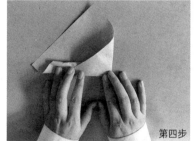

图2－18

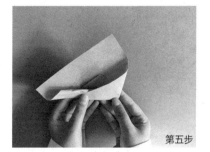

图2－19

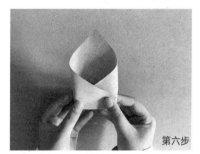

图2－20

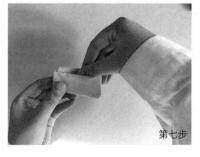

图2－21

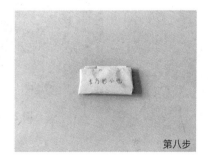

图2－22

（二）梯形小包包法

梯形小包适合于大部分需要特殊处理的中药饮片，如先煎、后下、烊化、另煎等（粉末类除外），操作步骤如下。

操作步骤：

1. 用食指将小包纸一角挑起，食指于纸上成跪姿，中指与拇指从两侧夹起，并托于另一手手心上。见步骤1、2（图2－23～图2－24）。

2. 将小包装纸的下角向上折叠，下角与上角平行对齐，双手拇指掐住两侧。见步骤3（图2－25）。

3. 将左角折向中间，与之对称处的右角也折向中央，将多余的纸角折回。见步骤4、5、6（图2－

26～图 2 –28）。

4. 将左右两侧的纸边折压平整，并出两条线。见步骤 7（图 2 –29）。

5. 将小包的上角向内折，多余的纸角掖入小包口，并双掖口（需要包煎的品种，还需放入布袋一个）。见步骤 8（图 2 –30）。

6. 在包装外面写明饮片的处理方法。见步骤 9（图 2 –31）。

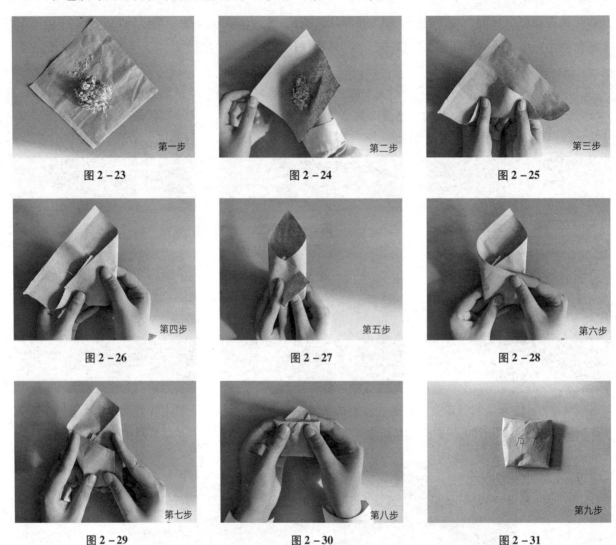

第一步	第二步	第三步
图 2 –23	图 2 –24	图 2 –25
第四步	第五步	第六步
图 2 –26	图 2 –27	图 2 –28
第七步	第八步	第九步
图 2 –29	图 2 –30	图 2 –31

✎ 练一练

1. 中药处方调配时下列需要单包并注明用法的饮片是（　　）

A. 陈皮 　　　　　　B. 大青叶 　　　　　　C. 钩藤

D. 连翘 　　　　　　E. 决明子

答案解析

2. 长方形小包适合于特殊处理饮片中的（　　）类饮片

A. 矿物、贝壳 　　　B. 花、叶 　　　　　　C. 芳香挥发

D. 种子、果实 　　　E. 粉末

二、中药饮片的整方包装

中药饮片的整方包装，即中药饮片调配并复核后，混合包装于包装纸中。此种包装又分为单层纸

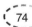

包装与双层纸包装。包装方法如下所示。

（一）单层纸燕窝包

单层纸燕窝包即用一张门票纸，将一整剂药包成燕窝形状的包装方法，操作步骤如下。

操作步骤：

1. 将调配的中药饮片放置门票的中央，将包装的纸角放在正前方。见步骤1（图2-32）。

2. 双手提起门票的前后两角对齐，将纸角上部的1/4处，沿直线折叠下压。见步骤2、3（图2-33~图2-34）。

3. 右手掐住中间折纸处，并压住包装右角，顺势将包装抬起，将包装左角折至中央并下压，右手松开。见步骤4、5（图2-35~图2-36）。

4. 左手掐住包装中间处，抬起包装右侧，将右角折至中间。见步骤6（图2-37）。

5. 将包装放平，中间处向内掖口折叠两次，整理包装四个角，使其平整。见步骤7、8、9（图2-38~图2-40）。

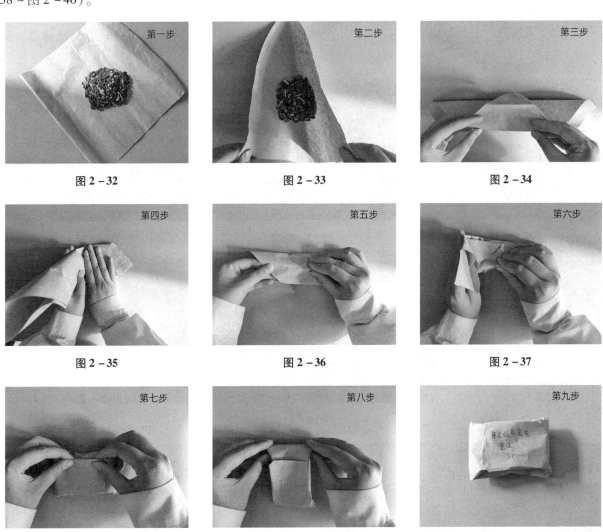

图2-32 第一步　图2-33 第二步　图2-34 第三步

图2-35 第四步　图2-36 第五步　图2-37 第六步

图2-38 第七步　图2-39 第八步　图2-40 第九步

（二）单层纸梯形包

单层纸梯形包是用一张门票纸，将一整剂药包成梯形的包装方法，操作步骤如下。

操作步骤：

1. 将正方形包装纸平放于调剂台上，使其四个角对准上下左右四个方位，把中药饮片放在纸的中间，有特殊处理的小包时，将其放入群药之上。若所包中药饮片多质地松泡，需用手稍微按紧凑些，以减少所占体积，习称"压包"。见步骤1（图2-41）。

2. 将纸的下角向上角对折。若饮片量较多时，对折线可低一些；饮片量较少时，对折线可高一些。见步骤2（图2-42）。

3. 将右角向左上方对折，形成一钝角。一手捏住对折后重叠的部分，另一手整理饮片，使其集中，以防撒药。见步骤3、4、5（图2-43~图2-45）。

4. 右手捏住右角的对折部分，左手将左角向右上方对折，形成一钝角。在此整理饮片，使其集中压实。见步骤6、7、8（图2-46~图2-48）。

5. 两手握住药包，将其竖立，使饮片集中于底部。见步骤9、10（图2-49~图2-50）。

6. 两手大拇指向下向内压对折部分，使饮片集中，同时包装纸两侧外散部分自然内收，将两边往里收的纸捋直。见步骤11、12（图2-51~图2-52）。

7. 将上角折回，上角外漏部分塞入夹缝中，整理包装后形成的四个角，使其有棱有角成梯形。见步骤13、14、15（图2-53~图2-55）。

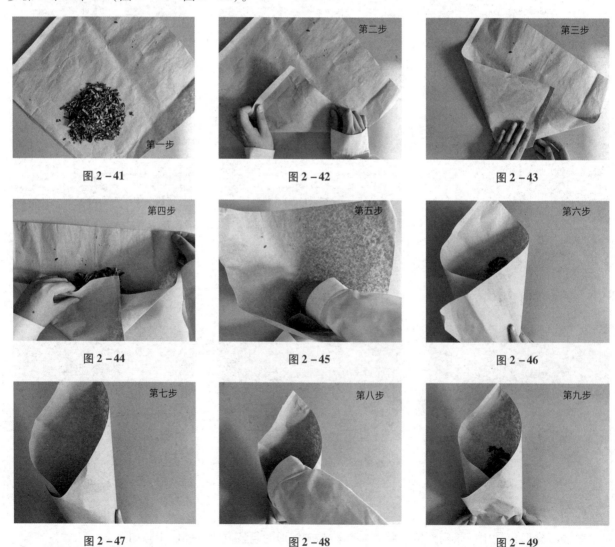

图2-41　　　　　　　　　图2-42　　　　　　　　　图2-43

图2-44　　　　　　　　　图2-45　　　　　　　　　图2-46

图2-47　　　　　　　　　图2-48　　　　　　　　　图2-49

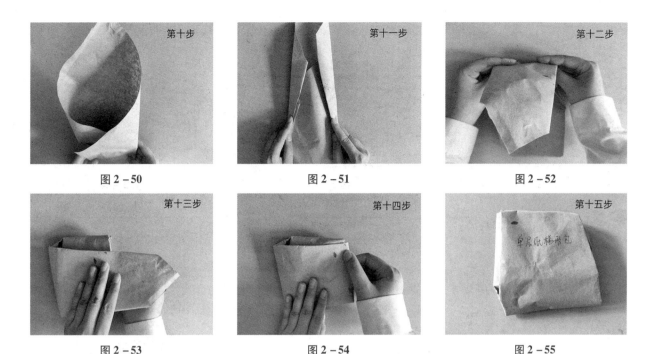

第十步 图2-50

第十一步 图2-51

第十二步 图2-52

第十三步 图2-53

第十四步 图2-54

第十五步 图2-55

（三）双层纸包装

双层纸包装，使用两层包装纸，外层使用门票，内层使用较软的衬纸，内层衬纸一般较门票稍小些，也可两层纸大小相同，将一剂药包装成方形的包装方法。操作步骤如下。

操作步骤：

1. 将调配后的中药饮片放置门票的中央，双手提起下角的两层包装纸与上角的内层纸对齐，在纸角的1/4处，沿直线折叠下压。见步骤1、2、3（图2-56~图2-58）。

2. 右手掐住中央折纸处，并压住包装右角，顺势将包装抬起，将包装左角折至中央并下压。见步骤4、5、6（图2-59~图2-61）。

3. 左手掐住包装中间处，抬起包装右侧，将右角折至中间。见步骤7（图2-62）。

4. 将包装放平，将上角的外层纸向下折叠，将多余的纸角向内折叠，并对掀口进行折叠，整理包装，使其平整。见步骤8、9（图2-63~图2-64）。

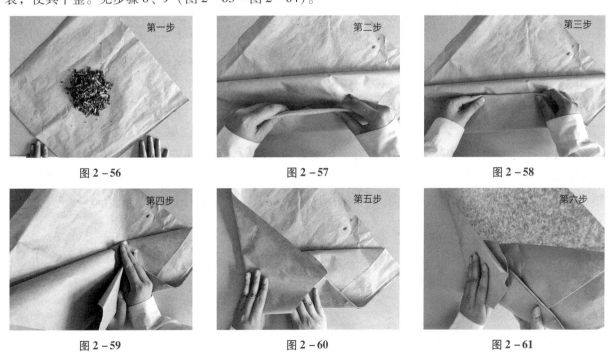

第一步 图2-56

第二步 图2-57

第三步 图2-58

第四步 图2-59

第五步 图2-60

第六步 图2-61

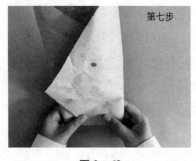

第七步

图 2－62

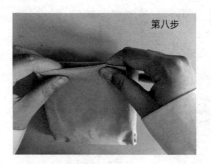

第八步

图 2－63

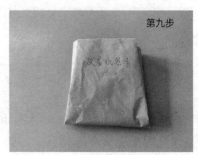

第九步

图 2－64

👁 **看一看**

"一口印"包装，即将处方中的每一味中药饮片，采用小包单独包装，再将小包在门票上逐层码放，成金字塔型，码放时要求所有的小包包口向外，再用门票将所有小包整体包装，包装后的大药包，形似金字塔，又如古时"官印"，故此种包装方法取名"一口印"。如下图所示（图 2－65）。此种包装方法非常具有传统特色，现在已经很少使用。

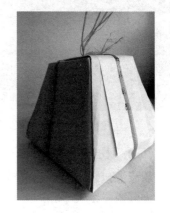

图 2－65 "一口印"包装

三、捆扎

中药饮片经攒包包装后，为了方便患者携带，还需对其进行必要的捆扎，每捆不超过 5 包。捆扎要求做到牢固、结实，便于携带。药包捆扎步骤如下。

1. 摆放药包。通常第一药包的折扣面朝下，因为此面有多层包药纸，比较厚实不易磨破，其他药包交叉摆放，最后一包折扣面朝上。见步骤 1（图 2－66）。

2. 将处方置于最上方，并将处方前记部分外露，以便发药时核对信息。见步骤 2（图 2－67）。

3. 左手握绳，将其压于药包中心位置，右手向下拉绳。注意捆扎绳头预留的长度要适宜。见步骤 3（图 2－68）。

4. 右手将绳由药包底部向上绕至顶部，左手依然压绳一端于药包中心，右手旋转药包使绳成十字交叉，左手再次拉紧绳一端，右手向下拉绳，将绳由底部绕至顶部。见步骤 4（图 2－69）。

5. 将药包旋转，使绳的两端交叉后拧在一起，将绳的两端分别从左右两侧捆扎绳绕出。见步骤 5（图 2－70）。

6. 打结，捆扎绳头要留出四个手指的长度，打活结，方便患者提拎药包。见步骤 6、7、8（图 2－71～图 2－73）。

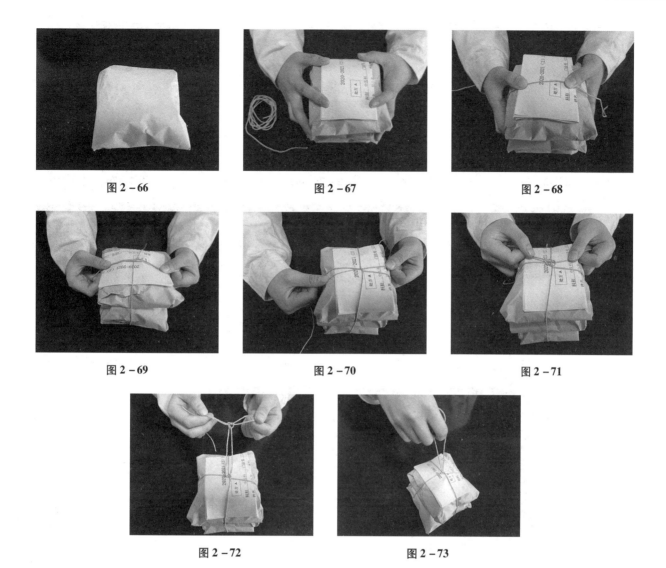

图 2 - 66   图 2 - 67   图 2 - 68

图 2 - 69   图 2 - 70   图 2 - 71

图 2 - 72   图 2 - 73

四、药袋包装

在门诊处方量较大的医疗机构，为了节约时间，采用纸袋包装的方法。在纸袋上印有医院名称、地址、电话、医院特色、煎药方法、服药方法、饮食禁忌等。药袋包装方法如下：

1. 拿出一个装药袋，写上患者姓名、性别、年龄、取药号等内容。见步骤 1（图 2 - 74）。

2. 左手拿起药袋底部，右手四指伸入药袋口内，四指分开将药袋撑开。见步骤 2（图 2 - 75）。

3. 右手将盛药胶片的两个对角捏住，拿起胶片将饮片倒入药袋中。见步骤 3（图 2 - 76）。

4. 右手放下胶片，捏住药袋口右侧，左手松开药袋。见步骤 4（图 2 - 77）。

5. 左手捏住药袋口左侧，两手食指向内滑动将袋口折叠。见步骤 5（图 2 - 78）。

6. 左手拇指压住折叠处，右手松开药袋右侧，拇指与食指捏紧袋口左侧向右滑动，将折痕压紧。见步骤 6（图 2 - 79）。

7. 按 5、6 方法再折一次，将袋口封好，以免饮片撒漏。见步骤 7（图 2 - 80）。

8. 将装好的药包装入塑料袋中，系好袋口，交给发药人员。见步骤 8（图 2 - 81）。

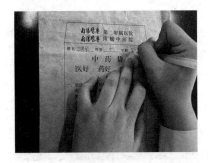

图 2-74

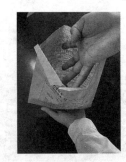

图 2-75

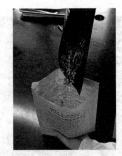

图 2-76

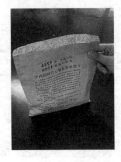

图 2-77

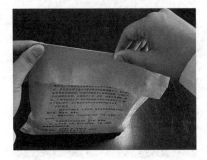

图 2-78

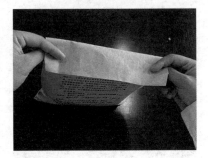

图 2-79

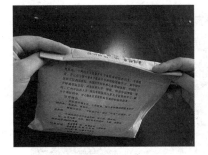

图 2-80

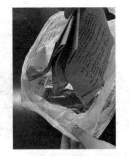

图 2-81

目标检测

答案解析

一、最佳选择题（每题有一个正确答案）

1. 关于复核工作叙述正确的是（ ）

　　A. 调配完毕后的药品，可由调配人员自行复核

　　B. 调配完毕后的药品，应由同级的技术人员复核

　　C. 复核工作只需要对药味的品种和剂量复核

　　D. 调配人员原则上不能自行复核，应由上一级的技术人员进行

2. 不属于复核工作中质量复核内容的是（ ）

　　A. 饮片有无虫蛀　　　　　　　　　　　B. 饮片有无发霉变质

　　C. 特殊煎煮的药物，是否另包并作说明　　D. 该捣碎的是否捣碎

3. 药品调剂工作的把关环节是（ ）

　　A. 审方　　　　　　B. 计价　　　　　　C. 调配　　　　　　D. 复核

4. 处方调配每剂总重量误差应控制在（ ）

　　A. ±1%　　　　　　B. ±2%　　　　　　C. ±3%　　　　　　D. ±5%

5. 儿科用药每剂误差应控制在（　　）

    A. ±1%　　　　　　　　B. ±2%　　　　　　　　C. ±3%　　　　　　　　D. ±5%

6. 毒剧药每剂误差应控制在（　　）

    A. ±1%　　　　　　　　B. ±2%　　　　　　　　C. ±3%　　　　　　　　D. ±5%

7. 处方调配复核内容不包括（　　）

    A. 药味是否齐全　　　B. 有无配伍禁忌　　　C. 有无妊娠禁忌　　　D. 诊断是否正确

8. 中药调剂复核的内容不包括（　　）

    A. 有无用药禁忌　　　B. 剂数是否相符　　　C. 药味是否相符　　　D. 计价是否准确

二、多项选择题（每题有两个及以上正确答案）

1. 复核的内容包括（　　）

    A. 药味复核　　　　　　　　B. 剂量复核　　　　　　　　C. 质量复核

    D. 特殊煎煮药物品种复核　　E. 代煎复核

2. 复核方法可分为（　　）

    A. 单人法　　　　　　　　B. 双人法　　　　　　　　C. 三人法

    D. 五人法　　　　　　　　E. 多人法

3. 不属于复核工作中质量复核内容的是（　　）

    A. 饮片有无虫蛀　　　　　B. 饮片有无发霉变质　　　C. 该临方炮制的是否炮制

    D. 该捣碎的是否捣碎　　　E. 特殊煎煮的药物，是否另包并作说明

4. 调配复核内容和注意点包括（　　）

    A. 调配药味的核对　　　　B. 处方应付的核对　　　　C. 药物剂量的核对

    D. 药物剂数的核对　　　　E. 特殊处理的核对

5. 复核是中药调剂的重要环节，下列属于复核的常规要求有（　　）

    A. 审查有无配伍禁忌药物

    B. 调配药品是否与处方相符

    C. 调配药品剂量、剂数是否与处方相符

    D. 需要包煎、后下、冲服等是否单包并注明用法

    E. 药品质量有无虫蛀、发霉变质，调配处方有无乱代乱用等

6. 关于复核，下列说法正确的是（　　）

    A. 应检查有无漏药

    B. 应检查毒性药物的用法用量是否正确

    C. 应检查处方应付是否正确

    D. 应检查特殊入药者是否单包并注明用法

    E. 核对完必须签名确认

7. 关于复核，下列说法正确的是（　　）

    A. 应检查处方有无配伍禁忌

    B. 应检查调配药物与处方是否相符

    C. 应检查价格是否正确

    D. 应检查特殊入药者是否单包并注明用法

    E. 应检查药品质量是否合格

8. 复核饮片入药特殊煎法时，包括（　　）

    A. 先煎　　　　　　　　B. 后下　　　　　　　　C. 烊化

    D. 混煎　　　　　　　　E. 单煎

三、简答题

1. 简述包长方形小包的操作步骤。

2. 复核操作包括哪些内容？

（吴　杰）

书网融合……

 重点回顾　　　　 微课　　　　 习题

项目六 发 药

PPT

学习目标

知识目标：

1. 掌握 中药饮片的发药常规；汤剂的服药方法。

2. 熟悉 中药饮片的煎煮方法。

3. 了解 患者服药时的注意事项。

技能目标：

能熟练并正确完成中药饮片的发药操作过程。

素质目标：

养成对工作认真细致负责的良好习惯。

📖 **导学情景**

情景描述： 患者王某某到医院中药房配方，听到发药窗口调剂员叫到"王某某"时，急忙答道"来了来了"，到窗口前准备取药。可是调剂员并没有将药发给他，而是问他取几剂药，并向他索要缴费单，感到调剂员有意为难自己，便有些生气，后经调剂员解释这是为了核实病人，防止发错药剂，保证用药安全。随即消除了误会。

情景分析： 调剂员发药时，先要核对患者姓名或取药凭证，无误后方可将药剂发给患者，并向患者进行发药交代，如煎煮方法、服用方法以及服药期间的饮食禁忌、用药注意事项等，并耐心回答患者的疑问，确保用药安全。

讨论： 1. 调剂员在发药时，要进行哪些工作？

2. 调剂员在发药时，要注意哪些问题？

学前导语： 发药是将已经调配包装好的药剂发给患者的过程，这是中药调剂工作的最后环节，要使差错不出门，必须把好这一关。发药时首先传呼患者姓名，仔细核对姓名或取药凭证，无误后再将包装好的药剂交付给患者，并向患者交代清楚用法、用量、注意事项，特别是一些需要特殊煎煮的中药要详细向患者交代清楚。本项目主要介绍中药调配的发药。

发药是中药调剂工作的最后一个环节，要使差错不出门，必须把好这一关。发药时按取药凭证发药，要与患者核对姓名、科室、剂数、药品金额等，确认无误后向患者耐心交代中药的煎煮方法、服用方法和注意事项等，保证患者用药安全、有效。

任务一 发药常规

发药工作看似简单，但稍有疏忽，就会发生错发、漏发等事故，损害患者健康，延误疾病治疗，甚至造成不可估量的后果。发药人除了要耐心细致、有高度的责任心和全面扎实的专业知识外，在发药过程中还要做好以下几点技术要求。

1. 核对 药品送达发药窗口，发药人首先要审查处方，在药品发出前，最后一次核对是否有重复给药现象、是否有药物间的配伍禁忌、是否有其他用药不适宜的情况。确认没有问题后再核对药品。查看剂数、附带药品是否与处方相符；内服、外用药是否用专用包装；包扎是否牢固，包装纸（袋）是否完整、有无破损或污染。

2. 叫号 呼叫处方上的患者姓名，核对患者姓名或取药凭证上的流水号，再核对处方上的科别、医师、剂数、药品金额等，确认无误后方可发药。特别应注意区分姓名相同相似者，防止错发事故。

3. 发药与交代 将包装好的药品逐一交给患者或其家属，并与患者共同核对剂数、单包药、附带药等是否齐全。同时交代煎煮方法、服用方法，并对服药期间的禁忌、可能发生的不良反应以及用药注意事项等问题对患者加以说明；对有单包药的，要检查单包药的包装上是否标注了特殊处理的方法，同时还应该向患者交代清楚具体操作和注意事项等；如需另加入"药引"，也要向患者详细说明，并标注在大包药的包装上，以示提醒；若处方中含有毒麻中药，也要告之。若为外用药，需特别强调，以免患者误食。

4. 结束用语 发药完毕后，以"您的药齐了"作为结束即可，切勿使用"欢迎再来"等容易引起患者心理不舒服的语言。

5. 签字 发药人在处方"发药"栏签字或盖章。

6. 暂时无人领取药品的处理 对于暂时无人领取的药品，可以放置于专门的药架上，做好临时存放登记。并用活动挡板将不同患者的药隔开，以免弄混。切记处方不得与药品分开，以免错发，酿成事故。

此外，在发药时应注意保护患者的隐私，切忌大声说出患者就诊的科室、病情诊断等个人信息。如患者有问题咨询，应尽量给予解答，对于非常复杂的问题可建议到药物咨询窗口由专门人员负责解答。最后，中药饮片不同于其他药物，发药后不可退药。中药饮片因其特殊性，通常情况下，饮片混合后就不可以再退药了。如遇退药情况，要向患者解释清楚，并根据调剂程度酌情处理。

任务二 发药交代

发药交代是调剂工作的最后环节，也是最考验调剂人员业务能力和知识素养的环节，它关系到患者能否准确执行医嘱。如患者取药后使用不当，就会延误治疗，甚至危及生命。发药时要用通俗的语言将药品的煎法、服法、禁忌及注意事项等内容做明确交代，保证患者用药安全。

一、交代汤剂的煎煮方法

中药饮片绝大多数是制成汤剂使用。如患者不需要代煎，回家自行煎煮，则需要向患者交代清楚汤剂的煎煮方法。

自行煎药一般使用砂锅或不锈钢锅，切勿使用铁锅、铜锅、铝锅、锡锅作为煎药器具。通常中药饮片不需要清洗，直接加入饮用水超过药物表面 3～5cm，浸泡 30 分钟左右，武火煎煮至沸腾，改用文火，煎煮 20～30 分钟，用纱布过滤，药液备用，药渣再加水超过药物表面 1～2cm，煎煮 10～20 分钟，过滤，用纱布将药渣拧干，药液与头煎药液合并。控制每剂药液在 300～400ml，遵医嘱分 2～3 次服用。

有需要特殊处理的药物要特别加以说明，如先煎、后下、包煎、烊化、另煎、冲服等。若同时使用有小包装饮片，则需提醒患者，小包装药品要按照处方上的用量，拆开与大包药一起浸泡煎煮。

二、交代服药方法

（一）服药方法

根据病情轻重及患者体质强弱可采用以下服用方法：

1. 分服 对一般较轻的疾病或慢性病，每日 1 剂，分 2 ~ 3 次服。

2. 顿服 急症患者用药则不拘时间迅速煎服；危重患者常将 1 剂两煎汤剂 1 次服下，甚至 1 日可服 2 ~ 3 剂，每隔 4 小时左右服药 1 次，昼夜不停，以保持药力。

3. 频服 不拘时间和次数，少量多次服用，以减轻胃的负担。

（二）服药时间

服药时间，必须根据病情和药性而定。一般来说，病在上焦者宜饭后服药，病在下焦者宜饭前服药。

1. 一般汤剂宜在饭后 30 ~ 60 分钟内服用。

2. 对胃肠有刺激的药物宜在饭后立即服用，以减轻对胃肠的刺激。

3. 滋补类药宜早晚空腹服用，饭前 1 小时服药易于吸收。

4. 镇静安神药宜在睡前服。

5. 治疗疟疾药宜在疟疾发作前 1 ~ 2 小时服用，以达到截疟的作用。

6. 发散解表药宜饭后服用，以防出汗过多而引起虚脱。服用发汗解表药后，还要注意避风保温，使全身微微发汗，切忌大汗淋漓，引入外邪。

7. 驱虫药、攻下药、祛湿药宜早晨空腹时服。空腹服用，药力集中，起效快。

8. 慢性病服药必须定时服用，使其在体内保持一定的血药浓度。

9. 特殊方剂应遵医嘱。

（三）服药温度

汤剂的服药温度要视病情、药性的差异调整，使药物更好地发挥疗效。"治热以寒，温而行之；治寒以热，凉而行之"，以及"姜附寒饮""承气热服"等均指此而言。

1. 温服 一般汤剂宜温服，忌太热或过冷。特别是对胃肠道有刺激性的药物，如瓜蒌仁、乳香等。温服和胃益脾，能减轻刺激。

2. 热服 将煎得的中药汤剂趁热服用。急证用药、寒证用药宜热服；解表药必须热服，服药后加喝热稀粥，以助药力、促进发汗；真热假寒，宜寒药热服。

3. 冷服 呕吐患者或中毒患者均宜冷服；热证用寒药可冷服；真寒假热，宜热药冷服；实热证、躁狂不安者，药亦冷服。

有些患者服药后易恶心、呕吐，可在药液中加少许姜汁，或服药前先嚼一片鲜姜或橘皮。此外，有些中药服用不当易致呕吐，要加以注意。如香薷，热服易致呕吐，当以冷服为好。

（四）服药量

1. 成人 服用量一般每次 150 ~ 200ml，每日 2 次。

2. 儿童 服用量一般应按年龄大小区别对待。新生儿为成人量的 1/6；1 岁以内为成人服药量的 1/5；1 ~ 3 岁为成人的 1/4；4 ~ 7 岁为成人的 1/3；8 ~ 10 岁为成人的半量；11 岁以上可用成人量。

此外还应注意，小儿宜服用浓缩汤液，以少量多次为好，不要急速灌药，以免呛咳。

（五）服药期间的饮食禁忌

服药期间的饮食禁忌，俗称"忌口"，指服药期间不宜同时进食与药性相反或影响治疗效果的食物或饮品，注意服药与调养相结合。服药期间，宜少食豆类、肉类、生冷及其他不易消化的食物，饮食方面应注意忌食生、冷、油腻、辛辣的食品，原则上忌饮浓茶，没必要另外补充维生素。

服清热药时不宜吃辛辣助热类的食物；服解表透疹药宜少食生冷酸味食物；服温中祛寒药时不宜吃生冷助寒类的食物；服健脾消食药时不宜吃油腻、不易消化的食物；服镇静安神药时不宜吃辛辣、酒、浓茶等刺激和兴奋性的食物；服解毒、收敛药时不宜吃"发物"，如姜、椒、酒、鲤鱼等类的食物；服用滋补药宜少饮茶。

服用某些药物时有特殊忌口，如人参忌萝卜，鳖甲忌苋菜，甘草忌鲢鱼，常山忌葱，茯苓忌醋，薄荷忌鳖肉，蜂蜜忌葱，甘草、桔梗、黄连忌猪肉，紫苏、天冬、麦冬忌鲤鱼、鲫鱼，地黄、何首乌忌葱、蒜、萝卜和血类食物等。

（六）药引

药引又称引药、药引子，为中药的特色之一，是一种用于配合中药汤剂或中成药使用的服药方法。药引具有引导药物发挥疗效，扩大方药应用范围，兼有解毒、调和脾胃的功能。药引子在中药治疗上虽只是个"配角"，但作为中药的"向导"，作用不可低估，使用得当，有时能达到"药半功倍"的效果。

👁 看一看

中医处方是按"君、臣、佐、使"的原则来配伍的，药引就是"使药"，药引的作用很多，主要有：

1. 引经作用 药引可引导药物到达人体的某一部位或脏腑发挥治疗作用。如治疗肾阴亏的六味地黄丸，常以淡盐水作为药引送服，因为咸味可以引导药物入肾。

2. 增强疗效 引经药作药引，可提高主药的疗效。如在治疗风寒感冒的辛温解表方中，常以生姜或葱白为药引，增强发汗解表作用；又如补气利水的黄芪，加健脾利水的茯苓为引，可提高利水功效。

3. 解毒作用 有些药物有小毒，加入药引可降低或消除其毒性。如生南星、生半夏加生姜为引；乌头、附子加饴糖为引，均可降低毒性。

4. 缓和药性 有些药物作用猛烈，加药引可缓和药性，并保护正气。如葶苈大枣泻肺汤中，以大枣为引，缓和葶苈子的烈性，达到泻肺而不伤肺的目的。

5. 保护脾胃 有些药物可刺激胃肠道，使消化吸收功能下降或出现胃肠道反应，加药引可保护脾胃。如清热解暑的白虎汤苦寒败胃，常加粳米为引以护胃扶正。

6. 矫味作用 有些中药味苦或有异味不堪入口，可加药引矫味。如治疗百日咳的猪苦胆、鸡苦胆，常以红糖或冰糖为药引。诸多中医处方中常以甘草为药引，因为甘草能调和诸药，并起矫味作用。

❓ 想一想

中药药引有哪些作用？

答案解析

药引大多为一些易于取得的日常生活辅料、食物或药物，如：

1. 生姜 辛，微温，入肺、脾经。有发汗解表、温中止呕、温肺止咳之效。如治疗风寒感冒、里寒呕吐时，常用生姜3～5片为引，以增强疗效。

2. 葱白 辛，温，入肺、胃经。有散寒通阳、解毒散结之效。如治疗感受风寒、小便闭塞不通时，常用葱白 5 ~ 7 根为引。

3. 芦根 具有清热、透疹、生津、止呕的作用。用于外感风热及痘疹初起时，常用鲜芦根 5 ~ 15g 为引。

4. 黄酒或白酒 性辛温，有温通经络、发散风寒的功效。用于风寒湿痹、腰腿肩臂疼痛、血寒经闭及产后诸疾和跌打损伤时，如活络丸、跌打丸、独活寄生丸、七厘散等都可以用酒送服。黄酒常用量为 25 ~ 30ml，白酒酌减。另外，阿胶、龟板胶、紫河车等药物有腥臭味，用黄酒作药引子，有矫味作用。

5. 盐 咸，寒，入肾、胃、大肠经。有清火、解毒之效。中医认为咸走肾，故肾脏病证，如虚弱乏力、阳痿遗精、腰痛及发稀者，一般取食盐 1 ~ 2g，加开水溶化，即可为引。

6. 米汤 米汤能保护胃气，减少苦寒药对胃肠的刺激，常用于送服补气、健脾、止渴、利尿和滋补性中成药。如更衣丸、香连丸、十全大补丸等。

7. 红糖 性味甘温，有散寒、活血、补益的作用。妇科血寒血虚诸证，如产后恶露不行、口干呕哕、虚弱血痢等，常取红糖 10 ~ 30g，冲水半杯或 1 杯。

8. 蜂蜜 甘平，入肺、脾、大肠经。能滋养、润燥、解毒。如治疗肺虚燥热、肠燥便秘病证时，常用蜂蜜 1 ~ 2 汤匙为引。

9. 大枣 甘，温，入脾、胃经。有益气补中、养血安神、调和药性作用，使用烈性药物（如甘遂、芫花、大戟等）时，常取大枣 10 ~ 15 枚缓和药性，以防止中毒。也可用 5 ~ 10 枚煎汤送服补脾胃的中成药。

10. 粳米 甘，平，入胃经。有益气健胃之效。如治疗火热病证，需用大剂量苦寒药物时，常取粳米一小撮为引，以顾护胃气。

练一练

1. 药引的作用有（   ）

A. 引经作用　　　　　　B. 增强疗效　　　　　　C. 缓和药性

D. 解毒作用　　　　　　E. 产生特殊疗效

答案解析

2. 用黄酒作药引时，一般用量为（   ）

A. 10 ~ 15ml　　　　　　B. 20 ~ 25ml　　　　　　C. 25 ~ 30ml

D. 30 ~ 40ml　　　　　　E. 40 ~ 50ml

三、交代用药注意事项

有些特殊状况，在发药时需向患者交代清楚，以免引起事故和纠纷。

1. 交代服药期间可能出现的不适症状，如轻微腹泻、排泄物颜色的改变等，告知患者这些症状在停药后可自行消失，消除患者疑虑。如果不良反应过重，应停药并立即就医。

2. 交代服药后可能出现的副作用。如服用安神类药物后不宜从事需要集中注意力的活动，如驾驶汽车、操作机器或高空作业等。

3. 如果开具的是发散药，应提示患者病好即停药，不用喝完全部汤剂。服用发汗解表药后，还要注意避风保温，微汗即可，切忌大汗淋漓。

4. 交代服药期间的饮食禁忌。一般忌食生、冷、辛辣、油腻，忌酒忌浓茶。对于有特殊忌口要求的药物也要向患者说明。

5. 对于一些异地或其他有特殊情况的患者，可能一次性开具了很长时间的药量，要提示患者存放时注意避光防潮。如果发现发霉、虫蛀等异常，切勿服用。

6. 煎煮好的汤剂不宜存放过久。因为汤剂中含有淀粉、糖类、蛋白质、维生素、挥发油、氨基酸和各种酶、微量元素等多种有效成分，存放过久，不但药效降低，而且会因空气、温度和细菌污染等因素的影响，使药液中的有效成分发酵水解，细菌繁殖滋生，药液变质，服用后对人体造成危害。

7. 若错过了服药时间，应当立即补上。但若已接近下次服药时间，就不用补了，到时间按量服用，切勿一次服用双倍剂量。

8. 若处方中有"药引"，需要告诉患者如何使用。

9. 若为外用药，要提示患者切勿内服。

药品一旦发错，后果不堪设想。调剂人员，一定要有很强的责任心，态度认真不松懈，注意力集中，养成良好的工作习惯，减少差错。同时还要不断地更新和完善自身的知识结构，提高业务水平，及时发现问题，避免事故发生。一旦发生差错事故，应及时采取补救措施，尽可能减轻后果，做好发药差错登记，同时向部门负责人报告；严重的差错事故应及时向上级职能部门及分管领导报告，以便及时处理，减少损失。

练一练

请两位同学以角色扮演的形式，做情景演示，一个扮演发药人员，一个扮演患者前来取药。"患者"对煎药、服药、忌口等方面提出疑问，"发药人员"逐一进行解答。其他同学认真观摩，并在演示结束后讨论此次发药流程是否完整、发药交代是否准确、有无遗漏、语言使用是否规范等。

答案解析

（吴　杰）

实训六　发药实训

【实训目的】

1. 熟悉发药流程。
2. 掌握发药交代的具体内容。
3. 学会与患者交流的语言技巧。

【实训任务】

将调配完毕的药品发出。

【实训工具与材料】

1. 工具　叫号机。

2. 材料　已调配完并包装好的"大承气汤"。

【实训操作】

两位同学组成一个实训小组，以角色扮演的形式，进行发药练习，互相给对方扮演患者，相互检查发药流程是否完整，发药交代是否准确。

1. 发药人首先要查处方，确认是否有用药不适宜的情况。确认没有问题后再核对药品。查看剂数是否与处方相符，大黄、芒硝是否单包；包装袋是否为内服袋，包装是否完好。

2. 扫描处方条形码，点击"直接叫号"栏，呼叫患者，核对患者取药凭证，询问患者就诊的科别、医师、药品金额等，确认与处方一致。

3. 将包装好的"大承气汤"交给患者,并与患者共同查对剂数、单包药是否齐全。同时交代患者先煎煮厚朴和枳实,大黄后下,芒硝冲服,要趁热顿服,身体好的可以两付药一起服用,通常情况下十几分钟就会有反应。通畅后立即停药。

4. 对患者说"您的药齐了"。

5. 发药人在处方"复核发药"栏签字或盖章。

6. 清场。

【实训报告】

1. 填写发药流程表

发药流程表

步骤	操作要点
审核核对	
叫号	
发药与交代	
语言技巧	
签字	

2. 填写发药差错登记表

发药差错登记表

年　　月　　日

姓名	性别	年龄	就诊科室	门诊号	责任人	
错误发生情况说明:						
药品是否追回:						
处理意见:						
差错事故分析:						

记录员:

3. 思考题患者一般会关心哪些问题?如何解答患者的疑问?结合以往的发药差错登记表,讨论发错药物的原因主要有哪些。

4. 实训成绩评价

项目	评价标准	分值	得分
发药实训 (80分)	1. 审查处方,确认是否有用药不适宜的情况	10	
	2. 核对药物的种类、剂数与处方是否相符。大黄、芒硝是否单包;包装袋是否为内服袋,包装是否完好	10	
	3. 扫描处方条形码,点击"直接叫号",呼叫患者,核对患者取药凭证	5	
	4. 询问患者就诊的科别、医师、药品金额等,确认与处方一致	10	
	5. 将包装好的大承气汤交给患者,并与患者共同查对剂数、单包药是否齐全	10	
	6. 交代患者先煎煮厚朴和枳实,大黄后下,芒硝冲服,要趁热顿服,身体好的可以两剂药一起服用,通常情况下十几分钟就会有反应,通畅后应立即停药	20	
	7. 规范用语的使用	10	
	8. 在处方"复核发药"栏签字,字迹清晰,不潦草	5	

续表

项目	评价标准	分值	得分
实训态度 (20分)	1. 工作服整洁无污物	20	
	2. 不留长指甲		
	3. 实训前后工作环境保持整洁		
	4. 实训态度认真严肃，无大声喧哗		
总分		100	

（黄欲立）

目标检测

答案解析

一、单项选择题（每题有一个正确答案）

1. 关于发药程序叙述不正确的是（　）

 A. 坚持三对，即核对取药凭证、患者姓名、剂数

 B. 发药前要认真检查包装药袋有无破损

 C. 向患者说明用法用量、煎服方法及有无禁忌

 D. 患者提出有关用药问题时，可让其向医师咨询

2. 发药时的注意事项不包括（　）

 A. 对取药凭证，对姓名、对剂数

 B. 检查包装是否牢固，内服外用药有否专用包装，是否标明用法

 C. 检查附带药品是否齐全

 D. 检查药品质量是否合格

3. 下列汤剂应在睡前服用的是（　）

 A. 对胃肠有刺激的药物　　　　B. 滋补类药

 C. 镇静安神类药　　　　　　　D. 治疗疟疾的药物

4. 如果发错了药，应该（　）

 A. 等待患者找回来　　　　　　B. 没关系，反正不是自己认识的患者

 C. 做好登记及时上报　　　　　D. 修改发药记录

5. 治疗疟疾的药物宜在（　）服用

 A. 饭前　　　　B. 饭后　　　　C. 空腹　　　　D. 发作前1~2小时

二、多项选择题（每题有两个及以上正确答案）

1. 药引在方剂中的作用有（　）

 A. 具有特殊疗效　　　　　　　B. 引经作用

 C. 增强方药疗效　　　　　　　D. 解除方剂中某些药物的毒副作用

 E. 矫味作用

2. 下列叙述正确的是（　）

 A. 服药期间一般忌食生、冷、辛辣、油腻，忌酒忌浓茶

 B. 煎药一般使用砂锅、铜锅或不锈钢锅

C. 服用发汗解表药后，应注意避风保温，使全身大汗淋漓，以利驱邪外出

D. 汤剂服用量一般每次约 150～200ml

E. 为加快饮片中有效成分溶出，煎药时应用大火煎煮

3. 汤剂在服用时，对温度的要求为（　　）

   A. 一般汤剂温服　　　　　　　B. 急证宜热服

   C. 寒证宜热服　　　　　　　　D. 热证宜冷服

   E. 冷藏服用效果更好

4. 如果患者一次性开具了很长时间的药量，调剂人员要提醒患者药品在保存时避免（　　）

   A. 光照　　　　B. 潮湿　　　　C. 低温　　　　D. 发霉　　　　E. 虫蛀

5. 对于自行煎药的患者，调剂人员要告知其煎药的器具应使用（　　）

   A. 砂锅　　　　B. 不锈钢锅　　　　C. 铁锅　　　　D. 铜锅　　　　E. 铝锅

三、简答题

1. 发药交代主要包括哪些注意事项？

2. 一旦发生发药错误，应如何处理？

（吴　杰）

书网融合……

  重点回顾　　　　　　 微课　　　　　　 习题

项目七　煎　药

学习目标

知识目标：

1. 掌握　中药汤剂煎煮的标准工作程序；中药汤剂的煎煮方法。

3. 了解　煎煮中药汤剂应达到的质量要求。

技能目标：

会用砂锅和自动煎药机制备中药汤剂，能正确地介绍中药汤剂的煎煮方法。

素质目标：

培养认真负责、严谨细致的工作习惯。

导学情景

情景描述：一位顾客到药店抓了三剂中药，在调剂人员调配完中药饮片处方后，该顾客咨询回家怎么煎药，调剂人员回答："很简单，就是加三碗水，然后煎成一碗水就行了。"

情景分析：首先中药调剂人员对待顾客要做到尊重体贴，态度和蔼，言语亲切，使顾客感受到信赖感、亲切感和安全感。其次，方剂中如有先煎、后下、另煎、烊化、冲服的药材，必须单独包装并注明服用或煎煮方法。

讨论：1. 请问这样的回答对吗？

　　　　2. 是否对顾客解答清楚了煎药的方法呢？

学前导语：中药的疗效除与剂型有关外，还与制剂工艺有着密切关系。由于汤剂是临床应用中药最常采用的剂型，并且大多由病人或家属自制，为了保证临床用药能获得预期的疗效，调剂人员应将汤剂的正确煎煮法向患者及家属交待清楚。本项目主要介绍中药汤剂煎煮的方法。

汤剂又称汤液，是将中药饮片用煎煮或浸泡方法，去渣取汁制成液体的剂型。因其具有吸收快、易发挥药效、便于家庭应用等特点，汤剂被广泛灵活地用于治疗各种病症。但是如果煎法不当，服药方法不科学，也会影响药物的疗效。我国历代医家都很重视中药煎煮法。如明代李时珍在《本草纲目》中指出："凡服汤药，虽品物专精，修治如法，而煎煮药者，鲁莽造次，水火不良，火候失度则药亦无功。"清代名医徐灵胎说："煎药之法最宜深究，药之效不效全在乎此，夫烹任禽、鱼、牛、羊，失其调度，尚能损人，况药专主治病，而可不讲乎。"由此可见，正确的掌握药物煎煮法直接关系到中药的临床疗效。

医疗机构中药煎药室应当按照2009年原卫生部和国家中医药管理局制定的《医疗机构中药煎药室管理规范》煎煮中药汤剂，药品经营企业代煎中药汤剂应参照执行该规范要求。

任务一　煎药室的基市设施

（一）砂锅

应用最广泛的中药煎煮器是性质稳定、价格低廉的陶器砂锅（图2-82）。传统使用的砂锅是由不易传热的石英、长石或者黏土等原料配合成的陶瓷制品，经过高温烧制而成，具有通气性、吸附性、传热均匀、散热慢等特点，陶器砂锅煎药能避免在煎煮过程中与药物发生化学变化。陶器砂锅因煎出的汤剂质量好，砂锅传热性均匀、缓和、价格低廉，自古沿用至今。

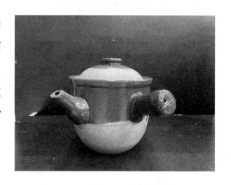

图2-82　砂锅

（二）煎药机

煎药机一般有常温煎药机和高温密闭煎药机两大类。

1. 常温煎药机　常温煎药机大都是煎药与包装为一体（图2-83）。煎药锅一般是耐高温刚性玻璃锅，上面煎药下面包装的组合一体设备。一般有1+1型，2+1型，3+1型，三种。1+1型是一个煎药锅加一个包装机组合在一起，其他以此类推。特点是体积小，外观好看，上面煎药下面包装，操作方便，价格便宜，性价比高，是药店代客煎药的首选设备；但也存在煎药效果不如密闭煎药机，尤其是处方量超过5~7付药，煎药效果更加不理想；包装后保质时间相对较短，常温下只能保质3~7天，冷藏30天。常温煎药机相对适用干药店、个体诊所、卫生院、小型医院。

2. 高温密闭煎药机　高温密闭煎药机一般是煎药机与包装机分体的，用一根金属软管连接，通过煎药机的压力，把药液抽到包装机的罐体后进行包装。其特点是：高温高压煎药，通过挤压装置挤压后，药液充分提取，煎药效果好，药液包装后，保质时间长。常温下能保质7~30天，冷藏90天。缺点是价格相对较高。高温密闭煎药机适用于中医院连锁药店、大型中药药店有一定规模的特色专科诊所等。

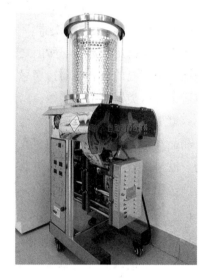

图2-83　自动煎药包装机

（三）其他设施

煎药室内除了煎药锅、煎药机之外，可根据实际需要配备储药设施、冷藏设施以及量杯（筒）、过滤装置、计时器、贮药容器、药瓶架等设施。

👁️**看一看**

近几年，市场上出现了多种形式的全自动煎药壶，不需要专人看管，煎药时不会沸溢，不会焦糊，还有武火、文火之分，自动煎制，自动报警，自动断电，使用起来也比较安全。但还需要提醒大家几个选择煎药壶时需要注意的问题：①煎药容器选择全部由瓷器制成，不宜选择金属容器或金属与陶瓷混合一体的容器，以免影响药效；②在煎药过程中能够实行"武火"与"文火"的转换，符合中药的煎煮要求；③煎药器具与机体分离，便于清洗，并可避免清洗时水进入机内电机部位而破坏电器的安全性能。

任务二　煎　药

一、汤剂的煎煮程序

（一）核对煎药凭证

煎药人员收到待煎药物时，应对"中药房送药记录本""煎药处置单""煎药袋标签"核对。核对时应做到"六查五对"，即姓名、性别、年龄、科别、门诊号或住院号、现金收讫章或住院收讫章；核对剂数、每剂煎药袋数、每袋装药量、特殊煎煮药物、取药约定时间。

如发现疑问及时与医生、调剂人员联系，经核对无误后，在收药记录上签收，并注明收药时间。煎药室交代患者取药时间从开始收药计算。

（二）选择煎药器具

中药汤剂的质量与选用的煎药器具有着十分密切的关系。历代医家对煎药器具均有论述。如南朝梁时陶弘景说："温汤勿用铁器。"明代李时珍说："煎药并忌用铜铁具，宜银器瓦罐。"煎药器具的选取以化学性质稳定，不易与所煎之药起化学变化为前提。煎药可选砂锅，也可以用白色的搪瓷器，不锈钢锅或耐高温的玻璃容器，切忌用铜，铁，铝，锡等易腐蚀材料或有毒塑料制成的器皿。煎好的药液应避免与这类器皿直接接触，以免发生化学反应。

家庭煎煮药液多用砂锅。砂锅有传热均匀，保温性能好，化学性质稳定，廉价等优点。

药品经营企业和医疗机构多数采用自动煎药机制作汤剂，煎药机可自动控制煎药温度和时间，使煎药、滤过、煎液包装在一台机器上完成。

煎药用具、容器应清洁干净，每煎完一剂后，应清洗容器。内服、外用药容器应严格区分。

（三）煎药用水及加水量

1. 煎药用水　煎药应当使用符合国家卫生标准的饮用水，在古代煎药所用的水种类很多，如雪水、雨水等天然蒸馏水。现代基本使用自来水，也有根据需要加酒或加醋等混合煎煮。总之，煎药用水以洁净、少含矿物质或其他杂质为原则，忌用反复煮过的水。

2. 加水量　煎煮汤剂时加水量的多少，直接影响煎药的质量。药多水少，会造成"煮不尽"，有效成分浸出不完全，或稍有蒸发，药汁即干涸，造成药物有效成分因局部高热而破坏；药少水多，虽能增加有效成分的溶出量，但汤液量过大，病人服用不便。

中药饮片质地不同，其吸水量有显著差。如重量相等的药物，质地轻松的吸水量多，质地坚硬的吸水量少。煎煮花、叶、全草及其他质地轻松的药物，吸水量较多，应酌量多加水；煎煮矿物、贝壳及其他质地坚实的药物，吸水量较少，可酌量少加水；使用非密闭式煎药容器煎煮时，应考虑水的蒸发量，酌量多加水。现将三种常用的加水方法介绍如下。

（1）将饮片置煎锅内，加水至超过药物表面 3～5cm 为度，第二次煎煮可超过药渣表面 1～2cm。用于小儿内服的汤剂可适当减少用水量。注意在煎煮过程中不能随意加水或抛洒药液。

（2）按每克中药加水约 10ml 计算，取总水的 70% 用于第一煎，余下的 30% 留作第二煎用。

（3）根据煎药的时间、水分蒸发量、中药吸水性能以及所需药液收得量等来具体掌握加水量。

（四）煎药前的饮片浸泡

由于中药饮片大多是干品，有一定的体积和厚度，因此在煎煮前必须用冷水在室温下浸泡，不宜使用 60℃ 以上的热水。浸泡中药的目的是使饮片湿润变软，细胞膨胀，有效成分首先溶解在饮片组织中，产生一定的渗透压，从而使有效成分渗透扩散到组织细胞外部的水中。如饮片不经浸泡，直接加热煎煮，会因药物表面的淀粉、蛋白质膨胀，阻塞毛细管道，使水分难于进入饮片内部，有效成分难向外扩散。总之，煎药前的饮片浸泡，既有利于有效成分溶出，又可缩短煎煮时间，避免因煎煮时间过长导致有效成分散失、破坏过多。

浸泡时间应根据中药饮片的性质而定，一般以花、茎、全草类为主的饮片可浸泡 20 ~ 30 分钟，以根、根茎、种子、果实等类为主的饮片可浸泡 60 分钟，但浸泡时间不宜过久，以免引起药物酶解或霉败变质。

（五）煎药的火候

煎药火力的大小，中医习称为"火候"，主要包括"文火"和"武火"。文火又称"慢火""弱火"，温度较低，水分蒸发缓慢；武火又称"旺火""强火"，温度较高，水分蒸发较快。因此，煎药火力的强弱直接影响汤剂成分的煎出。火力过强，水分很快被蒸发，药物的成分不易煎出，而且药液易于煎干，甚至使药物焦糊；火力过弱，煎煮效率低，药物的有效成分也不易煎出。煎煮用火应遵循"先武后文"的原则，即在沸前用武火，使水很快沸腾，沸后用文火，保持微沸状态，使之减少水分蒸发，以利于煎出药物的成分。根据药剂的不同特点，煎药火候有区别（表 2 - 8）。

表 2 - 8　汤剂煎煮火候与煎煮时间

汤剂类型	火候选择	头煎煎煮时间（分钟）	二煎煎煮时间（分钟）
解表类、清热类及芳香性药剂	多应用武火速煎	15 ~ 20	10 ~ 15
一般药剂	先用武火煮沸，后以文火煎煮，使有效成分充分溶出	20 ~ 30	15 ~ 20
滋补药剂	先用武火煮沸，后以文火慢煎，使药液浓厚	40 ~ 60	25 ~ 30

（六）煎煮时间及次数

煎药时间的长短，一般与加水量的多少、火力的强弱、药物吸水能力及治疗作用等因素有关。煎药时间，均从煎沸时算起。中药煎煮一般分为一煎、二煎。

煎药时间除上述外，还应参考药物的质地，如花叶及芳香类药物煎煮时间宜短；根茎、果实、种子类药物煎煮时间宜长；矿石、介壳、动物类及质地坚实的药物煎煮时间更长。不同的中药方剂类型，采用的煎药时间也有长短的区别。

煎药过程中要注意经常搅动并随时观察煎液量，使饮片充分煎煮，避免出现煎干、煎糊现象。如发现煎干、煎糊现象时，应另行调配，重新煎煮。

煎药过程中要搅拌药料 2 ~ 3 次。搅拌药料的用具应当以陶瓷、不锈钢、铜等材料制作的棍棒为宜，搅拌完一剂药料后应当清洗再搅拌下一剂药料。

（七）过滤药液

每剂药煎好后，应趁热及时滤出药液，以免温度降低后影响煎液滤出及有效成分的含量。过滤药液可采用中药过滤网或干净的纱布。滤药时应压榨药渣，使药液尽量滤净。

（八）煎液量

液量应当根据儿童和成人分别确定。儿童每剂一般煎至 100 ~ 300ml，成人每剂一般煎至 400 ~ 600ml，将两次煎液合并混匀后分两等份分装，或遵医嘱。

（九）填写记录

若为代客煎药，每方煎药应有一份反映煎药各个环节的操作记录。记录应保持整洁，内容真实、数据完整，见表2-9。

表2-9 煎药记录

日期	姓名	科别	加水量（ml）	浸泡时间	煎煮时间	药液煎出量（ml）	特殊煎煮	煎药付数	煎药人	取药人	备注

（十）复核发药

煎好送药前要做到"三查四对"：查数量、质量、包装；核对病区、病人姓名、床号、日期。确保煎药无误后送药到病房或交付顾客，当面清点清楚，交代注意事项并签名。

二、特殊煎煮方法

由于汤剂多由复方煎制而成，其药物成分相当复杂，有溶于水和难溶于水的，亦有易挥发、分解、焦化的成分等等。因此，为了提高汤剂煎出量，减少物质的损失和有效成分的分解破坏，提高汤剂的质量，确保疗效，对某些药物在煎煮时，需要进行特殊处理。

1. 先煎　对矿物类、介壳类、动物的骨、甲、角及质地坚硬、有效成分不易被煎出的药物，应打碎先煎15~30分钟后加群药，再按一般煎煮法煎煮；对某些有毒的中药，要先煎1~2小时，达到降低毒性或消除毒性的目的，如制川乌、制草乌经1~2小时的煎煮，可使所含的毒性成分乌头碱分解成乌头次碱，进而分解成乌头原碱，使毒性大为降低。

2. 后下　后下的目的是为了减少挥发油的损耗，使有效成分免于散失或破坏。在其他群药文火沸腾煎煮15~20分钟后，再放入需后下的饮片煎煮5~10分钟即可。

3. 包煎　将需包煎的饮片装入白色布袋内，扎紧袋口与群药同煎。

4. 烊化　将需烊化的中药置锅内加水适量，加热熔化或隔水炖化后再兑入群药煎液中同服；或是在其他药煎至预定量并去渣后，将其置于药液中，微火煎药，同时不断搅拌，待需溶化的药溶解即可。

5. 另煎　将需另煎（切成小薄片）的药物，置适宜的药锅中，加适量水，单独煎煮1~2小时，滤取药液，药渣并入其他群药合煎，然后将前后不同煎煮的药液混匀后服用，如人参、西洋参；而质地坚硬的贵重药材，则应单独煎煮2~3小时，如羚羊角、水牛角等。

6. 兑服　不需煎煮，将液体药汁兑入群药煎液中同服。

7. 冲服　将药物细粉用温开水或群药的汤液冲服。

8. 煎汤代水　其目的将该类药物先煎15~25分钟后，去渣、过滤、取汁，再与方中其他药料同煎。

注意：先煎药、后下药、另煎或另炖药、包煎药、煎汤代水药在煎煮前均应当先行浸泡，浸泡时间一般不少于30分钟。

练一练

1. 将经过煎煮去渣的药液，再经加入浓缩所得的液体剂型是（　　）

A. 煮剂　　　　　B. 煎剂　　　　　C. 煮散　　　　　D. 饮剂

2. 煎药器具不宜采用（　　）

A. 瓦罐　　　　　B. 砂锅　　　　　C. 铁质容器　　　　　D. 玻璃容器

答案解析

3. 以花茎、全草类为主的饮片，一般煎药时可浸泡的时间是（　　）

A. 5～10分钟　　　　B. 10～15分钟　　　　C. 20～30分钟　　　　D. 30～60分钟

4. 西洋参在煎煮时应（　　）

A. 先煎　　　　　　B. 后下　　　　　　C. 冲服　　　　　　D. 另煎

三、煎药机煎煮

使用煎药机煎药的操作程序如下。

1. 煎煮前准备　应检查工作场所、设备、工具、容器具是否符合要求，水、电供给是否正常，密封圈是否正确安装在槽内，煎药机运行是否正常。做好接地保护，保证人身安全。

2. 装袋　将调配并复核后的饮片装煎药袋，将袋口扎紧。每个药袋的装药量最多不超过容积的2/3。处方中的大枣应擘开、生姜应切片后再装入煎药袋，不得整粒放入。需要包煎、先煎（久煎）、另煎、后下的药物要分别装入不同的煎药袋，不能与群药相混。

3. 泡药

（1）泡药容器可以是煎药机中的煎药锅或专用的泡药桶。泡药容器要清洁。

（2）将装入饮片的煎药袋放入泡药容器内，加入清洁自来水，加水量应将药物完全浸没，以超过药面2～3cm为宜。先煎、后下的煎药袋用另外的容器分开浸泡。泡药时间同前。盖好盖子，并将药方夹在桶盖或煎药机上。

4. 煎药

（1）将泡好的饮片和浸泡液倒入煎药机的煎锅中，加水适量，并将药方夹在煎药机上。加水比例（仅供参考）：加水量＝所需的药液量＋20％。即加水量＝（每袋药容量×每日服几次×共煎几付药）×1.2。例如：所煎药为5付，每付药2袋，每袋250ml，加水量＝（250×2×5）×1.2＝3000ml。

（2）盖紧锅盖，煎药机拧紧把手时，要对角均匀加压，以防锅盖变形。接通电源，旋紧手柄，关闭放气安全阀，按动模式转换钮，进入时间设定状态，设定煎药时间。按模式转换钮，使显示屏为温度显示。

（3）按动运行钮，武火指示灯亮，显示屏上温度数值不断升高，属于正常；煎药桶内药液出现沸腾时，显示屏显示100℃，武火指示灯灭，文火指示灯亮，设定的时间开始记时。煎药期间文火、武火指示灯会交替亮灭，属于正常。到设定时间后，自动切断加热盘电源，运行指示灯灭，煎药结束。

（4）在煎药过程中严禁打开排废液阀门，以防止药液漏出及人员被烫伤；先煎、后下药品在投放过程中也要注意防止烫伤。

如果在煎药过程中，包装药的无纺布袋破损，一定要把药渣清洗干净后再用，防止残渣打到包装机后造成包装机的堵塞。

5. 包装　煎出的药液量应当与方剂的剂量相符，分装剂量应当均匀。包装药液的材料应当符合药品包装材料国家标准。

（1）待药煎好后，先打开排气安全阀，适当减压，再打开排药液阀门，药液通过排液软管注入包装机药罐内，排药液过程中，同时转动挤压装置，挤出药包中的残余药液。

（2）取出药渣，检查药渣是否煎透。将药渣放入专用废弃物桶内。设定包装包数和包装量，转动出液阀门手柄使其完全打开，接着启动包装机的运行开关，开始包装。

（3）将包装好的药袋放入晾药盘内，冷却，并将处方夹在晾药盘上。晾药要放在通风凉爽无污染、无灰尘的地方。药凉好以后，要核对数量，同处方一起装入塑料袋中。

6. 清场　煎煮完毕后，要将工作现场清理至干净、整洁。

（1）锅内放入一定清水，冲洗干净煎药机，打开排废液阀，排净废液，关闭排废液阀门，关闭排药液阀门，关闭电源。

（2）用干净软布擦净锅盖和密封圈，防止残留药液粘连。将滤桶取出，用软布将底部和内壁彻底清洗干净，不能用掉丝、掉毛的清洗工具清洗。电器控制部分不能用水清洗。

（3）排液软管定期用清水冲洗内壁。

7. 填写记录 每方（剂）煎药应当有一份反映煎药各个环节的操作记录，记录应保持整洁，内容真实、数据完整地做好"煎药加工登记记录"。

任务三 煎药岗位人员要求、汤剂的质量要求和影响因素

一、煎药岗位人员要求

1. 具有专业知识 煎药室应当由具备一定理论水平和实际操作经验的中药师具体负责煎药室的业务指导、质量监督及组织管理工作。煎药岗位人员应具备一定的中药专业知识，熟悉煎药技能和煎药常规操作，经培训后在药师指导下上岗工作。

2. 必须身体健康 每年至少体检一次。传染病、精神病、皮肤病等患者和乙肝病毒携带者、体表有伤口未愈合者不得从事煎药工作。

3. 注意个人卫生 工作时应穿清洁的工作服、戴工作帽。所用煎药器具应随时刷洗干净，保持清洁。经常保持煎药室内外环境卫生整洁。

4. 填写记录 严格遵守煎药操作规程，认真核对、记录及交接手续，避免差错事故发生。

二、汤剂的质量要求和影响因素

1. 质量要求

（1）调配中药汤剂的药物必须符合药品标准规定和要求。

（2）严格按照中药汤剂制备的操作常规和制备方法进行。煎煮后的残渣不得有硬心，应充分煮透，使有效成分溶出而发挥疗效。

（3）制备汤剂时应认真负责，控制好煎煮火候和时间。煎煮后的药物不得烧焦糊化，否则影响汤液的质量。

（4）煎煮后应充分过滤，药物残渣挤出的残液量一般不得超过残渣的20%。

（5）每种汤剂制备后应具有原方剂中药物的特征气味，不得有焦糊或其他不正常的霉腐异味。

（6）每种汤剂制备后应具有相应的色泽，汤液应澄明，少量沉淀物经振摇后能均匀分散。汤液中不得有异物。

2. 影响因素 影响中药汤剂的质量因素，首先须从饮片采购的源头做好，保证中药饮片质量，调剂用中药饮片应当为正品，不能有掺假及伪劣品，使用规范的中药炮制品。

其次在中药饮片调剂过程中应当严格按照调剂规范进行，减少称量误差、分剂量误差；正确处理需要脚注的中药饮片。

最后在煎煮时，因中药饮片存在多变性，煎煮所用器具、煎煮火候、煎煮水量、煎煮次数、煎煮时间等诸多因素均会造成中药汤剂质量控制很难像中成药和化学药那样，因此规范汤剂煎煮质量管理是保证中药汤剂质量的主要因素，煎煮工作人员只有严格按操作规程煎煮，才能保证中药汤剂的质量，才能准确无误地为患者提供个性化服务。

? 想一想

如果中药饮片未按要求进行特殊煎煮，会带来哪些影响？

答案解析

♥ 药爱生命

中药汤剂是我国的传统的中药制剂之一，因其制法简单、奏效迅速、便于辩证施治等优点，深受广大患者的喜爱。但由于操作者自身的中药水平不同及许多实际问题的影响，导致中药汤剂的质量得不到有效保障。

中药煎煮是中药饮片中的有效成分不断释放、溶解的过程，而当煎到饮片本身与药液中的有效成分浓度平衡时，这种扩散运动就停止了。此时如果再继续煎煮，以求"又浓又少"，不仅药物内的有效成分不会再释出，还可能使非有效成分（如树脂、树胶、色素等大分子化合物）不断溶出，这样会使药液中有效成分因蒸发而减少，甚至在过长的高温中遭到破坏，从而降低药效。中药汤剂的煎煮方法在中医临床治疗过程中可直接影响治疗的效果，灵活掌握各种煎煮方法对中药汤剂疗效的保障是十分必要的。

（王　园）

实训七　煎药实训

【实训目的】

1. 识记中药汤剂制备的质量要求。

2. 掌握汤剂制备的特殊处理方法。

3. 学会解决中药汤剂制备过程中的常见问题。

4. 能严格按照中药汤剂制备的规定规范操作。

【实训任务】

用传统煎煮法制备一般中药汤剂。

【实训工具与材料】

1. 工具　砂锅、煤气灶。

2. 材料　大黄、芒硝、厚朴、枳实。

【实训操作】

5 位同学组成一个实训小组，相互协作进行汤剂的浸泡、煎煮及特殊药物的处理等实训任务的练习。

1. 打开事先调剂好的"大承气汤"包装，将需特殊处理的小药包即大黄、芒硝取出备用，厚朴、枳实倒入煎药锅中。取凉自来水，倒入煎药锅中至超过药物表面 3~5cm。在室温下浸泡 30 分钟左右，直到饮片断面有水分渗入的潮湿痕迹。大黄放入烧杯中加水浸过药材表面。

2. 第一次煎煮：开火，用武火煮沸，计时。改用文火慢煎 15 分钟。加入大黄（连同浸提液）煎煮 10 分钟，关火。趁热滤取，药液量应控制在每付 100~150ml。

3. 第二次煎煮：加水超过药渣 1~2cm。用武火煮沸，改用文火慢煎 15~20 分钟，趁热滤取药液并挤榨药渣，药液量应控制在每付 100~150ml。

4. 合并两次煎煮药液，混合均匀。

5. 用混合后的药液将芒硝冲开。

6. 做好煎药记录。

7. 清场。对所用器具进行清洗与消毒，对残渣与环境进行清扫与处理，汇总核查各种文字记录。

【实训报告】

1. 填写汤剂制备流程表

汤剂制备流程表

步骤	操作要点
准备	
浸泡	
第一次煎煮	
第二次煎煮	
特殊药物的处理	

2. 思考题 中药汤剂制备过程中为什么会有一些特殊处理方法？哪些种类的药物需要进行特殊煎煮？

3. 实训成绩评价

项目	评价要求	分值	得分
汤剂制备规范化操作	1. 能找出有特殊煎煮需要的饮片 2. 能够正确规范地对有特殊煎煮需要的饮片进行处理 3. 知道每次加水量和收得药液量 4. 可以很好地控制火候，及时进行武火、文火的转变 5. 掌握每次沸后的煎煮时间 6. 总药液量能够控制在正确的范围内	50	
汤剂质量状况	1. 不会将药物煎煮至烧焦糊化 2. 煎煮后的残渣不会留有硬心，能够充分煮透 3. 煎煮后能够过滤充分，药物残渣挤出的残液量不超过残渣的20% 4. 制备的汤剂能够具有原方剂中药物的特征气味，没有焦糊或其他不正常的霉腐异味 5. 制备的汤剂能够具有相应的色泽，药液应澄明，少量沉淀物经振摇后能均匀分散，药液中无异物	30	
实训态度	1. 工作服整洁无污物 2. 不留长指甲 3. 实训前后工作环境保持整洁 4. 实训态度认真严肃，无大声喧哗	20	
总分			
教师评语		教师签字	

（黄欲立）

答案解析

目标检测

一、最佳选择题（每题有一个正确答案）

1. 关于煎药用水及加水量，下列说法不正确的是（ ）

　　A. 目前常用的自来水、井水或洁净的河水、海水

　　B. 用水过多，虽能增加有效成分的溶出来，但汤液的量过大，不宜病人服用

　　C. 汤剂加水量的多少，直接影响煎药的质量

　　D. 用水过少，会使有效成分不易全部煎出，药物有效成分可因局部高热而受到破坏

2. 药汁收量应为加水量的（ ）

　　A. 1/4～1/2　　　　B. 1/5～1/3　　　　C. 1/4～1/3　　　　D. 1/6～1/5

3. 解表药的头煎煎药时间一般为（ ）

　　A. 10 分钟以内　　B. 15～20 分钟　　C. 20～30 分钟　　D. 30～40 分钟

4. 下列关于中药煎药操作常规叙述错误的是（ ）

　　A. 群药按一般煎药法煎煮，不需要进行特殊饮片的处理

　　B. 煎药人员收到待煎药后，应查看是否有需特殊煎煮的饮片

　　C. 每剂药煎好后应及时趁热滤出煎液

　　D. 煎药人员发现疑问应及时与医师或调剂人员联系

5. 下列关于煎药工作制度，叙述错误的是（ ）

　　A. 煎药人员在操作时应穿工作服、戴工作帽

　　B. 煎药人员必须严格遵守煎药操作规程

　　C. 煎药人员应具备一定的中药学专业知识

　　D. 家庭煎药可选择较牢固的搪瓷器皿或不锈钢器皿

6. 煎药的火候一般为（ ）

　　A. 一直用文火　　　B. 先文后武　　　C. 先武后文　　　D. 一直用武火

二、多项选择题（每题有两个及以上正确答案）

1. 下列属于汤剂类型的是（ ）

　　A. 煮剂　　　　B. 煎剂　　　　C. 煮散　　　　D. 沸水泡药　　　　E. 茶剂

2. 煎煮汤剂的器具材质宜用（ ）

　　A. 玻璃　　　B. 搪瓷　　　C. 陶器　　　D. 不锈钢　　　E. 铜、铁

3. 关于中药煎煮加水量的多少会直接影响煎药质量，以下说法正确的是（ ）

　　A. 药多水少，会造成"煮不尽"或药汁干涸

　　B. 药少水多，汤液量过大，病人服用不便

　　C. 煎煮花、叶、全草及其他质地轻松的药物，吸水量较多，应酌量多加水

　　D. 煎煮矿物、贝壳及其他质地坚实的药物，吸水量较少，可酌量少加水

　　E. 使用非密闭式煎药容器煎煮时，应考虑水的蒸发量，酌量多加水

4. 煎煮时需要先煎的饮片类型有（ ）

　　A. 矿物类　　B. 动物甲、角类　　C. 动物骨类　　D. 贝壳类　　E. 根茎类

三、简答题

1. 简述中药汤剂的质量要求？
2. 煎好送药前要做到"三查四对"？

（王　园）

书网融合……

 重点回顾　　　　　　微课　　　　　　习题

项目八 中药临方炮制

PPT

📖 导学情景

情景描述： 王医生最近很苦恼，临床上用了多年的妇科崩漏验方，以前几乎是治一个好一个，但是最近这段时间却没有疗效，甚至患者反映流血还多了，为什么？

处方如下：

姓名：李某	性别：女	年龄：27 岁

病情及诊断： 崩漏（阴虚动血）	Rp 生地黄 30g 党参 12g 白茅根 30g 山茱萸 15g 桑叶 30g 白芍 30g 地榆炭 30g 山楂 18g 6 剂 医师××× ××× ××年×月×日

药费×××   计价   ×××调   ×发药

情景分析： 方剂中山楂为生品，生山楂常用于活血化瘀，常用于瘀血经闭，产后瘀阻，针对崩漏应付焦山楂。调剂人员未临方炮制，故疗效大打折扣。

讨论： 1. 该方剂中为什么不能用生品山楂？

2. 每一味中药是否都可以改成临方炮制？

学前导语： 在中药的临床用药过程中，某些中药具有多种疗效，为了使该药在临床中突显应用方向。需要针对处方中此药性质才有相应的方法进行临方炮制。

任务一 中药临方炮制概述

一、中药饮片临方炮制的概念

中药饮片的临方炮制，指中医师开具处方时，根据药物性能和治疗需要，要求调剂人员按医嘱要求，临时将生品中药饮片进行炮制操作的过程，简称"临方炮制"，又称"小炒"。中药饮片的临方炮制，是中药炮制的一个组成部分。中药炮制根据操作部门，可分为两大类，一类为"常规炮制"，由中药饮片厂承担；另一类为"临方炮制"，由中药店或医院中药房承担。中药饮片临方炮制的范围比常规炮制小，炮制方法比常规炮制少，一般以炒法、炙法、拌法为主，可分为清炒、麸炒、米炒、土炒、酒炙、盐炙、醋炙、蜜炙、姜汁炙、药物同炒等。

二、中药饮片临方炮制的基本要求

临方炮制要突出"临方"的特点，以满足医师对药品的某些特殊要求，以增强疗效。临方炮制工作室一般应设在医院药库或药房附近，以便领取药料，随时加工。室内应保持清洁干燥，不起尘，空气流通，无污物积水。炒炙间因多采用火制法，室内应具备通风装置和消防设施。

临方炮制室内的炮制工具一般以传统操作工具为主，包括切药铡刀、片刀、竹压板、棕刷、碾床、陶罐、炒药锅、蒸锅、蒸笼、槟榔钳、蟹钳、簸箕、竹筛、马尾箩筛、乳钵、冲筒等。

三、中药饮片临方炮制的目的

中药临方炮制对保证临床用药的安全、有效具有重大意义。其主要目的表现在以下方面。

1. 去除杂质、区分药用部位 由于中药材大多数来源于天然物质，在采收、运输过程中常带有杂质、泥土及非药用部分，在储存中也难免混杂和虫蛀等，因此对这些原药材进行加工处理后才能达到临床药用的要求。同时有些药材由于药用部位的不同而疗效各异，如人参的根茎习称芦头，功能涌吐升阳，而人参根则大补元气、生津止渴。这类药就是通过加工将其各部位区别开，分别入药。此外，经过加工炮制的药材纯净、干燥、体积小，可以久存，便于保管。如槐米含苷和酶，加热处理后使酶失去活性，有利于储存。

2. 改变药物的作用趋向和部位 药物的作用趋向是指药物的升降浮沉、药物的作用部位是指药物的归经；通过炮制可以改变药物的作用趋向和部位。如黄柏清下焦湿热，经酒制后作用向上，能兼清上焦之热；柴胡、香附经醋制后有助于引药入肝经，能更有效地治疗肝经疾病。

3. 改变或缓和药物的性能 经过炮制后的中药可以改变其偏性的药性。如黄连为大苦大寒的药物，经辛温的姜汁制后，能降低其苦寒之性；生地黄味甘苦、性寒，能清热凉血，而经过炮制后的熟地黄则味甘、微温，能滋阴补血。

4. 降低或消除药物的毒性或不良反应 有些药物含有一定的毒性成分或有副作用，直接入药不安全，因而要通过炮制减缓其毒性，降低副作用，达到治疗的目的。如姜制半夏、醋制甘遂等，都是取其降低原药材的毒性而保证临床用药安全有效。

5. 增强药物的治疗作用 中药经炮制后能不同程度地改变其理化性质。如含有生物碱类的药物用醋、黄酒、白酒炮制后可使游离生物碱转化为生物碱盐而溶于水，有效成分易被煎出，因此醋制延胡索可增强镇痛作用。又如炉甘石本身的主要成分为碳酸锌（$ZnCO_3$），煅后变为氧化锌（ZnO），具有消炎、止血、生肌的作用；树脂类药物如乳香、没药能溶于乙醇，酒制或醋制后可增强活血、止痛的疗效。

6. 便于调剂和制剂　药材经过加工炮制后制成片、块、丝、段等不同规格，便于调剂。有的需要经过炮制后配料，便于粉碎，达到药用的要求。如穿山甲需用砂烫松脆，使之有利于调剂和制剂。

7. 矫臭、矫味，便于服用　有些中药通过加酒、醋、盐、姜等辅料炮制，可以达到矫臭、矫味、有利于患者服用的目的。如乌梢蛇、蕲蛇用酒制可以去腥解毒，醋制乳香、没药可以去除浓烈的刺激性气味，便于服用且可增强疗效。

👁 **看一看**

中药临方炮制是确保中药临床应用的有效性和安全性的重要环节。市面上中医诊所、药店、医院可能存在调剂的时候以生品代熟品或以其他炮制品代替，造成"病准、方对、药不灵"。例如：醋五味子，取净五味子，用醋润透蒸至表面乌黑色，油润，稍有光泽。醋收敛，增强五味子收敛固涩的功效。饮片厂很多炮制成品都是酒五味子，中药房调剂往往就会用生五味子或酒五味子代替，这样就会让处方疗效大打折扣。

任务二　中药临方炮制方法

一、中药临方炮制的常用方法

（一）净制

净制即净选加工。经净制后的药材称为"净药材"。药材在切制、炮制或调配制剂时，均应使用净药材。

净制药材可根据其具体情况，分别选用挑选、风选、水选、筛选、剪、切、刮削、刷、擦、碾及泡洗等方法达到质量标准。

（二）切制

药材切制时，除鲜切、干切外，须经浸润使其柔软者，应少泡多润，防止有效成分流失，并应按药材的大小、粗细、软硬程度等分别处理。注意掌握气温、水量、时间等条件。切后应及时干燥，保证质量。

切制品有片、段、块、丝等。其厚薄大小通常如下。

片：极薄片0.5mm以下，薄片1~2mm，厚片2~4mm；

段：长10~15mm；

块：8~12mm的方块；

丝：皮类药材丝宽2~3mm，叶类药材丝宽5~10mm；

在临方炮制中，有些中药为原药材，用前必须进行切割，才能方便用药。如鲜石斛，用前必须去除杂质，截切成小段另包。嘱咐患者洗净后分几次煎服或者泡服。如丝瓜络剪成小块，方便调剂。其他不宜切制的药材，一般应捣碎用。

（三）碾捣

对某些矿物类、甲壳类以及植物类药物，因质地坚硬或坚实，不便调剂或不易煎出有效成分，故须碾碎和捣碎。现将须碾捣的常用药物举例如下：

1. 矿物类　如石膏、代赭石、磁石、龙骨、龙齿、花蕊石、白石英、紫石英等。

2. 甲壳类　如鳖甲、龟板、炙穿山甲、牡蛎、石决明、海蛤壳、瓦楞子等。

3. 果实种子类　如白芥子、牵牛子、莱菔子、牛蒡子、酸枣仁、豆蔻、草果仁、栝楼仁、郁李仁、杏仁、桃仁、诃子等。

（四）揉搓

对某些质地较松散而呈丝条状或片状的药物，需揉搓成团使用，便于调配或煎煮。如竹茹、谷精草等需成一定剂量的小团状，桑叶需揉搓成小碎片等。

（五）炒

炒制分清炒和加辅料炒。炒时应火力均匀，不断翻动。掌握加热温度、制时间及程度要求。

1. 清炒　即不加辅料的炒法。清炒包括炒黄、炒焦和炒炭。

（1）炒黄　将药用文火炒至表面微黄或较原色加深，并可嗅到药物固有的气味为度。种子类药材要炒至爆裂，使之松脆。目的是使药物易于粉碎，有效成分易于煎出，并可缓和药性，降低毒性，破坏某些药物中的酶，从而保存有效成分。常用炒黄的药物有牛蒡子、牵牛子、白芥子、莱菔子、葶苈子、紫苏子、瓜蒌子、冬瓜子、决明子、苍耳子、蔓荆子、莲子、王不留行、火麻仁、郁李仁、酸枣仁、薏苡仁、白果、芡实等。

（2）炒焦　将净制或切片后的药物置热锅内，用中火加热，不断翻动，炒至药物表面焦褐色并有焦香气为度。目的是缓和药性，增强药物消食止泻的功效。常用炒焦的药物有山楂、栀子、槟榔等。

（3）炒炭　将药物置热容器内，用武火或中火加热，不断翻动，炒至表面焦黑色、内部焦黄色或焦褐色为度，喷淋清水少许以灭火星，取出，晾干。其目的是使药物产生或增强止血作用。常用炒炭的药物有大蓟、小蓟、姜、梅、地榆、侧柏叶、卷柏、茜草、贯众、蒲黄、槐角、荆芥、藕节等。

2. 加辅料炒　将某种辅料放入锅内加热至规定程度再投药物共同拌炒。辅料有中间传热的作用，能使药物受热均匀，炒后质变酥脆，减低毒性，缓和药性，增强疗效。常用的加辅料炒法有：麸炒、米炒、土炒、砂炒、蛤粉炒、滑石粉炒等。

（1）麸炒　用武火将锅烧热，撒入麦麸，至起烟时投入药材，不断翻动并适当控制火力，炒至药材表面呈米黄色或深黄色时取出，筛去麸皮，放凉即得。每100kg药物用麦麸10～15kg。目的是缓和药性，矫味矫臭，增强健脾之功。常用麸炒的药物有苍术、僵蚕、枳实、枳壳、扁豆、山药等。

（2）米炒　先将锅烧热，加米于锅内，炒至冒烟时投入药物共同拌炒，米呈焦黄色或焦褐色、药物挂火色时取出，筛去米即得。每100kg药物约用米20kg。其目的是增强药物健脾止泻的作用，降低药物毒性、矫正不良气味。常用米炒的药物有党参、红娘子、斑蝥等。

（3）土炒　将细土粉（灶心土）置锅内，武火加热至灵活状态，随即投入药材拌炒，至药材表面均匀挂上一层土粉并透出土香气时取出，筛去土，放凉即得。每100kg药物用灶心土（伏龙肝）25～30kg。其目的是增强温中补脾、止呕止泻之功。用于治疗脾胃疾患的药物，经土炒后，能增强其固脾止泻的功效。常用土炒的药物有山药、白术、扁豆、薏苡仁等。

（4）砂炒（烫）　取处理后的河砂置于锅内，用武火加热至滑利、翻动灵活时，投入药材，不断翻动，至质地酥或鼓起、外表呈黄色或较原色加深时取出，筛去砂，放凉或趁热投入醋中略浸，取出干燥即得。砂的用量一般以能淹没药物为度。其目的是便于粉碎和煎煮，降低毒性，矫味矫臭，有利于去毛。常用砂炒的药物有鳖甲、龟板、穿山甲、鸡内金、骨碎补、马钱子、狗脊等。

（5）蛤粉炒　将研细过筛后的蛤粉置锅内，中火加热至灵活状态，投入药材，不断翻动，至鼓起、内部酥松时取出，筛去蛤粉，放凉即得。每100kg药材用蛤粉30～50kg。其目的是使药材质地酥脆、便于调剂和制剂；降低药物的滞之性，矫正不良气味，同时能增强清热化痰的功效。常用蛤粉炒的药物有阿胶等。

（6）滑石粉炒　将滑石粉置于锅内，加热至灵活状态时，投入药材，不断翻动，至质地松泡酥脆、颜色加深时取出，筛去滑石粉，放凉即得。每100kg药材用滑石粉40～50kg。目的是使药材质地松泡酥脆，便于煎煮和粉碎，降低药物毒性，矫正不良气味。常用滑石粉炒的药物有鱼鳔、黄狗肾、象皮、刺猬皮、水蛭等。

（7）两味同炒　①吴茱萸炒黄连：先将吴茱萸放入锅内加热，炒至略鼓起时，再将黄连倒入拌炒至吴茱萸完全鼓起，使黄连微焦黄色为度。目的是抑制黄连苦寒之性，增强泻肝降逆之功。②小茴香炒当归：先将小茴香放入锅内加热，炒至微有爆鸣声时，再将当归倒入急炒，至小茴香膨胀鼓起，使当归呈黄色，散发芳香气为度。目的是增强行气散寒，活血止痛，理疝的功效，一般用于寒疝疼痛或少腹胀痛等症。③菟丝子炒枸杞子：将净枸杞子用菟丝子拌炒至鼓起，筛去菟丝子。目的是用菟丝子助阳之力，使枸杞子既可填精益髓，又可益肾壮阳，可用于元阳气衰，阴虚精滑等证。

❓ **想一想**

医生辨证论治正确，药证相符，疗效却不好，这是为什么？

答案解析

（六）炙

将净选或切制后的药物加入一定量液体或辅料拌炒，使辅料逐渐渗入药物组织内部。根据所加辅料的不同，可分为酒炙、醋炙、盐炙、姜炙、蜜炙及油炙等法。

1. 酒炙　取净药材加酒拌匀、闷透，置锅内用文火炒干，取出放凉。酒炙法所用的酒以黄酒为佳。每100kg药物用黄酒10～20kg；有的地区亦有用白酒的，用量宜减半。其目的在于改变药性，引药上行；增强活血通络作用，矫臭矫味。常用酒炙的药物有黄连、大黄、常山、乌梢蛇、蕲蛇、蟾酥、川芎、白芍、续断、当归、牛膝（怀牛膝）、威灵仙等。

2. 醋炙　取一定量的米醋与药物拌匀，放置闷润，待被吸尽后，置锅内用文火炒至一定程度，取出放凉。每100kg药物用米醋20～30kg，最多不超过30kg。其目的在于引药入肝，增强活血止痛作用，降低毒性、减少副作用，矫臭矫味。常用醋炙的药物有甘遂、商陆、柴胡、延胡索、香附、三棱、青皮、乳香、没药、五灵脂、艾叶、莪术、红大戟、狼毒等。

3. 盐炙　即将净选或切制后的药物，加入一定量的食盐水溶液拌炒的方法。其操作方法有两种：①先拌盐水后炒药。将一定量的食盐加适量水溶化，与药物拌匀，放置润，待盐水被吸尽后，用文火炒至一定程度，取出放凉或干燥。②先炒药后加盐水，适用于含黏液质较多的药物。先将药物置锅内，炒至一定程度，再喷盐水，用文火炒干，取出放凉即得。每100kg药物用食盐2～3kg。目的是引药下行，增强滋阴降火的作用。常用盐炙的药物有知母、泽泻、巴戟天、小茴香、杜仲、补骨脂、橘核、益智仁、黄柏、沙苑子、荔枝核、车前子、砂仁、菟丝子等。

4. 姜汁炙　先将生姜捣烂，压榨取汁，取姜渣再加水适量重复压榨1次，合并汁液，即为姜汁；如用干姜，捣碎后加水煎煮2次，取汁。然后将净药材加入姜汁拌匀，置锅内用文火炒至姜汁吸尽或至规定程度时，取出晾干。每100kg药物用生姜10kg。其目的是制其寒性，增强和胃止呕作用，缓和毒副作用，增强疗效。常用姜汁炙的药物有厚朴、竹茹、草果等。

5. 蜜炙　先将一定量的"炼蜜"加适量开水稀释，与药物拌匀，放置闷润，使蜜逐渐入药物组织内部，然后置于锅内，用文火炒至颜色加深且不粘手时，取出摊凉即得。每100kg药物用炼蜜25kg左右。其目的是增强润肺止咳、补脾益气的作用，缓和药性，矫味矫臭，消除毒副作用。常用蜜炙的药物有甘草、黄芪、党参、紫菀、马兜铃、百部、白前、枇杷叶、款冬花、旋覆花、桑白皮、百合、麻黄、金樱子等。

6. 油炙 油炙最常用的有两种方法。①油炒：先将羊脂切碎，置锅内加热，炼油去渣，然后取药材与羊脂拌匀，用文火炒至油被吸尽、药物表面呈油亮时取出，摊开晾凉。②油炸：取植物油，倒入锅内加热至沸腾时，倾入药物，用文火炸至一定程度取出，沥去油，碾碎。目的是增强温肾助阳作用，便于粉碎和制剂。常用油炙的药物有淫羊藿、蛤蚧等。

✎ 练一练

答案解析

1. 适宜盐炙的药物组是（　　）（单项选择题）

A. 续断、黄柏　　　　　　B. 泽泻、黄柏　　　　　　C. 续断、柴胡

D. 黄柏、厚朴　　　　　　E. 杜仲、白前

2. 用醋炮制药物时，可起到以下作用（　　）（多项选择题）

A. 引药入肝　　　　　　　B. 增强活血止痛作用　　　C. 降低毒性

D. 减少副作用　　　　　　E. 矫臭矫味

（七）煅

将药物直接放于无烟炉火中或适当的耐火容器内煅烧。有些药物煅红后，还要趁其炽热时投入规定的液体辅料中"浸淬"。根据操作方法和要求的不同，又分明煅、煅淬、闷煅（扣锅煅）三种。

1. 明煅 取净药材，砸成小块，置无烟炉火上或适宜的容器内煅至酥脆或红透时取出，放凉，碾碎。目的是使药物疏松或失去结晶水，便于粉碎或煎煮，增强药物的收敛作用。常用明煅的药物有：白矾、寒水石、龙骨、牡蛎、石膏、瓦楞子、石决明、花蕊石、钟乳石、阳起石等。

2. 煅淬 将药物按明煅法煅烧至红透，趁热投入一定量的淬液或冷水中，骤然冷却，使之酥脆。多适用于质地坚硬，经过高温仍不能酥松的矿物类、介壳类药物。目的是改变药物的理化性质，增强疗效，减少副作用，除去不纯成分，使药物酥脆，易于粉碎，利于调剂和制剂。常用煅淬的药物有：自然铜、代赭石、炉甘石、磁石等。

3. 扣锅煅（焖煅） 将药物置于锅中，上盖一较小的锅，两锅结合处用盐泥封严，盖锅上压一重物以防止锅内气体膨胀而冲开锅盖，待泥稍干后，加热煅烧至透为度（全部炭化）。目的是为了改变药物的性能，产生新的疗效，增强止血作用，有毒药物经煅炭后可降低毒性。常用扣锅煅的药物有：血余炭、棕榈、灯心、荷叶、干漆、露蜂房等。

（八）蒸

取净药材，依照各药材品种炮制项下的规定，加入液体辅料拌匀（清蒸除外），置适宜的容器内，加热蒸透或蒸至规定程度，取出，干燥即得。目的是改变药物性能，扩大用药范围，减少副作用，利于贮存。常用蒸的药物有：何首乌、黄芩、女贞子、桑螵蛸、地黄、黄精、肉苁蓉、山茱萸、五味子等。

（九）煮

取净药材加水或液体辅料共煮（在100℃左右的温度下较长时间加热），辅料用量照各药品种炮制项下的规定，煮至液体完全吸收或切开无白心时为度。目的是消除或降低药物的毒性，改变药性，增强药效，清洁药物。常用煮的药物有：珍珠、藤黄、川乌（乌头）、草乌、远志、白附子、吴茱萸、硫磺等。

（十）燀

即取净药材投入沸水中，翻动片刻，捞出。有的种子类药材燀至种皮由皱缩至舒展而能搓去时，捞出，放冷水中浸泡，除去种皮，晒干。其目的是为了在保存有效成分的前提下，除去非药用部分或剥取药用部分。常用燀的药物有：苦杏仁、白扁豆、桃仁等。

（十一）煨

将药物用湿面或湿纸包裹，置于加热的滑石粉中或埋于热火灰中，或将药物直接置于加热的麦中，煨之使熟为度。目的是除去药物中的部分挥发性及刺激性成分，以降低副作用，缓和药性，增强疗效。常用煨的药物有：肉豆蔻、诃子、木香、葛根等。

（十二）制霜

取净药材碾碎如泥状，经微热后，压去部分油脂，制成符合一定要求的松散粉末。其目的是为了降低毒性，缓和药性，消除副作用，增强疗效。常用制霜（去油成霜）的药物有：巴豆、千金子、柏子仁等。

（十三）水飞

将药材置乳钵内，加入适量清水，研磨成状，再加适量水搅拌，粗粉即下沉，及时倾出混悬液，下沉的粗粒再行研磨，如此反复操作，直至研细为止。最后将不能混悬的杂质弃去，将前后倾出的混悬液合并静置，研磨成极细粉末。目的是为了使药物更加细腻和纯净，便于内服和外用，并防止药物在研磨时飞扬。常用水飞的药物有：朱砂、雄黄、滑石、炉甘石等。

❤ **药爱生命**

胡庆余堂的"金铲银锅"——国家一级文物，被誉为中华药业第一国宝。为了制作紫雪丹而制造的。所谓温病三宝之一的"局方紫雪丹"（另两种安宫牛黄丸、牛黄至宝丹）是胡雪岩开创胡庆余堂时为继承南宋《太平惠民和剂药局》的一味重要药品，它有严格的炮制要求和繁复的工艺。操作过程中，其中有一味"朱砂"，容易与铜和铁发生化学反应，为确保药效不受损失，胡雪岩不惜工本，耗黄金133g、白银1835g，打造"金铲银锅"这样昂贵的制药工具，体现"修制务精"的敬业精神。

二、中药饮片临方炮制记录

表 2－10 中药饮片临方炮制记录表

单位：

日期	品名	数量 kg	炮制目的	炮制依据	所用辅料	质量验收	验收员	操作人

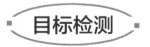

目标检测

答案解析

一、最佳选择题（每题有一个正确答案）

1. 临方炮制，突出"临方"的特点，包括（　　）

　　A. 清炒、加辅料炒、醋、蜜、盐炙　　　　　B. 清炒、蜜炙、盐炙、醋炙

　　C. 加辅料炒、盐炙、蜜炙、醋炙　　　　　D. 清炒、加辅料炒

2. 调配处方时宜炒焦的药物是（　　）

　　A. 冬瓜子　　　　　B. 川楝子　　　　　C. 乌梅　　　　　D. 马钱子

3. 竹茹的加工方法是 （　　）

    A. 碾捣   B. 制绒   C. 青黛拌衣   D. 揉搓

4. "逢子必炒" 的目的是

    A. 改变或增强药物作用的趋向   B. 缓和药性

    C. 增强药效   D. 改变药物作用部位或增强对某部位的作用

5. 调配前宜酒炙的是 （　　）

    A. 乌梢蛇   B. 五灵脂   C. 益智仁   D. 百部

二、多项选择题 （每题有两个及以上正确答案）

1. 调配处方时，宜捣碎的药物有 （　　）

    A. 酸枣仁   B. 鳖甲   C. 牡蛎   D. 桃仁   E. 石膏

2. 根据操作方法和要求的不同，将煅法分为 （　　）

    A. 明煅   B. 煅淬   C. 闷煅   D. 煨法   E. 炒炭

3. 中药临方炮制时，有些中药具有浓烈刺激性气味或腥味，调剂人员可通过加 （　　） 辅料炮制，
可以达到矫臭、矫味、有利于患者服用的目的。

    A. 酒   B. 醋   C. 盐   D. 姜   E. 油

三、简答题

1. 简述中药饮片临方炮制的目的？

2. 简述蒸法、煮法、燀法、水飞法的炮制特点及目的？

（王　园）

书网融合……

📄 重点回顾   📱 微课   📄 习题

项目九　中药临方制剂

PPT

导学情景

情景描述： 王阿婆患有慢性肾脏疾病，常年在市中医医院肾病科就诊。她按医嘱口服中药汤剂进行治疗，肾功能控制得不错。和许多退休的同龄人一样，王阿婆喜欢外出旅游，但带着大包小包的中药总是不便，她推了好几次与姐妹们欢聚旅游的机会，这让王阿婆十分犯愁。不过从5月起，市中医医院推出"中药临方定制加工"服务，王阿婆成为第一批享受这一服务的患者。她的中药被制成方便携带和服用的浓缩丸剂，分量轻了、体积小了。有了这项服务以后，带药不再成为王阿婆外出旅游的烦恼。

情景分析： 根据中医师对患者辨证论治后开具的中药处方，按照规范工艺流程将中药加工成浓缩丸剂或颗粒剂，为患者"量体裁衣"制作的适合个人病情的制剂，适用于需要服用中药至少2周的病情稳定的患者。患者一天只需口服两到三次，与传统汤剂相比，便于携带和保存，还解决了许多汤剂口感不佳、患者（尤其是儿童）依从性不好的问题。

讨论： 1. 什么时候需要使用临方制剂？

　　　2. 如何保证临方制剂的质量？

学前导语： 中药临方制剂是中医临床用药的特色与优势临床应用灵活，治疗效果明显，因不同剂型对疾病的治疗作用不同进而也影响临床疗效。本项目主要介绍中药临方制剂。

任务一　中药临方制剂概述

一、中药临方制剂的概念

中药临方制剂是指根据中医师对病人辨证论治后开具的处方，由中药专业人员按照相关中药制剂的传统工艺将处方药物代患者加工成不同的剂型，以便满足疾病治疗需要，使疾病得到及时、合理的治疗，是为单个病例或单种病症"量体裁衣"制作出适合病情的制剂。

临方制剂多为小型制剂，而且处方用药灵活多样，因此配制要求也与大生产制剂要求有所不同，主要是传统的手工制作，制备过程技术性较强。所以操作人员除具有必要的制剂理论知识外，还必须在实践中学习，积累经验，熟练地掌临方制剂的操作技能。

二、中药临方制剂的特点

传统中医药一直秉承一人一方、一人一剂的个体化质量，也是中医药的特色治疗，临方制剂可根据患者病情、药物的性质、用药部位及服药季节不同而选择不同的剂型。其特点是辨证施治，随证加减，一人一方，将不便熬制、携带的中药汤剂由制剂室制成丸剂、合剂、糖浆剂、膏方等适合剂型。还可调配成渗滞药包、外敷贴膏、外用软膏、局部散剂等剂型供患者外用。

三、临方制剂的适应范围

（一）预防疾病

每年季节交替变换时，是流感、感冒的高发季节，体质较弱的幼儿及老人经常容易被感染。为了更好的防治这类疾病，临床上通常会使用茶饮、外用贴剂（三九贴、三伏贴等）、膏方等剂型进行预防与调理。

（二）慢性病、治未病的调理

对于病情稳定需要较长时间治疗的患者，如：慢性肝病、慢性肾病、慢性胃病等，其用药特点是服用时间长，服用量大，显然汤剂并不是最佳的治疗剂型。可根据医生及患者的用药需求，为患者配制相应的丸、散、膏、丹等剂型对其进行调理。冬季是慢性病的高发季节，可选用膏方因人而异、因时而异、因地而异对疾病进行调理和治疗。

（三）中医特色治疗

推拿、针灸、按摩等穴位治疗为中医治疗的一大特色。在穴位治疗中，通常会使用药石或针灸对穴位进行相应的刺激，进而达到治疗目的。为了更好的辅助穴位治疗，可根据用药部位、用药时间不同，为患者配制相应的渗滞药包、外敷贴膏、外用软膏、局部散剂、外用熏洗剂等剂型以协同疗效。

（四）改善用药体验

传统汤剂虽起效快，操作简单，但其口感苦涩，又不便于携带、贮藏，长期使用存在苦寒败胃等弊端，使患者望而却步。可根据制剂要求，将汤剂制成丸剂、合剂、糖浆剂、膏方等适合剂型满足用药需求。不但节约了经济和时间成本，同时也带来了更好的用药体验。

👁 **看一看**

中药临方制剂是中医临床用药的特色与优势，既符合中医辨证施治的内在需求，又能解决药厂无法批量生产的瓶颈问题，特别适合需长期服药或对口感有特别要求的患者。长期以来，汤剂一直是中医临床使用最广泛、最主要的剂型，但汤剂味道苦涩难咽且不便携带及储存等缺点制约着其发展。许多患者也认可中药具有良好的功效，但在用药过程中却为了省事常放弃使用中药，这种"认可中医却又拒绝中药"的现象普遍存在。临方制剂的出现，在一定程度上可解决此类问题。

任务二　常用中药临方制剂的操作及质量要求

中药临方制剂主要以丸、散、膏、酒、合剂、酊剂等传统制剂为常用剂型。

一、丸剂

丸剂是指将药物细粉或药材提取物加上适量的黏合剂或其他辅料制成的球形或类球形制剂。根据加入赋形剂的不同，丸剂可分为多种类型，但临方制剂主要以蜜丸、水丸为多。

（一）蜜丸

蜜丸系指药物细粉用炼蜜作为粘合剂（赋形剂）制成的丸剂。

1. 制备方法　先取蜂蜜炼赋形剂。炼蜜程度有 3 种：嫩蜜（105～115℃）、中蜜（116～118℃）、老蜜（119～122℃）。制备蜜丸时，应根据气候、药物的黏性等情况，选择合适的炼蜜。然后将药物的细粉摊在泛丸匾内或乳钵中，再放入适量的炼蜜，趁热搅拌合匀，取出搓成大小不同的丸粒。如方中有大枣，可煮后除去核、皮并捏成泥状与药粉混合均匀，再加入适量炼蜜塑制成丸。如须以朱砂为衣，则在成丸后加入适量朱砂细粉滚匀即可。若为水蜜丸，成型后还须经干燥处理。

2. 质量要求

（1）重量差异　以一次服用量最大丸数为 1 份（丸重 1.5g 以上的丸剂 1 丸为 1 份），取供试品 10 份，分别称定重量，再与总示总量（一次服用量最高丸数×每丸标示量）或标示重量相比较，应符合表中规定（表 2–11）。超出重量差异限度不得多于 2 份，并不得有 1 份超出限度 1 倍。

（2）蜜丸外形圆整，柔软滋润，无空心，颜色一致，表面无皱皮、返砂，散块后能搓合还原。其他各项均应符合《中国药典》的质量要求。

表 2–11　丸剂重量差异限度表

标示总量	重量差异限度
0～0.05g	±12%
0.05～0.1g	±11%
0.1～0.3g	±10%
0.3～1.5g	±9%
1.5～3g	±8%
3～6g	±7%
6～9g	±6%
9g 以上	±5%

（二）水丸

水丸系指药物细粉用冷开水、药汁或其他液体做黏合剂（如黄酒、醋等）制成的丸剂具有崩解迅速、吸收快等特点。

1. 制备方法　水丸的操作包括起模子（起母子）、成型包衣等。首先按照药粉的多少及处方药的性质来决定起模子的粉量（一般是总药量的 2%～5%）。操作时，将少量水或药液倒于药内，然后用小帚刷匀，撒上药粉（模粉应超过 100 目筛），起旋转，使药粉均匀地贴附在上，另用小帚沿药粉逐渐别刷，使药粉成为潮湿、细小的颗粒，然后两手执匾，不断地轻轻旋转后，再加入适量清水或药液，用小帚刷匀，两手执旋转后，再加入适量药粉，如此反复操作（手工操作要特别注意交替使用团、拉、撞、翻、旋等手法），至丸粒达到规定的标准后，筛选匀净的颗粒，除去畸形或过大过小的颗粒。

水丸制成后，应置通风处晾干，然后再晒干或低温烘干，不宜立即进行烘、晒，以防变色或出现两面色。干燥温度一般以 60℃为宜，不应超过 70℃，避免暴晒。特别是含挥发性药物丸剂，应在低温下进行通风干燥，或待通风干燥后，再置低温下短时干燥。在干燥过程中，除保持清洁外，还要不断翻动，以使色泽一致。

此外，根据医疗的需要，常将水丸包上不同的外衣。包装用料一般根据处方要求而定，常用的有滑石粉、朱砂、代赭石粉、石粉、青黛等。方法是将干燥的水丸置在药内，加适量黏合剂，如"淀粉糊""桃胶水"等，不停转动，使水丸表面全部湿润，加入适量包衣粉，再继续不停转动均匀，然后取出晾干。

2. 质量要求

（1）重量差异　以10丸为1份（丸重1.5g及1.5g以上的以1丸为1份），取供试品10份，分别置已称定重量的称量瓶中，称定总重量，求出每1份供试品重量。必要时求出每份平均重量。

（2）丸粒大小均匀，光滑平圆，无粗糙纹，颜色一致，不透油渗色，轻握不脱壳。

二、散剂

散剂系指一种或多种药物混合均匀制成的粉末状制剂。根据医疗作业的不同，又分为内服散剂和外用散剂。

古有"散者散也，去急病"的记载，说明散剂有发散和奏效迅速的特点。此外，散剂还有制法简便、容易配制、运输、携带都较方便的优点。其缺点是某些药物增加了不良气味和刺激性，且易吸潮变质。

配制散剂应根据临床医疗需要和药物性质的不同，分别对药物采用混合或单独或串碾的方法进行粉碎。如单味散剂：降低转氨酶的五味子散，治疗遗精的生鸡内金散、刺猬皮散等。复方散剂：小儿寒性腹痛的丁桂散（丁香、肉桂等），口腔溃疡的苍倍散（苍术、五倍子等）。内服散剂，一般要求过80～100目筛；如用于消化道溃疡病、儿科和外用散剂，则过120目筛；眼用散剂过200目筛。

1. 制备方法　散剂的操作过程是运用机械力或人力将固体药物粉碎或碾碎成适宜的细度，并与处方中其他药物研匀成粉。在操作过程中，要掌握共研、分研、分别配研、掺研、套研等配研或"等量递增"等方法，以研细、研匀、色泽一致为原则。所以应根据药物种类和性质的不同而分别采用不同的方法。

（1）一般药物粉碎前应先进行烘晒，然后趁其干燥、质地酥脆时，用小型粉碎机、球机或铁碾船研细，然后过筛，混合均匀，即共研法。

（2）含黏性糖类　此类药物粉碎时比较困难，如地黄、黄精、玉竹、大枣等，一般采用"串料"的方法进行粉碎，即将上述药物烘热（或加入适量水煮烂），与处方中其他含淀粉较多的药物同捣，烘干后再研粉过筛。另一种方法是将药物切成薄片，然后烘干，趁热快研，过筛，剩余的残渣经烘烤后再研成细粉，过筛。

（3）含脂肪油类　此类药物如与其他药物混研，则难以成粉末。如桃仁、杏仁、柏子仁、核桃仁（胡桃肉）、郁李仁等，所以常采用"串油"的方法，即掺研法。将这些药物单独捣碎研磨后，再掺入其他适量的细粉同研，过筛。这样边研、边掺、边筛，直至完全研成细粉为度。

（4）树脂类　此类药应分研后再与其他药物的细粉用"等量递增"的方法研匀。如乳香、没药、血竭等，在粉碎前既不能曝晒，也不能烘烤，尤其在夏季湿度较高时，更难以粉碎研细。可置放于石灰缸内，经干燥后研成细粉，过筛。

（5）动物类　此类药物由于入药的部位不同，所以有的质地坚硬、有的质地柔软、有的质地柔韧，在粉碎时应根据药物的不同性质分别加工。例如狗骨等质地坚硬的药物，应用铁砂炙酥后打碎研粉；蕲蛇、乌梢蛇、蛤蚧、海马等质地柔，应切成小块，烘焙后研粉；凤凰衣、露蜂房等质地柔软的药物，则应剪细，烘焙后研粉。

（6）生用介壳或矿物类　此类药物质地坚硬，应先粉碎成粗末，再另行研成极细粉末，大多采用"水飞"法。

（7）芳香类　由于此类药物多含挥发油，所以一般只能晾晒干燥后再进行粉碎研粉，切忌烘烤。

（8）贵重细料药类　因此类药物具有价贵、用量少、疗效高的特点，如牛黄、麝香、冰片等。所以在研粉时，必须分研后再用"等量递增"法合匀。

（9）毒性类　如藤黄、斑蝥、马钱子、巴豆霜等，一般应单独粉碎后，用"等量递增"法混合均匀，并按药典规定加入稀释剂制成倍量剂，其成分含量应符合药典规定，以防中毒。对所用过的工具如碾船、乳钵、箩筛等，均需洗涤干净。

2. 注意事项

（1）散药混匀时若两药比重相差过大，应将比重较大的成分加到比重较小的成分中混合。大剂量散剂配制混合后，须再次过筛，使成品均匀。

（2）用于深部组织创伤及溃疡面的外用散剂，应在清洁无菌的环境下配制，保证药品的卫生质量。

（3）散剂中加入的稀释剂、着色剂、矫味剂等，均应符合《中国药典》或有关药品标准的规定。

（4）一般散剂应密闭贮藏，含挥发性药物或易吸潮药物的散剂应密封贮藏。

3. 质量要求

（1）细粉应干燥、疏松、柔和均匀、色泽一致，无粘结、凝块等。

（2）重量差异　取供试品 10 袋（瓶），分别称定每袋（瓶）内容物的重量，每袋（瓶）的重量与标示装量相比较，超出限度的不得多于 2 袋（瓶），并不得有 1 袋（瓶）超出限度 1 倍。详见表 2 - 12。

表 2 - 12 散剂装量差异限度表

标示装量	装量差异限度
0 ~ 0.1g	±15%
0.1 ~ 0.5g	±10%
0.5 ~ 1.5g	±8%
1.5 ~ 6g	±7%
6g 以上	±5%

👁 **看一看**

李东垣《珍珠囊补遗药性赋》曰："大抵汤者荡也，去久病者用之；散者散也，去急病者用之；丸者缓也，不能速去其病，用药徐缓而治之也"，表明不同的疾病治疗需要采用不同的剂型。鉴于中药临方制剂的特点，固体制剂和半固体制剂因剂量准确、生产方便、患者依从性好等优点，是当前临方制剂中占有率较高的制剂形式。

 练一练

1. 制备散剂时，质量要求应符合（　）（多项选择题）

A. 细粉应湿润　　　　　　　B. 疏松、柔和均匀　　　　　C. 色泽一致

D. 无粘结　　　　　　　　　E. 凝块

2. 临方制剂时，宜采用"水飞法"的药物有（　）（多项选择题）

A. 朱砂　　　　　　　　　　B. 雄黄　　　　　　　　　　C. 芒硝

D. 煅炉甘石　　　　　　　　E. 石膏

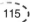

答案解析

三、膏滋（煎膏剂）

膏滋系指药物经加水多次煎煮，过滤去渣浓缩后，加糖（白糖、冰糖、红糖）或炼蜜制成的呈半

流体状态的制剂。

1. 制备方法 膏滋的制备主要分三步。

（1）煎煮 按医生的处方称取饮片，加水浸泡，再煎煮2~3次，每次加水待沸后再煮2~5小时，然后压榨取汁，过滤，合并滤液。

（2）浓缩 将合并的滤液静置1~2小时（夏天要早滤），取上清液置适宜的锅中浓缩成稠膏，取少许稠膏滴于滤纸上检视，以无渗透水迹为度，即得清膏。

（3）收膏 取清膏与中蜜（炼蜜）或冰糖、白糖（微炼、除沫）各等量混合，搅拌均匀，装入灭菌瓶中封存。一般加炼蜜或糖的量不超过清膏量的3倍。

2. 质量要求

（1）膏滋的质量要求浓稠适度，取少许以手触之应细，无残渣。

（2）无焦臭和酸败味。

（3）贮藏一定时间后，允许有少量沉淀物，但不得霉败变质。

（4）菌检不得含有大肠杆菌，含杂菌总数每毫升不得超过100个。

（5）每瓶装量与标示量比较，装量差异限度应符合规定。

四、膏药

膏药系指药物由植物油与红丹粉等经高温炼制而成的外用制剂。

1. 制备方法 膏药的制备过程可分为三步：

（1）煎炸药物 将适宜油炸的药物打碎或切断，置油中浸泡，然后用先文后武的火力煎炸药物，使药物在油温220~240℃以内炸枯。对不耐油炸的药物应待其他药物炸至枯黄时加入，再炸至深褐色为度，捞出药渣；

（2）炼油下丹 将油继续升温至320~330℃时，即可"滴水成珠"，这时改用中火或离火放置，待油温降至270℃时加入红丹粉，充分搅拌使之化合。注意下丹搅拌时应离火较远，防止油液外溢，造成火灾。对含挥发性的药物及矿物和贵重药物应研成细粉，在温度降至70℃以下时或在摊涂膏药时熔化后加入。

（3）去火毒 一是下丹后使之充分化合，待温度稍降即倒入冷水中浸泡数日，然后捏去药料中的水分；二是直接置于露天中半个月左右。

2. 质量要求

（1）老嫩适宜，粘贴于皮肤上不流、不脱落、不移动。

（2）外观油润细腻，对皮肤无刺激性。

（3）摊涂差异不得超过±5%。

五、酒剂

酒剂又称药酒，系用白酒浸制药物而得的澄明液体制剂（白酒含醇量约为50%~60%）。

1. 制备方法 取药物饮片，制成适当粗细颗粒（薄片不需破碎），采用冷浸法或热浸法等加白酒浸制。

（1）冷浸法 将加工炮制后的药材置适宜容器（瓷缸等能密封的容器）中，加入规定量的白酒，密封，置暗处浸15~20天（每7天搅拌1次），吸取上清液，压榨药渣取汁，合并后过滤，酌加调味剂（冰糖或蜂蜜，其量视处方规定而定），搅拌溶解，密封静置14天以上，过滤澄清，分装。

（2）热浸法 将药物装入酒浸容器内，加入规定的白酒量，置水浴锅中，隔水加热至水沸，立即取出，倾入缸中，酌加调味剂，严封容器，浸渍15~20天，吸取澄清液与药渣的压榨汁合并，密封，静置适宜时间，过滤澄清，分装。

（3）回流法 将加工炮制后的药材与白酒、糖（或蜜）同置密闭提取罐中，蒸汽加热回流，提取3次，合并滤液，置不锈钢罐中静置3~4个月，取上清液滤过澄清，分装。

（4）渗漉法 将加工炮制后的药材置渗漉器中，由上边不断加入白酒渗过药材，由下端流出浸出液，过滤澄清，分装。

2. 注意事项

（1）生产酒剂所用的药材，一般应适当加工成片、段、块、丝或粗粉

（2）生产内服酒剂应以谷类酒为原料。

（3）酒剂可各按该品种项下的规定，加入适量的糖或蜂蜜调味。

（4）配制后的酒剂须静置澄清，滤过后分装。

（5）酒剂应密封，置阴凉处贮藏。

3. 质量要求 外观应澄明无沉淀，久贮可有少量沉淀，但经振摇后能散开；白酒的含醇量应符合《中国药典》规定。

六、合剂

中药合剂系指中药材经提取、浓缩而制成的内服液体剂型。中药合剂一般根据协定处方和药物性质，采用煎煮法、渗漉和蒸馏法来制备，必要时可加适量防腐剂与矫味剂。配制中药合剂的目的在于保持汤剂特点并克服汤剂临时煎服的麻烦，缩减体积，便于服用、携带和贮存。但是合剂不能随证加减，故不能代替汤剂。

1. 制备方法 中药合剂的制法与汤剂相似。按处方称取药材饮片，置煎锅内，加水至淹没药面3~5cm，浸泡20~30分钟左右，加热煎煮，未沸之前用武火，沸后改为文火（并注意补加水量）。一般煎煮2次，每次1~2小时，滤出药液，压榨弃渣，合并，静置沉淀，再过滤，加热浓缩至每剂量为20~50ml，必要时加矫味剂与防腐剂。分装于经灭菌的瓶内，加贴标签即得。

在制备过程中，亦可根据药材及其所含成分的性质，采用先煎、后下、包煎、另煎、烊化兑入等程序，确保合剂质量，提高疗效。

此外，还可采用渗漉法、蒸馏法、水煮醇沉法等来制备中药合剂。若处方中含有芳香性药物如薄荷、荆芥、木香、川楝子、细辛、菊花、肉桂等，可先采用蒸馏法提油，然后将药渣并入其他药物中煎煮。有的药物成分对热敏感，可选用渗漉法，并在减压下浓缩至一定体积。水煮醇沉法沉淀的使用要慎重，在中药成分尚不十分清楚的情况下，很难确保在沉淀物中不含有效成分；同时要注意方剂各成分有无可能生成难溶性成分，滤过遗弃可能影响成品质量。

2. 注意事项

（1）除另有规定外，药材应洗净，适当加工成片或粗粉，按各该品种项下规定的方法提取、纯化至规定的相对密度；含有挥发性成分的药材宜先提取其挥发性成分，再与余药共同煎煮。

（2）合剂应在清洁避菌的环境中配制并及时灌装于无菌的洁净干燥容器中。

（3）中药合剂常含有糖类、蛋白质类等，久存易引起发酵或生霉变质，应注意防腐。

（4）在生产过程中，要严防微生物的污染，注意用具清洁，环境卫生。成品应贮藏在阴凉处。

3. 质量要求

（1）合剂若加蔗糖作为附加剂，除另有规定外，其含蔗糖量不得高于20%（g/ml）。

（2）除另有规定外，合剂应澄清。不得有酸败、异臭、产生气体或其他变质现象。

（3）一般应制定相对密度、pH等检查项目。

（4）合剂应密封，置阴凉处贮藏。在贮藏期内允许有少量轻摇易散的沉淀。

七、酊剂

酊剂系指将药物用规定浓度的乙醇提取或溶解而制成的澄清液体制剂，亦可用流浸膏稀释而成。

1. 制备方法

（1）溶解法或稀释法按处方称取药物粉末或流浸膏，加规定浓度的乙醇适量，溶解或稀释，静置，必要时过滤即得。

（2）浸渍法取适当粉碎的药材，置有盖容器中，加入溶剂适量，密盖，搅拌或振摇，浸渍3～5日或规定的时间，倾取上清液，再加入溶剂适量，依法浸渍至有效成分充分浸出，合并浸出液，加溶剂至规定量，静置24小时，过滤即得。

（3）浸渍法用适量溶剂渗漉，至流出液达到规定量后静置，过滤即得。

2. 注意事项

（1）除另有规定外，含有毒性药的酊剂每100ml应相当于原药物10g；其他酊剂每100ml相当于原药物20g。

（2）含有毒性药的酊剂，其有效成分明确者，应根据其半成品的含量加以调整，使其符合各该配剂项下规定。

（3）酊剂应制定乙醇量项目的检查。

（4）酊剂应置遮光密封容器内，在阴凉处贮藏。

3. 质量要求 酊剂久置产生沉淀时，在乙醇和有效成分含量符合各该品种项规定的情况下，可过滤除去沉淀。

❓ 想一想

面对众多中药临方制剂的剂型，该如何针对性的选择？

答案解析

❤ 药爱生命

《神农本草经》序中指出："药性有宜丸者，宜散者，宜水煮者，宜酒浸渍者，宜膏煎者，亦有一物兼宜者，亦有不可入汤酒者，并随药性，不得违越"。如附子、川乌等由于毒性较大，需要先煎；而善于杀虫消积的驱虫药雷丸，煎煮使用会使其蛋白分解酶（雷丸素）失去活性，故在临床使用过程中需研粉冷水调，饭后服用。峻下利水药甘遂其有效成分不溶于水，用量又少，为了使剂量准确可装胶囊服用。鸦胆子须用龙眼肉包裹或装入胶囊中吞服。又如青黛因其疏水性强、质地轻，煎煮使用时易大量漂浮于药液表面，不能充分接触水而致溶出受限，故传统用法要求青黛"宜入丸散，不入汤剂"。

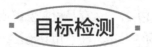

答案解析

一、单选题（每题有一个正确答案）

1. 制备含有较多黏性成分的散剂时宜用（ ）

　　A. 共研　　　　　　B. 串研　　　　　　C. 分研　　　　　　D. 掺研

2. 膏药离火下丹时的温度为（ ）

    A. 270℃   B. 70℃   C. 119~122℃   D. 105~115℃

3. 制备水丸时，模粉应超过（ ）号筛，便于起匾旋转，使药粉均匀地贴附在匾上。

    A. 100目   B. 120目   C. 80目   D. 60目

4. 中蜜的炼制温度是（ ）

    A. 105~115℃   B. 116~118℃   C. 119~122℃   D. 120℃以上

5. 关于膏滋的质量要求不正确的是（ ）

    A. 浓稠适度无残渣   B. 无焦臭和酸败味   C. 不得有沉淀物   D. 不得霉败变质

二、多项选择题（每题有两个及以上正确答案）

1. 以下说法正确的是（ ）

    A. 内服散剂，一般要求过80~100目筛

    B. 消化道溃疡病、儿科和外用散剂，则过120目筛

    C. 眼用散剂过200目筛

    D. 眼用散剂，应在清洁无菌的环境下配制

    E. 细粉应符合规定，色泽一致，无黏结，无凝块

2. 贵重药在研粉时，必须分研后再用"等量递增"法合匀，以下应分研的是（ ）

    A. 牛黄   B. 麝香   C. 冰片   D. 川贝母   E. 薏苡仁

3. 含黏性糖类的药物粉碎时比较困难，一般采用"串料"的方法进行粉碎，以下药物应用此法的有（ ）

    A. 地黄   B. 黄精   C. 玉竹   D. 大枣   E. 桃仁

4. 酒剂的常用的制备方法有（ ）

    A. 冷浸法   B. 热浸法   C. 渗漉法   D. 煎煮法   E. 回流法

三、名词解释

1. 中药临方制剂

2. 丸剂

四、简答题

1. 中药临方制剂的适用范围有哪些？

2. 制备散剂过程中，适宜采用"等量递增"法混合均匀的药物类型有哪些，为什么？

（王 园）

书网融合……

重点回顾   微课   习题

3 模块三
新型中药饮片调配技术

项目一　中药小包装饮片调配技术

PPT

知识目标：

1. 掌握　中药小包装饮片的概念及特点；中药小包装饮片的调剂规范。

2. 熟悉　能解决调配过程中出现的常见问题。

3. 了解　中药小包装饮片规格。

技能目标：

能熟练并且正确完成中药小包饮片调配操作过程。

素质目标：

通过对中药小包装饮片的调配操作，学会灵活运用中药饮片专业知识解决工作中的问题。

导学情景

情景描述： 某中医院开具风热感冒方 3 剂（如下），中药师按处方将所要调剂的小包装饮片全部放入一个药袋。

姓名：肖某	性别：女	年龄：28 岁

病情及诊断： 风热感冒	Rp 防风 9g　　荆芥 9g　　薄荷 9g　　桑叶 6g 淡竹叶 9g　　连翘 9g　　橘红 12g　　栀子 6g 桂枝 6g　　甘草 6g 　　　　　　　　　　　　　　　　　3 剂 医师 ×××　　　×××　　　××年×月×日

药费 ×××	计价 ×××	调配核对 ×××	发药 ×××

情景分析： 虽然中药小包装饮片有包装和规格，但调剂过程中也应将每味中药饮片分至每剂；特殊处理药物按先煎、后下、包煎、另煎等饮片需另包，并告知患者煮药方法。

讨论： 1. 中药师在调配时，操作方法正确吗？

　　　　2. 如果不正确，应该如何处理？

学前导语： 中药小包装饮片调配与散装中药饮片调配有很多相通之处，但小包装中药饮片调剂与散装中药饮片调剂也存在差异，如小包装中药饮片调剂过程中应遵循最少用包原则等。本项目主要介绍中药小包装饮片的调配。

任务一　中药小包装饮片的特点与规格

中药小包装饮片是指中药饮片生产企业特制的以透明聚乙烯类塑料或无纺布等作为包装材料的小规格包装的中药饮片（图 3-1）。医院根据临床用药习惯及需求，向中药饮片生产企业购买各种规格的小包装的中药饮片，中药饮片调剂人员根据医师处方的剂量，结合小包装规格，直接"数包"进行调配。

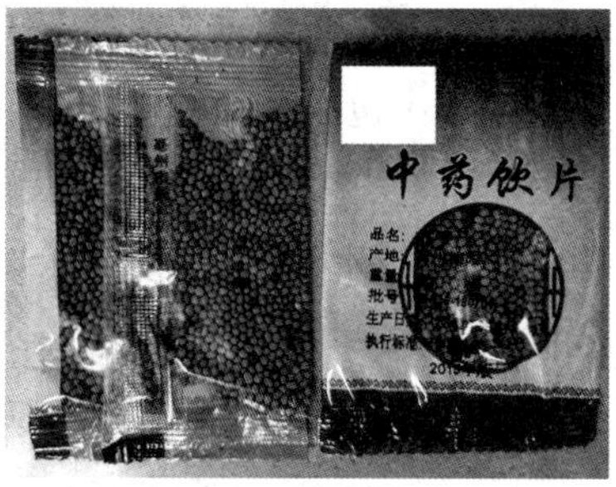

图 3-1　中药小包装饮片

一、中药小包装饮片的特点

（一）优点

1. 保持特色　保持了中药饮片的原有性状，不改变中医临床以饮片入药、临用煎汤、诸药共煎的用药特色，且能基本满足临床医师处方用药的常用剂量。

2. 剂量准确　传统的中药饮片调剂是以"手抓戥称"，原则是等量递减，逐剂复戥，但在调配多剂中药的过程中难免受各种因素影响。小包装饮片采用精准的电子秤分装，严格控制了每包饮片的装量差异，确保了剂量的精确，避免了传统调剂过程中引起的剂量误差。

3. 提高效率　简化调剂操作使用小包装饮片调剂，实现了变"戥药"配方为"数包"配方，中药饮片调剂人员根据小包装的规格，直接"数包"，简化了调剂操作，便于复核，提高调剂的效率，减少患者等候时间，提高了患者满意度。

4. 保证饮片质量　大多数小包装中药饮片采用透明的聚乙烯塑料袋包装，在包装前充分地净化、灭菌、消毒、去杂质等工序，有的还采用真空包装，有效地防止虫蛀、走油、变色等现象，对中药饮片的贮存养护，保证饮片质量有着重要的意义。

5. 减少药材浪费　传统散装中药饮片在调剂的过程中，难以避免散漏，极易造成浪费。使用小包装饮片调剂，一旦调剂有误，便于分拣，且能有效避免使用散装中药饮片在"上斗""串斗"时造成的浪费。

6. 改善工作环境　散装中药饮片中附着灰尘与杂质，加之部分中药饮片本身呈粉末状，在工作的过程中难免粉尘飞扬，工作环境较差，不利于工作人员的身心健康，小包装中药饮片由于有包装材料的屏蔽，因为能有效防止工作过程中产生的粉尘，显著改善了工作环境。

7. 有利现代化管理　中药小包装克服了称不准、分不匀、浪费大等问题，有利于施量化管理。针对其调剂特点，利用计算机程序管理，可自动生成"调剂清单"，为调剂人员提供操作指南，为患者提供核对便利。对包装规格统一的饮片，可利用色标管理，便于入库验收、调剂复核，提高效率、防止差错。

（二）缺点

1. 占用空间增加　小包装中药饮片的体积增大，加之规格较多，所需要占用调剂室、库房面积要相应增大。

2. 使用不够方便　煎煮中药时需逐袋拆包，不如散装中药饮片方便。

3. 生产成本较高　生产小包装中药饮片，需相关生产设备、包装材料、人工等生产成本。

4. 不适用综合医院的儿科处方　因综合医药的儿科处方饮片用量与成人相差较大，儿科用药常需要拆散调配。

5. 不够环保　目前包装材料多为聚乙烯树脂类塑料，其降解时间长，对环境有一定影响。

6. 增加了患者的经济负担 由于小包装中药饮片成本较高，因此其售价亦比成药要高，增加了患者的经济负担。

二、中药小包装饮片的规格

中药小包装饮片的规格是每个小包内含有饮片的重量，中药饮片在进行小包装时，应设几种规格（品规数）以及每一规格（每包）的含药量（品规量）。规格设定是否合理，是医疗机构运用小包装中药饮片进行调剂能否成功的关键。临床常用小包装饮片的规格有 3g、5g、10g、15g、20g、30g。一般医院根据各自临床用药习惯及需求，向生产企业购买各种规格小包装的中药饮片。

（一）规格设定的基本原则如下

1. 因药而异原则 不同的中药饮片，在采用小包装时，要设定不同的品规数和品规量。

2. 高频多规原则 对于使用频率高的中药饮片品种，根据临床常用剂量，可设定多种品规，以提高中药饮片处方的配方效率。

3. 品规最少原则 一种中药饮片，在采用小包装时，应在最大限度满足临床医师常用处方剂量的前提下，尽量设定最少的品规数。

（二）注意事项

1. 凡麻醉药（罂粟壳）不得制成小包装中药饮片，在调剂时应当按规定将其他小包装的中药饮片拆包后与麻醉药（罂粟壳）混合后发药，并在调剂时应严格按处方剂量临方处理。

2. 凡《中国药典》、各地区《中药饮片炮制规范》注明"有毒"的中药饮片（非毒性饮片），如白附子、甘遂等，其最大规格的设定，应不超过规定的最大剂量。

3. 毒性中药饮片不制成小包装中药饮片。

4. 凡不以重量为剂量单位的中药饮片，如灯心草（支、扎）、蜈蚣（条）等，可不设定品规，调剂时应按处方标定的剂量，临方处理。

👁 **看一看**

国家中医药管理局于 2011 年制定了《小包装中药饮片规格和色标》，具体如下：①小包装中药饮片的产品规格不得超出以下范围：1g、3g、5g、6g、9g、10g、12g、15g、30g。②色标：根据同一规格不同品种使用同一种颜色和避免使用含有特殊意义颜色的原则，采用国际通用的潘通色卡，拟定红桦色（1g）、青色（3g）、薄绿色（5g）、淡钢蓝色（6g）、利休鼠色（9g）、蓝色（10g）、晒黑色（12g）、薄花色（15g）、银鼠色（30g）9 种颜色作为小包装中药饮片色标。

✂ **练一练**

1. 下列不能制成小包装中药饮片的是（ ）（单选）

A. 甘遂　　　　　　B. 罂粟壳　　　　　　C. 牛蒡子

D. 细辛　　　　　　E. 芒硝

2. 下列关于小包装中药饮片的特点说法不正确的是（ ）（多选）

A. 占用空间较大　　B. 使用方便　　　　　C. 生产成本较高

D. 适用于儿科处方　E. 不够环保

答案解析

任务二　中药小包装饮片调配

一、基本原则

小包装中药饮片调剂与散装中药饮片调剂有一定的差异，操作中应当遵循以下几个原则。

1. 为保证处方的完整性，小包装中药饮片调剂时，应当按照处方的剂量，将每味中药饮片分至每剂，不应按每一味小包装中药饮片总包，让患者自己分剂。

2. 小包装中药饮片不宜与散装中药饮片混合使用。

3. 调剂过程中应遵循最少用包原则，如某中药房中甘草有 3g、6g、9g 三种规格，处方剂量为 9g，应付 9g 一包，而不应付 6g、3g 各一包，更不应付 3 包 3g。最少用包原则可以提高调剂效率、减少差错，同时不人为增加小包装中药饮片的加工成本。

4. 药袋可以使用纸袋或塑料袋，用于分剂调配。

二、中药小包装饮片的调剂室设施

（一）药柜

中药调剂室的小包装饮片药柜，应能确保所有小包装中药饮片的规格都能安置。药柜可以使用药橱、货架等多种形式，一般以方便调剂人员的工作为宜。

（二）斗谱编排原则

1. 一般常用品规放于药柜的中层，不常用的放在最上层或最底层。

2. 同一品种不同规格的饮片放在相同纵列或旁边。

3. 并开的品种应编排在相邻的药斗里。

4. 质地坚实的品种或质地松泡体积较大的应放在药柜的底层。

三、中药小包装饮片的调配操作

1. 审核　由药师审核处方是否符合调剂要求。

2. 准备包装　根据处方的剂数，准备相应的包装袋或塑料袋（图 3 - 2）。

3. 取药分剂　根据处方顺序取药，取药时必须关注包装上的标签内容与内装药物是否一致、包装是否有破损、药物是否有变质等情况。每取一味药须将所需包数数准。取完药后在药名右上角做标记，以示该药已取过。分剂时，应按一定的顺序，每分一味药中途尽量不要停顿，以免搞不清停顿前分到哪一剂，也可每分一味药后在处方该药名处作标记。

4. 特殊饮片处理　处方中有需要特殊处理的饮片，如包煎、先煎、后下、冲服、烊化等，需要用专用的包装袋包装，并标明"注意：内有需先煎、后下、包煎、冲服、烊化的药物，请仔细阅读说明书并按相应的方法操作"等字样，以提醒患者注意（图 3 - 3，图 3 - 4）。

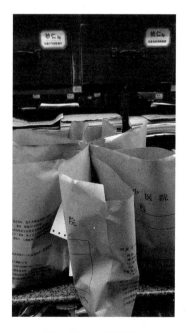

图 3 - 2　包装准备

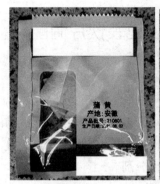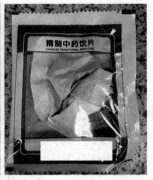

图 3-3　特殊处理药物例（蒲黄：装小包装前已用无纺布包好）

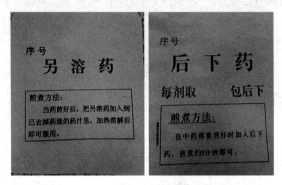

图 3-4　另包包装例（另溶药、后下药）

5. 自查　调配完毕，调剂人员取一剂药进行自查，确认无误后在处方上签字，交给复核人员复核。

6. 复核　复核人员根据处方仔细复核，复核时要认真核对药名、剂量等，复核完毕在处方复核处签字。复核人员将配方清单的一联或领药证存根固定在外面的药袋上，并在药袋上写上领药号及患者姓名，以防配药清单掉落后核查。

7. 发药　发药时应严格执行《处方管理办法》之规定，仔细核对患者姓名、药剂数、特殊处理药物有无另装并标注等，收回具医师签章的纸质处方，同时将一份配方清单交患者，以便患者自行核对。

？ 想一想

中药小包装饮片调配操作时注意事项有哪些？

答案解析

♥ 药爱生命

作为中药调剂专业人员，应熟悉法律法规中各种特殊药物，尤其是毒性中药饮片和有毒中药，明白其用法用量，以防使用过程中出现中毒事件。

《医疗用毒性药品管理办法》毒性药品有 28 种：砒石（红砒、白砒）、砒霜、水银 生马前子、生川乌、生草乌、生白附子、生附子、生半夏、生南星、生巴豆、斑蝥、青娘虫、红娘虫、生甘遂、生狼毒、生藤黄、生千金子、生天仙子、闹羊花、雪上一枝蒿、红升丹、白降丹、蟾酥、洋金花、红粉、轻粉、雄黄。

《中国药典》（2020 年版）一部有毒中药，分为三级："有大毒""有毒""有小毒"。其中，"有大毒"中药 10 种：川乌、马钱子、马钱子粉、天仙子、巴豆、巴豆霜、红粉、闹羊花、草乌、斑蝥；"有毒"中药 42 种：三颗针、干漆、土荆皮、山豆根、千金子、千金子霜，制川乌、天南星、制天南星、木鳖子、甘遂、仙茅、白附子、白果、白屈菜、半夏、朱砂、华山参、全蝎、芫花、苍耳子、两头尖、附子、苦楝皮、金钱白花蛇、京大戟、制草乌、牵牛子、轻粉、香加皮、洋金花、臭灵丹草、常山、商陆、硫黄、雄黄、蓖麻子、蜈蚣、罂粟壳、蕲蛇、蟾酥；"小毒" 31 种（略）。

目标检测

答案解析

一、最佳选择题（每题有一个正确答案）

1. 下列应用"另溶袋"包装的小包装饮片是（　　）

   A. 炉甘石　　　　B. 生磁石　　　　C. 玄明粉　　　　D. 滑石粉　　　　E. 生石膏

2. 为方便患者使用，可将以下哪个中药制成小包装前用无纺布等先进行包装的是（　　）

   A. 豆蔻　　　　　B. 草果　　　　　C. 红花　　　　　D. 车前子　　　　E. 苦杏仁

3. 下列药物不能制成中药小包装饮片的是（　　）

   A. 黄连　　　　　B. 制何首乌　　　C. 苍耳子　　　　D. 鹿茸　　　　　E. 罂粟壳

4. 在规格齐全的基础上，某处方黄芩 15 克附药正确的操作是（　　）

   A. 附 3 包规格为 5g 的黄芩　　　　　　B. 附规格为 5g、10g 的黄芩各 1 包

   C. 附一包规格为 15g 的黄芩　　　　　　D. 以上都对

5. 下列关于小包装饮片的摆放原则描述错误的是（　　）。

   A. 一般常用品种放于药柜的中层，非常用的放在最上层或最底层

   B. 同一品种不同规格的饮片放在相同纵列或旁边

   C. 并开的品种应编常排在相邻的药斗里

   D. 质地坚实的品种放在药柜的顶层

二、多项选择题（每题有两个及以上正确答案）

1. 中药小包装饮片调剂的程序包括（　　）

   A. 复核　　　　　B. 调配　　　　　C. 审方　　　　　D. 计价　　　　　E. 发药

2. 以下不设品规的中药有（　　）

   A. 乌梢蛇　　　　B. 金钱白花蛇　　C. 灯心草　　　　D. 蝉蜕　　　　　E. 蜈蚣

3. 下列中药小包装饮片应放入下层的是（　　）

   A. 车前子　　　　B. 通草　　　　　C. 自然铜　　　　D. 茯苓　　　　　E. 麻黄

三、名词解释

1. 中药小包装饮片

2. 中药小包装包片规格

（陈瑞云）

书网融合……

📝 重点回顾　　　　🎬 微课

PPT

项目二　中药配方颗粒调配技术

<table>
<tr><td rowspan="7">学习目标</td><td>知识目标：</td></tr>
<tr><td>1. 掌握　中药配方颗粒的概念及特点；中药配方颗粒的调剂规范。</td></tr>
<tr><td>2. 熟悉　能解决调配过程中出现的常见问题。</td></tr>
<tr><td>3. 了解　中药配方颗粒自动调配设备。</td></tr>
<tr><td>技能目标：</td></tr>
<tr><td>能熟练并且正确完成中药配方颗粒调配操作过程。</td></tr>
<tr><td>素质目标：
通过对中药配方颗粒的调配操作，学会灵活运用中药配方颗粒相关专业知识解决工作中的问题。</td></tr>
</table>

📖 导学情景

情景描述：在某社区卫生服务中心收到一慢性咽炎处方 5 剂（如下），中药师按处方将所要调剂的中药配方颗粒全部放入一个药袋中，付给病人。

姓名：肖某	性别：男			年龄：43 岁
病情及诊断： 慢性咽炎	Rp 荆芥 1 袋　　蝉蜕 1 袋　　牛蒡子 1 袋　　山豆根 1 袋 僵蚕 1 袋　　桔梗 1 袋　　土牛膝 1 袋　　薄荷 1 袋 甘草 1 袋　　三七 1 袋 　　　　　　　　　　　　　　　　　　　　5 剂 医师　　　　×××　　　　　××年×月×日			
药费××× 　　计价××× 　　调配核对× 　　发药×××				

情景分析：虽然中药配方颗粒已处方规定用量，但需调剂人员分剂调配，调剂完毕后，并详细告知患者使用方法。

讨论：1. 中药师在调配时，操作方法正确吗？

　　　2. 如果不正确，应该如何处理？

　　　3. 中药配方颗粒有什么特点？

学前导语：中药配方颗粒又称"免煎中药"，在中医药理论指导下，用符合炮制规范的中药饮片作为原料，经过现代制药方法制得的单味中药浓缩颗粒。自 1993 年，国家科委和国家中医药管理局将中药配方颗粒列入"星火计划"至 2021 年《关于结束中药配方颗粒试点工作的公告（2021 年第 22 号）》，中药配方颗粒因其使用方便，现已在很多医药药房推广使用。依配方颗粒特征，其调剂方法分为三种：①小包装配方颗粒调配；②瓶装配方颗粒调配；③配方颗粒自动调配。

任务一 中药配方颗粒的特点与规格

中药配方颗粒是由单味中药饮片经水提、分离、浓缩、干燥、制粒而成的颗粒，在中医药理论指导下，按照中医临床处方调配后，供患者冲服使用。中药配方颗粒的质量监管现已纳入中药饮片管理范畴。在使用时，将每味药的颗粒混合后用温开水冲服，"以冲代煎"，故也称之为中药免煎颗粒（图3-5）。

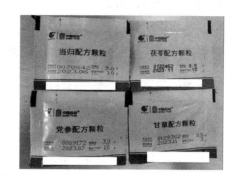

图3-5 中药小包装配方颗粒

👁 **看一看**

汤剂是我国应用最早、最广泛的一种剂型，但随着时代的进步、生活节奏的加快，许多患者由于中药煎煮耗时耗力，且携带不方便等缺点而放弃中医治疗。解决中药汤剂的质量稳定性、方便性、安全性问题，已经迫在眉睫。因此，国家中医药管理局于1992年组织开展中药配方颗粒科研项目的调查、研究及论证工作，并作为国家中医药管理局重大科研项目立项，开启了新型中药饮片的新篇章。

一、中药配方颗粒的特点

（一）优点

1. 质量稳定，疗效确切 中药配方颗粒生产要求选取质量合格（质优）的药材，依据传统中药汤剂煎煮过程确定生产工艺，并有明确的质量保证体系确保，最终达到成品质量稳定，可靠。在这种生产工艺之下，中药配方颗粒的性味、归经、功效、主治、有效成分与传统中药汤剂能基本保持一致。

2. 便于携带，使用方便 中药配方颗粒体积小，重量轻，方便携带，使用方法简单（开水冲服），方便了患者服用，适合工作繁忙无时间煎药的患者。

3. 便于调配，便于管理 中药小包装配方颗粒和自动调配仪，不需要手动称量药物，卫生快捷，提高了工作效率，降低了药物损耗。此外中药配方颗粒采用密封包装，不易吸潮、变质，避免了在储存、保管中的走油、变色、虫蛀、霉变等问题，减少了污染，方便了运输和保存。

（二）缺点

1. 部分药物需要共煎才能发挥疗效 根据中医药的理论和实践证明，某些药材需共同煎煮才能发挥作用，这与配方颗粒简单的混合作用有差别。另外，在中药汤剂混合煎煮期间，某些药物内的有效成分发生了不同的化学反应，而颗粒配方则没有或很少有这些反应。

2. 中药配方颗粒价格偏高 一剂中药配方颗粒的价格约为传统中药饮片的1.4倍以上，过高的价格是患者不接受中药配方颗粒的主要原因，特别是一些慢性病患者，用药时间比较长，经济负担较重。

二、中药配方颗粒的规格

（一）瓶装配方颗粒

中药配方颗粒的包装有塑料瓶和玻璃瓶两种，调剂员调配时根据医师处方按剂量，用电子天平称取，用混合机充分混合，分装于塑料袋中。瓶装配方颗粒便于码放和贮存，也便于调配不同剂量的处方，适合老人和儿童随证加减使用，但调剂时操作比较复杂。现很多企业有自动调配设备，调剂操作简单，剂量准确，但设备价格高。

（二）小包装配方颗粒

生产企业将配方颗粒按照处方常用剂量分装在小塑料袋中，调配时，调剂人员通过数袋进行调配。此种规格的颗粒剂量准确，调剂方便，但包装规格多，需要占用空间较大。

✕ 练一练

答案解析

1. 下列关于中药配方颗粒特点说法不正确的是（　　）（多选）
A. 使用方便
B. 质量可靠
C. 与传统中药饮片完全一致
D. 小包装中药配方颗粒适用所有人群
E. 疗效确切

2. 我国是哪一年结束中药配方颗粒试点工作的（　　）（单选）
A. 2020 年
B. 1998 年
C. 2001 年
D. 2021 年
E. 2008 年

任务二　瓶装中药配方颗粒的调配

一、瓶装中药配方颗粒的手动调配

（一）调剂设施与器具

配方颗粒药柜、电脑、电子天平、混合机、配套分装封口一体机。

（二）瓶装中药配方颗粒的调配操作步骤

1. 录入处方　现大多配备配方颗粒的医院的系统比较完善，医师开处方在系统中会经换算并传到药房，调剂员可以直接根据系统要求显示的处方进行调剂。（如果医院没有配转换系统，调配人员则需自己在计算机录入医生处方，计算配方颗粒用量。）

2. 调配　调剂员按照换算好的配方颗粒处方，依次逐个取药，为了避免差错，要先扫描确认药瓶条码，电脑扫描正确后才可以进行下一步的调配，调剂员用电子天平依次称取颗粒，每种颗粒调配完成后，及时将药瓶放回药柜。

3. 混合　调剂员将调配好的所有颗粒放置在混合机中充分混合。

4. 分装封口　将混合好的配方颗粒倒入分装封口一体机的药盘中，经传送带分装成不同规格的小包装，经封口机热合封口。

5. 包装发药　将分装好的小包装装入大包装袋中，并附上患者的处方交给药师复核并发药。

二、瓶装中药配方颗粒的自动调配

（一）调剂设施与器具

相应配套配方颗粒药柜与调剂设备（图3-6）。

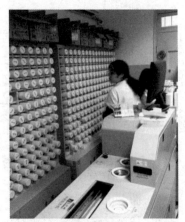

图3-6　瓶装中药配方颗粒调配自动调配仪

（二）调剂方法

1. 录入处方，在计算机中录入医师处方，系统分析处方。

2. 取相应装有颗粒的容器，扫码，插入调剂设备，按下"调剂开关"，调剂设备就开始自动分药了，每种颗粒调剂完后，取下药瓶，调剂员依次按照处方的顺序重复以上操作即可完成（图3-7，图3-8）。

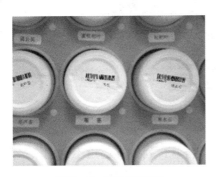

图3-7 瓶底二维码

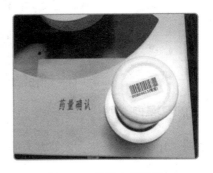

图3-8 仪器自动称量

3. 调剂完毕后，药物自动进入混合设备进行混合，后经传送带到分装机分装热合封口。

设施设备储存、调配、混合、分装、封口一体化的设备，其优点在于节省人力，剂量准确，避免污染，但价格较昂贵，目前只有少数医院采用了此套设备。

任务三 小包装中药配方颗粒的调配操作

一、调剂室设施与器具

1. 配方颗粒的斗架 配方颗粒的斗架一般由木质或不锈钢制成，每组斗架分成若干个小格，用于放置小包装配方颗粒（图3-9）。

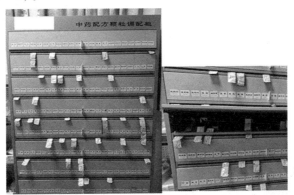

图3-9 小包装配方颗粒斗架

2. 分装器具 不同的医院用不同分装器具，一般用若干个大小相同的塑料盆或用不锈钢制成若干个大小相同的小格。

3. 包装 一般在其后面印有使用方法（图3-10）。

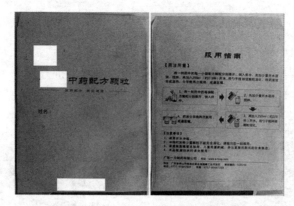

图 3 – 10 小包装配方颗粒包装正反面

二、调配操作步骤

1. 取药 用塑料盆分装，依处方上的剂数将相同数量的塑料盆排列整齐；用不锈钢小格的，则仔细留意处方的剂数。

2. 调配 按照处方的顺序，从药架上依次拿取配方颗粒，依照处方的剂量依次将配方颗粒分发到各个器皿中。

3. 自查 选取其中的一剂，按照处方的顺序检查药味、剂量、规格是否相符，并检查其他剂的药味数量是否与处方相符，最后在处方调配处签字。

4. 复核 复核人员按照处方复核调配是否正确，并在复核处签字。

5. 包装 将每一剂小包装配方颗粒分别装在牛皮纸袋中。

6. 发药 核对患者处方及患者信息，交代使用方法，并将药物交付患者。

？ 想一想

中药配方颗粒调配操作时注意事项有哪些？

答案解析

❤ 药爱生命

中药调剂过程中经常会使用到称量用具，如戥称、电子天平等。这些用具有准确性决定了调剂的中药剂量是否准确，进而影响到药效，更甚者会产生药害事件。为防止称量用具不准确带来的不良影响，国家对称量用具也在一定的要求，新买的称量设备需经当地计量部门审核合格，贴上合格证明方可使用，之后每年审核一次（图 3 – 11，图 3 – 12）。

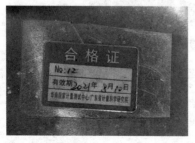

图 3 – 11 戥称合格证

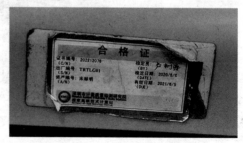

图 3 – 12 电子天平合格证

目标检测

答案解析

一、最佳选择题（每题有一个正确答案）

1. 下列关于小包装配方颗粒调配操作不正确的是（　　）

　　A. 按处方顺序取药　　　　　　　　　　B. 分剂调配

　　C. 不需要复核　　　　　　　　　　　　D. 发药需核对患者姓名

2. 中药配方颗粒又称作（　　）

　　A. 中药精装颗粒　　　　　　　　　　　B. 中药免煎颗粒

　　C. 中药免称颗粒　　　　　　　　　　　D. 中药新型颗粒

3. 人工手动称取瓶装配方颗粒的称量工具是（　　）。

　　A. 戥秤　　　　　　　　　　　　　　　B. 分析天平

　　C. 电子秤　　　　　　　　　　　　　　D. 电子天平

二、多项选择题（每题有两个及以上正确答案）

1. 下列不属于中药配方颗粒的优点的是（　　）

　　A. 质量稳定，疗效可靠

　　B. 价格昂贵，利润可观

　　C. 使用方便，便于携带

　　D. 便于调配，便于管理

　　E. 能发挥共煎的效果

2. 瓶装中药配方颗粒的调配操作步骤包括（　　）

　　A. 录入处方　　　　　　　B. 调配　　　　　　　　C. 混合

　　D. 分装封口　　　　　　　E. 包装发药

三、简答题

1. 解释中药配方颗粒的定义。

2. 简述瓶装中药配方颗粒的调配操作步骤。

（陈瑞云）

书网融合……

重点回顾

微课

习题

4 模块四
中成药调剂技术

项目一　中成药调剂设施及分类码放

PPT

学习目标

知识目标：

1. 掌握　中成药分类方法。

2. 熟悉　我国药品分类管理的制度、常见中成药的种类。

3. 了解　中成药货架、货柜的规格。

技能目标：

能对中成药进行陈列摆放。

素质目标：

通过学习药品陈列的原则和方法，提升医药文化素养。

导学情景

情景描述：王某，因风寒感冒，来到家附近新开的一家药房，进去一看，药房内货架药品稀疏摆放，未摆放药品的货架上还有一层灰尘，靠里的柜台旁边，散落着几箱待分类整理的药品，还未等店员小李赶过来招呼顾客，王某摇摇头离开了店里。

情景分析：药品陈列不丰满、没有充足的药品种类和数量；陈列的药品不清洁、不干净、有灰尘、破损，这些不舒适的购物环境直接影响了消费者的购买欲望。

讨论：1. 中成药陈列的方法有哪些？

2. 中成药陈列应注意哪些问题？

学前导语：有效的商品陈列可以引起消费者的购买欲，并促使其采取购买行动，它对店员提高推荐效果、得到顾客认可等方面起到举足轻重的作用，各药店应结合实际及 GSP 的要求，找出适合自己药店及产品特点的陈列方式。本项目主要介绍中成药陈列原则及方法。

中医药作为中华民族医药宝库中的一块瑰宝，具有悠久的历史。中成药作为这座医药宝库的重要组成部分，它是我国历代医药学家经过千百年医疗实践创造、总结的有效方剂的精华，具有疗效显著、便于携带、使用方便、副作用小等特点。近年来随着中医药事业的发展，中成药越来越受到广大临床医师和患者的青睐。中成药具有历史悠久、应用广泛、副作用小、安全有效且服用方便等多种优点。中成药调剂是药师根据医师处方调配各种中成药，或根据患者的轻微病证来推荐患者购买中成药非处方药的过程。

任务一　中成药调剂的设施

一、药架

药架又称"药橱"，是调剂室或社会药房必备的常规设施，药架的材质、规格、形状多种多样（图4-1）。社会药房四周的药架多采用玻璃柜橱，尺寸大小与药斗架基本相似，以高 200～220cm、宽

40cm 为适宜，柜内多分数层，每层"药架"摆放"成药"数十个，依调剂大小和工作量，一般采取线条式和陈列式。目前有些药品经营企业也多使用由轻型金属材料、钢化塑料制成的药架，各层之间的距离可根据实际需要调节。通透性比较好的网格状药架，适合于摆放比较轻、用量相对较小的药品。圆形转台式的药架使用比较方便，适合在规模较小的药房、专科药房和药店使用。药架主要用于摆放非处方中成药，可开架摆放；也可摆放处方中成药，但不放贵重药品或需冷藏的药品等。

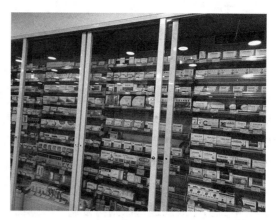

图 4 - 1　药架

二、药柜（陈列柜）

药柜，主要用于摆放处方中成药，材料可选用玻璃、木质框架、铝合金等。一般多为台式铝合金玻璃柜，以高 80~85cm、宽 60cm 为适宜，柜内多分 3 层左右，柜门可关上，使药品不开架摆放，还可防虫、防鼠。柜内中成药按规律分层排列，依调剂室大小和工作量可设置数个"药柜"，按一字形或丁字形排列，使顾客可方便看到，柜外贴标记，查找方便，便于管理（图 4 - 2）。

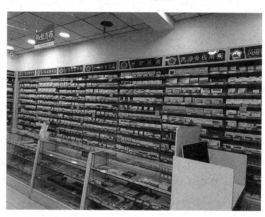

图 4 - 2　药柜

三、其他设施

贵重药品柜、冷藏柜、电脑等自动化药房系统，是国际上在药店运营领域的一项成熟的技术，现已在全球发达国家得到较为普遍的应用。这项技术通过人工智能和机传输手段，智能配药，快速出药；效率高，大幅降低药师劳动强度，能有效解决患者排队压力、发错药等问题，极大地提高药品在零售终端储运的效率，减少差错率，节约宝贵的营业面积。

👁️看一看

药架或药柜摆放时与墙面、顶棚、散热器应留有一定的距离，一般不小于 30cm，与地面的距离不小于 10cm。摆放时要充分利用好空间，尽量减轻调剂人员的劳动量，节约调配时间。药店摆放非处方药的药架时要注意美观及方便顾客取药。

任务二　中成药的分类码放

一、中成药的概念

中成药是指在中医药理论指导下，经过药学和临床研究，获得国家药品管理部门的批准，以中医处方为依据，以中药材或中药饮片为原料，按照规定的生产工艺和质量标准制成一定剂型，质量可控，安全有效的药品。

二、中成药的分类

（一）我国药品分类管理制度

药品分类管理是国际通行的管理办法。它是根据药品的安全性、有效性原则，依其品种、规格、适应症、剂量及给药途径等的不同，将药品分为处方药和非处方药并作出相应的管理规定。处方药必须凭执业医师处方购买使用，非处方药由消费者自行判断、购买和使用。实行处方药与非处方药分类管理，其核心目的就是有效地加强对处方药的监督管理，防止消费者因自我行为不当导致滥用药物和危及健康。另一方面，通过规范对非处方药的管理，引导消费者科学、合理地进行自我保健。

1. 非处方中成药遴选原则与依据　根据药品分类管理制度的规定，非处方中成药遴选原则如下。

（1）应用安全　根据长期临床使用证实安全性大的药品；药物无潜在毒性，不易引起蓄积中毒；按说明书规定的用法用量用药基本无不良反应；不引起依赖性，无"三致"作用；组方合理，中成药处方中无"十八反""十九畏"。

（2）疗效确切　要求药物针对性强，功能主治明确，且不需经常调整剂量；连续使用要不产生耐药性。

（3）质量稳定　要求质量可控，在规定条件下性质稳定。

（4）使用方便　要求用药时无需作特殊检查和试验，以口服、外用、吸入等剂型为主。

按"应用安全、疗效确切、质量稳定、使用方便"的遴选原则，参考国家中医药管理局发布的《中医病症诊断疗效标准》，将其中符合非处方药遴选原则的 38 种病症归属为 7 个治疗科，即内科、外科、骨伤科、妇科、儿科、皮肤科、五官科。

2. 中成药处方药调剂管理要点　根据《中华人民共和国药品管理法》和《处方管理办法》等法律、法规对药品的调剂管理规定，归纳出中成药处方药调剂管理要点如下。

（1）西药和中成药可以分别开具处方，也可以开具一张处方，中药饮片应当单独开具处方。

（2）开具中成药处方，每一种药品应当另起一行，每张处方不得超过 5 种药品。

（3）处方开具当日有效。特殊情况下需延长有效期的，由开具处方的医师注明有效期限，但有效期最长不得超过 3 天。

（4）处方一般不得超过 7 日用量；急诊处方一般不得超过 3 日用量；对于某些慢性病、老年病或特殊情况，处方用量可适当延长，但医师应当注明理由。医疗用毒性药品、放射性药品的处方用量应当严格按照国家有关规定执行。

（5）取得药学专业技术职务任职资格的人员方可从事处方调剂工作。

（6）药师在执业的医疗机构取得处方调剂资格。药师签名或者专用签章式样应当在本机构留样备查。

（7）具有药师以上专业技术职务任职资格的人员负责处方审核、评估、核对、发药以及安全用药指导；药士从事处方调配工作。

（8）药师经处方审核后，认为存在用药不适宜时，应当告知处方医师，请其确认或者重新开具处方。药师发现严重不合理用药或者用药错误，应当拒绝调剂，及时告知处方医师，并应当记录，按照有关规定报告。

（9）药师应当凭医师处方调剂处方药品，非经医师处方不得调剂。

（10）药师调剂处方时必须做到"四查十对"：查处方，对科别、姓名、年龄；查药品，对药名、剂型、规格、数量；查配伍禁忌，对药品性状、用法用量；查用药合理性，对临床诊断。

（11）药师应当按照操作规程调剂处方药品：认真审核处方，准确调配药品，正确书写药袋或粘贴标签，注明患者姓名和药品名称、规格、用法、用量、有效期等内容；向患者交付药品时，按照药品说明书或者处方用法进行用药交代与指导，包括每种药品的用法、用量、注意事项等。

（二）中成药的分类

根据临床及管理的需要不同，中成药分类大致包括以下几个方面。

1. 按功效分类　将功效相同的中成药归为同一类药，如解表类、清热类、祛痰类、理气类、开窍类、祛风湿类、补益类等。这种分类方法的优点是方便临床应用。

2. 按病证分类　如感冒类、头痛类、咳嗽类、食滞类、胃痛类、腹泻类、便秘类、眩晕类、失眠类等。这种分类方法的优点是方便临床应用。

3. 按剂型分类　如蜜丸类、水丸类、水蜜丸类、糊丸类、膏滋类、膏药类、药酒类、散剂类、片剂类、糖浆剂类等。这种分类方法的优点是方便库房贮存保管和养护，便于经营管理。但由于功效不明，不便应用。

4. 按给药途径分类　将给药途径相同的药物剂型作为一类，如内服药、外用药、注射药、呼吸道给药等。这种分类方法与临床使用密切相关。

5. 按管理分类　将中成药分为处方药、非处方药、国家基本药物和国家基本医疗保险药物。这种分类方法便于医疗行政部门监管，规范临床医师用药行为，方便指导患者安全合理用药。

6. 按各科分类　将临床各科治疗用中成药归纳成一类药，如内科类、外科类、儿科类、妇科类、骨伤科类、五官科类等。这种分类方法的优点是方便临床应用。

 练一练

1. 药架或药柜摆放时与墙面、顶棚、散热器应留有一定的距离，一般不小于（　）

A. 5cm　　　　　　B. 10cm　　　　　　C. 20cm　　　　　　D. 30cm

2. 中成药调配时"四查十对"内容不包括以下哪一项（　）

A. 对科别　　　　　B. 对姓名　　　　　C. 对婚否　　　　　D. 对年龄

答案解析

 看一看

剂型是根据药物性质、用药目的和给药途径、将原料药加工制成适合于医疗应用的形式。剂型的不同可能导致药物的作用性质和速度不同从而影响药物的临床疗效。因此选择合理的、适合自己的中药剂型才是保证和提高药物疗效的关键。目前中成药不仅有丸、散、丹、酒、露、茶、锭等传统剂型，更有片剂、胶囊剂、颗粒剂、注射剂、气雾剂等现代剂型。

三、中成药的陈列

近年来，随着中药制备技术的研究与开发，制剂的种类不断增加，目前国内上市销售的中成药约有8000多种。目前中药房或药店经营的中成药品种多，数量大，因此，合理有序地陈列药品是中药房和药店一项细致而重要的工作，也能体现出药房的管理水平和店员素质。

（一）中成药陈列原则与特点

《药品经营质量管理规范》要求：药品应按剂型或用途以及储存要求分类陈列和储存。药品陈列是向顾客传递药品信息的途径之一，也是衡量药店服务质量高低的重要标志，顾客只有很快了解药品，才能达到消费的目的。中成药主要在货柜和货架上陈列，陈列时力求整齐、美观、醒目和突出专业特点，以吸引顾客浏览、方便选购。同时，也要方便药师或营业员取放、盘点、操作和管理药品。通常中成药陈列的原则如下。

1. GSP 陈列原则 内服、外用药品应分开陈列，并且要用不同颜色或形状的标签区分；药店应将处方药和非处方药分柜陈列，处方药不得开架自选销售；毒麻精放等特殊管理药品，按国家有关规定存放；危险品不陈列，如需要必须陈列时，拆零药品，集中存放于拆零专柜，保留原包装标签。

2. 整洁美观原则 陈列药品的货柜及橱窗应保持清洁和卫生，防止人为污染药品，陈列的药品要清洁干净、整齐美观，类别标签放置准确、字迹清晰，不合要求的药品应及时从货架上撤下来。此外，药店陈列药品时还可以通过巧妙地排列组合、艺术造型，使陈列美观大方。整洁、舒适、美观的购物环境可使顾客有一个愉悦的心情，激发消费者的购买欲望。

3. 醒目、易取易放原则 陈列的药品尽可能放在醒目位置，要让消费者容易看到，标签可做成不同形状和颜色，文字说明的内容要简练，有目的性，容易引起顾客的注意，以便达到使顾客消费的目的。陈列的药品要安全稳定、防止倒塌，陈列位置高低适中、便于取放。

4. 先进先出、近效期先出的原则 按先进先出的原则，相同药品有不同批号时，远效期药品靠里侧摆放，近效期药品摆放在易于取拿的外侧，确保近效期药品先发（售）出去。

5. 满陈列原则 丰满的陈列可以吸引消费者，充足的药品种类和数量，能增强顾客对药店的信任感，刺激其购买欲望。

6. 同一品牌垂直陈列原则 垂直陈列是指将同一品牌的商品，沿上下垂直方向陈列在不同高度的货架层位上；目的是使陈列药品一目了然，同时顾客在挑选药品时视线移动方便。

7. 季节性陈列原则 在不同的季节将应季药品陈列在醒目的位置，其陈列药品量要大，以吸引顾客。

（二）中成药陈列方法

1. 按剂型分类陈列 药房将剂型相同的中成药集中陈列。如将中成药按蜜丸类、水丸类、水蜜丸类、糊丸类、膏滋类、膏药类、药酒类、散剂类、片剂类、糖浆剂类等剂型分类陈列。这种陈列方法的优点是方便库房贮存保管和养护，便于经营管理。但由于功效不明，不方便药师和顾客快速找到所需的药品。

2. 按功效分类陈列 将功效相同的中成药集中区域陈列，方便按功效识别和了解药品，而且也方便调剂人员或患者快速找到中成药。如将中成药按解表类、清热类、祛痰类、理气类、开窍类、祛风湿类、补益类等分类陈列。

3. 按病证分类陈列 将治疗同一类病症的中成药集中区域陈列，方便按病症识别和了解药品。而且也方便调剂人员或顾客快速找到中成药。如将中成药按感冒类药、头痛类药、咳嗽类药、食滞类药、胃痛类药、腹泻类药、便秘类药、眩晕类药、失眠类药等分类陈列。

4. 按给药途径分类陈列 一般按照口服、外用、注射三种给药途径分别陈列药品。

（1）口服制剂 是临床最常用的给药剂型，具有用药方便，用药量易于掌握，便于携带等优点。包括颗粒剂、胶囊剂、丸剂、散剂、片剂、煎膏剂、滴丸剂、糖浆剂、酒剂、合剂等。

（3）外用制剂 包括栓剂、贴膏剂、酊剂、凝胶剂、膏药、滴眼剂、搽剂、洗剂、涂膜剂等。

（2）注射剂 特点是起效迅速、作用可靠，药店一般不经营此类药品。

5. 按管理分类陈列 药店将中成药按处方药和非处方药分开陈列，一般处方药陈列在药柜中，方便调剂人员取药；非处方药陈列可以在开放性的药架上，方便患者选购药品。精神药品、麻醉药品等特殊管理药品按照相应的规定专柜或保险柜存放。

6. 综合性陈列 上述 5 种药品陈列方法中，每一种都有各自的优缺点，且都不能完全满足药品陈列要求。因此，药房或药店本着缩短调配时间和方便保管养护药品的原则，且符合药品监管部门的管理要求的目的，对药房或药店内的中成药一般采取综合性陈列方法，即综合采用上述三四种药品陈列方法，如按管理分类陈列、按给药途径分类陈列、按病证分类陈列及按功效分类陈列等（图4-3）。

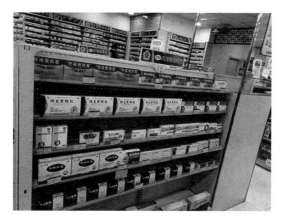

图4-3 中成药陈列

（三）中成药陈列的其他注意事项

（1）药品禁止与其他物品混放，药架禁止存放食品、生活用品等。

（2）陈列的药品因调剂发药或出售后要及时补货，以保证药品调剂用或保持药品货架丰满。

（3）为了减少或避免调剂差错，药品陈列时还应考虑到包装相似的药品、易发生调剂错误的药品应分开陈列或摆放在特殊位置。

（4）陈列的药品要确保有货，不要陈列无货的样品和有质量问题的药品。

（5）陈列药品要做到一货一签，具体标明品名、生产厂家、规格、价格等。

？ 想一想

营业员应如何根据药店的经营规模、场地面积等进行药品陈列？

答案解析

（韩继红）

实训八 中成药分类码放实训

【实训目的】

1. 掌握中成药的陈列原则。

2. 了解中成药的常用分类方法和种类。

3. 会熟练分类、陈列各种中成药。

4. 学会中成药的在库检查，正确填表。

【实训任务】

参观学校模拟中成药房。

1. 通过观察药品，将中成药合理分类摆放。

2. 对在库药品盘点检查，补充新药。

3. 填表，记录相关数据、信息。

【实训工具与材料】

模拟中成药房、中成药货架及柜台各10组、中成药包装盒多个、标签等。

【实训操作】

1. 每2人为1组，负责20种中成药分类码放。要求在20分钟之内将20种中成药按照功效类别的不同进行整理分类、整齐陈列和摆放，动作须迅速，表情充满自信，表现大方，不得有归类错误情况出现。

2. 每2人为1组，按照内科用药、外科用药、骨伤科用药、皮肤科用药、五官科用药、妇科用药、儿科用药的标识牌陈列中成药。计时开始，结束时学生须向老师报告，老师准确记录此过程学生的用时。

3. 完成在库中成药的盘点检查，及时补充新药。

练习药品分类、上架的正确操作，并做好相关记录。

【实训报告】

1. 填写实训记录表 学生根据实训内容填写以下工作记录表。分类记录见常见中成药分类表（上）和常见中成药分类表（下），中成药在库检查记录见中成药盘点记录表。

常见中成药分类表（上）

中成药名称	活血剂	解表剂	清热剂	理气剂	补益剂	温里剂	消食剂
感冒清热颗粒							
保和丸							
元胡止痛片							
人参归脾丸							
牛黄解毒片							
附子理中丸							
逍遥丸							
狗皮膏							
黄连上清丸							
穿心莲片							

（注：在对应的表格内打√，将上述药品分类后整齐码放在货架上）

常见中成药分类表（下）

分类	常见中成药药名					
内科用药						
外科用药						
骨伤科用药						
皮肤科用药						
五官科用药						
妇科用药						
儿科用药						

（注：在对应的表格内填上药名，将上述药品分类后整齐码放在货架上）

中成药盘点记录表

日期	品名	规格	生产企业	批准文号	批号	有效期	在库数量	质量	检查人	备注

2. 实训成绩评价

分类码放实训考核表

实训项目	评分标准	分值	得分
职业形象	统一着工作服、戴工作帽，干净整洁	10	
分类	10 分钟内完成，错 1 个扣 1 分	10	
上架	10 分钟内完成，延误 1 分钟扣 2 分	20	
陈列	整齐、正确、美观	10	
在库盘点	发现问题，及时反映	10	
填写记录	正确	20	
清场	检查 20 种药，是否都上架，对工作区清场	10	
合计		100	

（黄欲立）

答案解析

目标检测

一、最佳选择题（每题有一个正确答案）

1. 下列分类方法不属于按功效分类的是（　　）

　　A. 解表类　　　　　　　B. 开窍类　　　　　　　C. 清热类　　　　　　　D. 感冒类

2. 下列分类方法不属于按病证分类的是（　　）

　　A. 头痛类　　　　　　　B. 咳嗽类　　　　　　　C. 理气类　　　　　　　D. 胃痛类

3. 下列分类方法不属于按剂型分类的是（　　）

　　A. 片剂类　　　　　　　B. 煎膏类　　　　　　　C. 祛风湿类　　　　　　D. 蜜丸类

4. 急诊处方一般不得超过（　　）

　　A. 1 日用量　　　　　　B. 3 日用量　　　　　　C. 5 日用量　　　　　　D. 7 日用量

5. 开具中成药处方，每张处方不得超过（　　）种药品。

　　A. 3　　　　　　　　　　B. 5　　　　　　　　　　C. 7　　　　　　　　　　D. 10

二、多项选择题（每题有两个及以上正确答案）

1. 非处方药遴选原则是（　　）

　　A. 应用安全　　　　　　　　　　　　　　　B. 疗效确切

C. 质量稳定   D. 使用方便

E. 价格最低

2. 根据临床及管理的需要不同，中成药分类大致包括（　　）

A. 按剂型分类   B. 按功效分类

C. 按病证分类   D. 按管理分类

E. 按给药途径分类

3. 中成药陈列的原则（　　）

A. 整洁美观原则   B. 醒目、易取易放原则

C. 先进先出、近效期先出原则   D. 季节性陈列原则

E. 满陈列原则

三、简答题

1. 药师调剂处方时"四查十对"的内容是什么？

2. 中成药陈列的方法有哪些？

（韩继红）

书网融合……

重点回顾

微课

习题

PPT

项目二　中成药的调剂操作

学习目标	知识目标：
	1. 掌握　中成药处方调配的程序及要求。
	2. 熟悉　中成药处方审查的内容。
	技能目标：
	能正确熟练完成中成药调剂操作。
	素质目标：
	通过学习中成药的调剂操作程序，提高学生严谨、负责的工作思想和态度。

📖 导学情景

情景描述： 医院药房药师李某，在拿到医生给患者方开具的处方后，发现处方中有复方罗布麻片和止咳祛痰颗粒两种中成药，遂请患者联系处方医师，要求重新开具处方。

情景分析： 复方罗布麻片为复方降压药，止咳祛痰颗粒由桔梗、百部、苦杏仁、盐酸麻黄碱组成，功效主治为"润肺祛痰，止咳定喘。用于伤风咳嗽，气喘"，说明书明确提示"高血压患者禁用"，如果患者有高血压病，则不能同时服用含有盐酸麻黄碱的中成药。

讨论： 1. 什么是复方中成药？

2. 列举几种含西药成分的中成药？

学前导语： 中成药是祖国中医药宝库的重要组成部分，是以中药材为原料，在中医药理论指导下，按规定处方和标准制成一定剂型的现成药物。由于其疗效确切、使用方便，因而临床应用极为广泛。但如果对其缺乏全面了解而盲目滥用，则可导致疗效降低、无效或严重不良反应。本项目重点学习中成药处方审核的主要内容，如何使中成药的应用做到合理、安全、有效。

中成药调剂是以中医药理论为基础，根据中医师处方和患者要求，将中成药按照规定程序调配成方剂供患者使用的操作过程，是一项负有法律责任的专业操作技术。药师应当按照标准操作程序调剂处方药品，严格执行"四查十对"，认真审核处方，准确调配药品，正确粘贴标签，向患者交付药品时，按照药品说明书或处方用法用量，进行用药交代指导。合理正确的调剂工作程序是确保调剂快速、准确，保证调剂质量的重要因素。中成药处方调剂的程序如图（图4－4）。

$$中成药处方 \Rightarrow 处方审查 \Rightarrow 处方调配 \Rightarrow 复核 \Rightarrow 发药$$

图 4－4　中成药调剂的一般程序

一、审方 📱微课1

审方是药师综合运用中医学基础、中药学、方剂与中成药、中药调剂技术及药事管理与法规等知识，对医师处方、医嘱的有效性和合理性进行审核、判断和干预的过程，是保证患者用药安全、有效，提高药学服务质量的重要措施，也是中成药调剂工作的重中之重。处方审查的主要内容如下。

（一）审中成药处方的药名、剂型、剂量和用法

1. 审查药名 审药名是指药师对处方用药与临床诊断相符性的审核（即对症用药），有助于发现和剔除潜在的用药错误。方法是药师仔细阅读药名，审查药名书写是否规范、是否有笔误，相近似的药名书写是否正确，是否与临床诊断相符等。

2. 审查剂型 同一中成药一般有多种剂型，其用法用量也有差别，故对药物的吸收和疗效有很大影响。审查方法是仔细阅读处方后找出是否有漏写剂型的现象，并且判断选用的剂型与给药途径是否相符。如中成药"独一味"有胶囊和散片两种剂型有处方只写"独一味"；有的处方剂型写错，如囊、丸、片混淆，"丸"写成"片""囊"写成"丸"等。此外，药师审核处方时应特别关注静脉注射与肌内注射的给药途径混淆，以及注射剂用于口服、外用等不合理用药行为。

3. 审查剂量和用法 中成药剂型多样，药性各异，主治病证各不相同，因此应正确地掌握中成药的使用方法，采取合理的给药途径，根据患者的病情轻重、病势缓急、病程长短、体质强弱、发病季节等不同确定药物的使用剂量。审查方法是将处方药品剂量与药品说明书中该药品的剂量对比，若是一致的，说明剂量合理。若发现超出说明书推荐的用量，则有效性或安全性没有保障，应与处方医师联系确认，特殊情况需要超剂量使用时，处方医生应当注明原因并再次签名。审查剂量时，应特别注意儿童患者，应适当调整其用药剂量。一般情况下 3 岁以内服 1/4 成人量，3～5 岁的可服 1/3 成人量，5～10 岁的可服 1/2 成人量，10 岁以上可与成人量相差不大。孕妇或老年人，要谨慎使用或遵医嘱。

正确的用法是保证药品产生药效，降低不良反应的重要因素。药师审方时应注意肠溶片、缓释片和控释片，应整片温开水送服，切忌掰开服用，宜饭前服用药物或饭后服用药物等给药方法或药物的每日服用次数是否与说明书的用法相符。若不相符，则需要联系处方医生沟通修改，且处方修改处要医师签名。

❤ 药爱生命

由于中成药大多数由中药饮片制成，毒性低，安全系数大，因此广泛用于多种慢性病或正气虚弱病症的调治，近年来中成药已逐渐用于治疗危重急症，如中风痰迷、热病神昏、小儿急惊风、肺热喘咳、风湿顽痹、胸痹心痛、肿瘤等，并显示良好的效果，一些含有毒成分的中成药也被临床广泛应用，如剂量控制不当，可引起药物不良反应的发生。临床有由于医师用量过大，或患者自行服药，或长期连续用药而引起中成药的不良反应，甚至引起中毒死亡的病例报告。因此，对含有砷、汞、铅及斑蝥、蟾酥、马钱子、乌头、巴豆等有毒成分的中成药一定要严格控制使用剂量，不可过服，且不可连续长期用药，以免引起过量或蓄积中毒事故的发生。再如破血消癥的鳖甲煎丸，破气导滞的开胸顺气丸，峻下逐水的舟车丸等也都属于作用猛烈、容易损伤正气的中成药，需严格控制使用剂量，用之不当或过量使用，会损害机体，引起毒副反应。

（二）审查中成药的联用

中成药由于各成分固定，有时难以适应错综复杂的病情，往往需要依据病情联合用药，以达到治疗目的。但是，中成药联用在临床上运用得当可取得预期的疗效，若不合理用药则可产生不良的作用。因此，安全、有效、合理地使用中成药，必须掌握中成药的配伍规律。

1. 审查中成药之间的配伍应用 中成药之间的配伍应用，自古以来就是临床应用中成药的主要形式之一。药师进行处方审查时，如果中成药之间的配伍符合下列四种情况之一，则属于合理配伍。

（1）将两种功效相似的中成药合用治疗一种病证，以起到增强药效的协同作用。例如，高血压病证属肝肾阴虚、风阳上扰者，可以脑立清和六味地黄丸联合用药。脑立清含灵磁石、赭石、怀牛膝、珍珠母等，可以平肝潜阳降逆，但其滋阴力逊。六味地黄丸由熟地黄、山药、山茱萸、茯苓、牡丹皮、泽泻组成，重在滋补肝肾之阴，二者合用，可互补各自不足。再如用附子理中丸与四神丸合用，治疗脾肾阳虚、五更泄泻，可以明显增强温肾运脾、补火助阳、涩肠止泻的功效；如归脾丸与人参养荣丸合用，治疗气血不足、心悸失眠、眩晕健忘的病证，可明显增强补益心脾、益气养血、安神止惊的功效。

（2）两种功效不同的中成药配伍，一药为主，一药为辅，辅药能够提高主药功效。如治疗口舌生疮、胃火牙痛，常以清胃散为主药，配合一清胶囊同用，以引火下行，可明显增强清胃散的清胃泻火、消肿止痛的功效。

（3）中成药之间的配伍，其中一种中药是为了抑制或消除另一种中成药的偏性或副作用。如二便不通、阳实水肿，可用峻下通水的舟车丸，但为使峻下而不伤正气，常配合四君子丸同用。又如用金匮肾气丸治疗肾虚作喘，但若久治不愈，阳损及阴，兼见咽干烦躁者，又当配麦味地黄丸、生脉散或参蛤散同用，以平调阴阳、纳气平喘，且防止金匮肾气丸燥烈伤阴，降低副作用。

（4）中成药之间的配伍应用是因为某些疾病的治疗必须采用不同治疗方法。对某些特殊疾病，常需要采用内服与外用相结合的治疗方法，因此需要具有不同使用方法的中成药配伍应用。如妇女宫寒不孕，需内服艾附暖宫丸，外贴十香暖脐膏，共奏养血调经、暖宫散寒之效。再如火毒上攻，咽喉肿痛，可内服六神丸、喉症丸，外用冰硼散吹喉，共奏清热解毒、消肿利咽之效。又如筋骨折伤，可内服跌打丸，外敷七厘散，共奏活血伸筋、疗伤止痛之效。

2. 审查中成药与西药之间的配伍应用　中西药联用得当，可使药效增强，病程缩短，降低药物的毒副作用。同样，不合理的联合应用可导致药效过强或降低，甚至产生有害物质，引起药源性疾病。药师进行处方审查时，应注意以下四点，若中成药与西药之间的配伍应用符合下列四种情况之一，则属于合理配伍。

（1）中西药配伍后起协同增效的作用　如黄连、黄柏与四环素、呋喃唑酮（痢特灵）、磺胺甲基异噁唑配伍治疗痢疾、细菌性腹泻有协同作用，常使疗效成倍提高。急性牙龈炎而见红肿热痛者，牛黄解毒片配伍乙酰螺旋霉素片起效迅速。金银花能增强青霉素对耐药性金黄色葡萄球菌的杀菌作用。丙谷胺与甘草、白芍、冰片一起治疗消化性溃疡，有协同作用，并已制成复方丙谷胺（胃丙胺）。甘草与氢化可的松在抗炎、抗变态反应方面有协同作用，因甘草甜素有糖皮质激素样作用，并可抑制氢化可的松在体内的代谢活性，使其在血液中浓度升高。丹参注射液、黄芪注射液、川芎嗪注射液等与低分子右旋糖酐、能量合剂等同用，可提高心肌梗死的抢救成功率。丹参注射液与间羟胺（阿拉明）、多巴胺等升压药同用，不但能加强升压作用，还能减少对升压药的依赖性。

（2）中西药配伍后能降低药物的毒副作用　如金匮肾气丸与强的松同用，有利于消除尿蛋白与水肿，而且能降低强的松的副作用。临床中应用的参一胶囊，它含有人参皂苷，培元固本，补益气血，与化疗药配合应用，有助于提高原发性肺癌、肝癌的治疗疗效，提高患者的机体免疫功能。

（3）中西药配伍后可以降低用药剂量　如珍菊降压片（珍珠层粉、野菊花、槐米、盐酸可乐定、氢氯噻嗪）有较好的降压及改善症状的作用，若以常用量每次1片，每日3次计，盐酸可乐定比单用剂量减少60%。又如地西泮有嗜睡等不良反应，若与苓桂术甘汤合用，地西泮用量只需常规用量的1/3，嗜睡等不良反应也因为并用中药而消除。

（4）减少禁忌，扩大适应范围　碳酸锂治疗白细胞减少症近年被广泛应用，但因其胃肠道反应也限制了其适用范围。如同时用白及、姜半夏、茯苓等复方中药，就可减轻胃肠道反应，使许多有胃肠道疾患的白细胞减少症患者接受治疗。用生脉散、丹参注射液与莨菪碱合用，治疗病态窦房结综合征，既可适度提高心率，又能改善血液循环，从而改善缺血缺氧的状况，达到标本兼治的目的。

（三）审中成药的用药禁忌

中成药用药禁忌是中医保证临床安全用药的经验总结，它包括配伍禁忌、妊娠禁忌、证候禁忌及服药饮食禁忌四大部分，处方审查时需要审查是否有前三项禁忌。

1. 审中成药的配伍禁忌　配伍禁忌是指有些药物相互配合使用后能产生毒性反应或降低疗效。药师若审查出处方用药有配伍禁忌，则应尽量避免合用，请医师另换其他药物。以下几种配伍禁忌需要注意。

（1）含有"十八反""十九畏"药味中成药的配伍禁忌　《中国药典》（2020年版）一部中有不宜同用药的规定，这些规定没有突破"十八反""十九畏"所含的品种，应属配伍禁忌，原则上是禁止应用。对于中成药处方，只有熟悉中成药制剂的处方内容，才有可能发现此类的配伍禁忌。如治疗风寒湿痹证的大活络丸、天麻丸、人参再造丸等均含有附子，而止咳化痰的川贝枇杷露、蛇胆川贝液、通宣理肺丸等分别含有川贝、半夏，依据配伍禁忌原则，若将上述两组药合用，附子、乌头与川贝、半夏当属相反禁忌之列。又如利胆中成药利胆排石片、胆乐胶囊、胆宁片等都含有郁金，若与六应丸、苏合香丸、妙济丸、纯阳正气丸、紫雪散等含丁香的中成药同时使用，就要注意存在"十九畏"药物的禁忌。如临床常用中成药心通口服液、内消瘰疬丸中含有海藻，祛痰止咳颗粒中含有甘遂，若与橘红痰咳颗粒、通宣理肺丸、镇咳宁胶囊等含有甘草的中成药联用也属禁忌之列。

（2）不同功效药物联用的禁忌　如附子理中丸与牛黄解毒片联用，附子理中丸系温中散寒之剂，适用于脾胃虚寒所致的胃脘痛、呕吐、腹泻等；而牛黄解毒片性质寒凉，为清热解毒泻火之剂，适用于火热毒邪炽盛于内而上扰清窍者，可见不加分析地盲目将两者合用是不适宜的。

（3）含有毒性药物的中成药的联用禁忌　数种功效相似的中成药联用，在各自制剂的组成中，往往有一种或几种相同的药味。因此，联用将会增加某一味或几味药的剂量。如大活络丹与天麻丸合用，两者均含附子；如朱砂安神丸与天王补心丹合用，两者均含朱砂，均会增加有毒药味的服用量，加大患者产生不良反应的危险性。故在使用时应考虑药物"增量"的因素。如复方丹参滴丸和速效救心丸同属气滞血瘀型用药，其处方组成与功效基本相似，且这类药物多含有冰片，由于冰片药性寒凉，服用剂量过大易伤人脾胃，导致胃痛胃寒，在临床应用中选用其中一种即可。因此，应注意有毒成分的"叠加"，以免引起不良反应。

（4）某些药物的相互作用的禁忌　含朱砂较多的中成药，如磁朱丸、更衣丸、安宫牛黄丸等与含较多还原性溴离子或碘离子的中成药如消瘿五海丸、内消瘰疬丸等长期同服，在肠内会形成有刺激性的溴化汞或碘化汞，导致药源性肠炎，赤痢样大便。又如麻仁石甘片、止咳定喘膏、防风通圣丸、哮喘冲剂、通宣理肺丸等含有麻黄的中成药忌与降血压的中成药如复方罗布麻片、降压片、珍菊降压片、牛黄降压丸等合用；也忌与扩张冠脉的中成药如速效救心丸、山海丹、活心丹、心宝丸、益心丸、滋心阴液、补心气液等联用。因麻黄中麻黄碱的化学结构与肾上腺素相似，能直接与肾上腺素受体结合，同时还能促使肾上腺素能神经末梢释放递质，从而使血管收缩、血压升高；另一方面，又能兴奋心脏，增强心肌收缩力，使心肌耗氧量增加。若同时合用，可产生拮抗作用。

2. 审中成药的妊娠禁忌　妊娠禁忌是指在妊娠阶段的用药禁忌。有些中成药含有毒或药性峻烈的中药，这些药物有可能对孕妇身体或胎儿造成不利的影响。因此，妊娠妇女应避免使用。根据中成药对孕妇影响的程度不同，分为忌用和慎用两类。如含大戟、牵牛、巴豆、芫花等峻下逐水的舟车丸；含桃仁、红花、乳香、没药等活血祛瘀的七厘散；含青皮、厚朴等破气降气的木香顺气丸等都是妊娠期妇女禁用或慎用的中成药。《中国药典》（2020年版）收载的妊娠禁用药及慎用药中成药主要品种见表4-1。

表 4-1 《中国药典》收载的妊娠禁用、忌用及慎用中成药主要品种

禁忌类别	中成药名称
妊娠禁用	二十七味定坤丸、十一味能消丸、十二味冀首散、十香返生丸、十滴水（软胶囊）七厘胶囊（散）、人参再造丸、九气拈痛丸、九分散、九味肝泰胶囊、九制大黄丸、三七片、三七伤药片（胶囊、颗粒）、三七血伤宁胶囊、三两半药酒、大七厘散、大川芎口服液、大黄清胃丸、大黄蛰虫丸、山楂化滞丸、小金丸（片、胶囊）、小活络丸、马钱子散、开胸顺气丸（胶囊）、天菊脑安胶囊、天麻祛风补片、天舒胶囊、云南白药（胶囊）、云香祛风止痛酊、木瓜丸、木香槟榔丸、五味麝香丸、比拜克胶囊、止咳宝片、止痛化癥胶囊（片）、止痛紫金丸、少腹逐瘀丸、中华跌打丸、牛黄至宝丸、牛黄消炎片、牛黄清宫丸、牛黄解毒丸（片、软胶囊、胶囊）、片仔癀（胶囊）、化癥回生片、丹桂香颗粒、丹蒌片、风湿马钱片、风湿定片、风湿骨痛胶囊、风寒双离拐片、乌梅丸、六味安消散（胶囊）、六味香连胶囊、心宁片、心脑康胶囊、心脑宁胶囊、心脑静片、心通口服液、心舒胶囊、玉泉胶囊（颗粒）、玉真散、龙泽熊胆胶囊、平消片（胶囊）、白蚀丸、瓜霜退热灵胶囊、冯了性风湿跌打药酒（禁内服、忌擦腹部）、地榆槐角丸、再造丸、西黄丸、当归龙荟丸、伤痛宁片、华佗再造丸、血府逐瘀胶囊（丸、口服液）、血美安胶囊、血栓心脉宁胶囊（片）、壮骨关节丸、壮骨伸筋胶囊、庆余辟瘟丹、关节止痛膏、安宫止血颗粒、如意定喘片、妇炎康片、妇科千金胶囊、妇科通经丸、红灵散、坎离砂、花红胶囊、芪冬颐心颗粒、芪蛭降糖胶囊、克咳片、克痢痧胶囊、苏合香丸、医痫丸、抗宫炎胶囊、抗栓再造丸、利胆排石片（颗粒）、利膈丸、伸筋丹胶囊、伸筋活络丸、肛泰软膏、龟龄集、沈阳红药胶囊、补肾益脑片、灵宝护心丹、尿塞通片、阿魏化痞膏、附桂骨痛片（胶囊、颗粒）、纯阳正气丸、肾炎康复片、肾衰宁胶囊、国公酒、季德胜蛇药片、金佛止痛片、金黄利胆胶囊、金浦胶囊、乳块消片（胶囊、颗粒）、乳疾灵颗粒、乳癖散结胶囊、周氏回生丸、治伤胶囊、治咳川贝枇杷滴丸、参附强心丸、茵芪肝复颗粒、荡石胶囊、按摩软膏、胃肠复元膏、骨友灵搽剂、骨折挫伤胶囊、骨刺丸、骨刺宁胶囊、复方牛黄消炎胶囊、复方牛黄清胃丸、复方珍珠散、复方夏天无片、复方益肝丸、保妇康栓、追风透骨丸、独圣活血片、养血荣筋丸、活血止痛散、宫瘤清胶囊、冠心舒合丸、祛风止痛片、祛伤消肿酊、神香苏合丸、桂枝茯苓胶囊（丸、片）、根痛平颗粒、脑立清丸（胶囊）、狼疮丸、益心丸、益母丸、益母草口服液（颗粒、膏）、消肿止痛酊、消络痛片（胶囊）、消渴灵片、消糜栓、调经止痛片、通天口服液、通心络胶囊、通幽润燥丸、通窍镇痛散、通痹片、桑葛降脂丸、梅花点舌丸、控涎丸、银屑灵膏、得生丸、麻仁润肠丸、痔康片、清宁丸、清泻丸、清眩治瘫丸、清脑降压片（胶囊、颗粒）、清淋颗粒、颈复康颗粒、紫金锭、紫雪散、暑症片、跌打丸、跌打活血散、舒筋丸、舒筋活血定痛散、痧药、痛经丸、疏风定痛丸、暖脐膏、腰痛丸（片）、腰痛宁胶囊、腰痹通胶囊、瘀血痹胶囊（颗粒）、槟榔四消丸（大蜜丸、水丸）、鲜益母草胶囊、熊胆救心丸（熊胆救心丹）、醒脑再造胶囊、礞石滚痰丸、麝香风湿胶囊、麝香抗栓胶囊、麝香保心丸、麝香舒活搽剂（麝香舒活精）、麝香镇痛膏
妊娠慎用	十香止痛丸、三妙丸、三黄片、万氏牛黄清心丸、万应胶囊、万应锭、山玫胶囊、川芎茶调丸（散、片、颗粒）、女金丸、马应龙八宝眼膏、马应龙麝香痔疮膏、天麻丸、木瓜分气丸、木香顺气丸、五虎散、少林风湿跌打膏、牛黄上清丸（片、软胶囊、胶囊）、牛黄清心丸、气滞胃痛片（颗粒）、分清五淋丸、丹七片、丹红化瘀口服液、风痛安胶囊、乌军治胆片、乌蛇止痒丸、心可舒片、心荣口服液、正心泰片（胶囊）、四方胃片、四妙丸、白癜风胶囊、朴沉化郁丸、当归拈痛丸、竹沥达痰丸、伤湿止痛膏、华山参片、血脂康胶囊、灯台叶颗粒、安宫牛黄丸（散）、安宫降压丸、防风通圣丸（颗粒）、妇乐颗粒、妇炎净胶囊、妇科分清片、妇康宁片、芪冬颐心口服液、民参益气滴丸、抗骨髓炎片、抗感口服液（颗粒）、利胆片、利鼻片、沉香化气丸、补脾益肠丸、附子理中丸（片）、枣仁安神胶囊、明目上清片、固本统血颗粒、乳宁颗粒、乳核散结片、乳康胶囊、乳增宁胶囊、乳癖消片（胶囊、颗粒）、京万红软膏、泻痢消胶囊、珍菊胶囊（丸）、荜铃胃痛颗粒、栀子金花丸、胃乃安胶囊、胃脘舒颗粒、胃康胶囊、骨仙片、复方大青叶合剂、复方川贝精片、复方丹参片（颗粒、滴丸）、复方血栓通胶囊、复方陈香胃片、复方青黛丸、复方珍珠暗疮片、复方哈青片、复方滇鸡血藤膏（复方鸡血藤膏）、复明片、保心丸、胆石通胶囊、独一味胶囊（片）、养心氏片、活血止痛膏、活血通脉片、穿龙骨刺片、冠心生脉口服液、祛风舒筋丸、祖师麻片、桂附理中丸、速效牛黄丸、夏天无片、健胃片、健脑丸（胶囊）、益脑宁片、消瘰丸、消渴平片、烫伤油、诸迪康胶囊、通关散、通脉养心口服液、黄疸肝炎丸、黄连上清丸（片）、麻仁滋脾丸、痔宁片、痔炎消颗粒、清肺抑火丸、清胃黄连丸（水丸、大蜜丸）、清咽润喉丸、清膈丸、越鞠保和丸、跌打镇痛膏、舒心口服液（糖浆）、舒肝丸、舒肝平肝丸、舒脑片（胶囊）、舒筋活络酒、痛风定胶囊、湿毒清胶囊、强肾片、疏痛安涂膜剂、腰痛宁胶囊、腰痹通胶囊、稳心颗粒（片、胶囊）、鼻炎康片、鼻咽灵片、镇心痛口服液、糖脉康颗粒、麝香祛痛气雾剂（搽剂）、麝香痔疮栓、麝香跌打风湿膏

在审方时，药师应仔细阅读中成药使用说明书中是否标注该药是妊娠期妇女慎用或禁用药。发现妊娠禁用药，应拒绝调配。发现妊娠慎用药时，应与处方医师联系并给予提醒，如实属临床需要，重新签字方可调配。

3. 审中成药的证候禁忌　每种中成药都有其特定的功效和适用范围，主治相应的病证，因此临床用药亦有所禁忌，称证候禁忌。凡药不对证，即药物的性能功效与所疗疾病的病证相悖，有可能导致病情加重、恶化者，原则上都属于禁忌范围。如正柴胡饮颗粒发散风寒，解热镇痛，治疗风寒感冒引

发的头痛恶寒、鼻塞、咽痛、身体酸痛等症状，而对风热感冒引起的发热、头痛、鼻塞、流涕、咽痛、身体酸痛等症状是禁止使用的。再如安宫牛黄丸，功能清热解毒、豁痰开窍，属于凉开宣窍、醒神救急之品，主治中风、热厥、小儿急惊风证，用于心肝有热、风痰阻窍所致的高热烦躁、面赤气粗、两拳固握、牙关紧闭、舌绛脉数的热闭神昏证，若见面青身凉，苔白脉迟，属于寒闭神昏者，当用苏合香丸以温开宣窍，则当禁用本药。药师审方时应仔细阅读药品说明书，严守病机，审因论治，辨证用药，患者自行购用中成药时，也必须搞清药物功效、主治病证、禁忌病证后，才能购用。由此可见，正确使用中成药必须坚持辨证用药原则，注意证候禁忌。药师审方时要把好关，确保患者用药安全有效。

♥ 药爱生命

含牛黄的中成药，如牛黄解毒丸、安宫牛黄丸等，不宜与水合氯醛、吗啡、苯巴比妥等西药联用，因为牛黄能增加水合氯醛、吗啡、苯巴比妥的中枢神经抑制作用，可能出现急性中毒，如昏睡、呼吸中枢抑制、低血压等。含雄黄的中成药，如牛黄解毒丸、六神丸、牛黄至宝丹、清热解毒丸等，不宜与硝酸盐、硫酸盐同服，因雄黄主要成分为硫化砷，同服后胃液内产生少量硝酸或硫酸，使雄黄所含硫化砷氧化生成三氧化二砷，毒性增加，长期应用可引起砷中毒。含有钙离子的中药，如石膏、龙骨、瓦楞子等，均不宜与强心苷类药物合用，因为强心苷类药物作用时通过心肌释放钙离子，而含大量钙离子的中药会加强强心苷的作用和毒性。复方甘草片与强心苷类药物配伍，易导致心脏对强心苷敏感而引起中毒。由此可见，中西药联合应用并不是简单的机械叠加，应根据中西药所含有效化学成分、理化性质、药理作用、不良反应以及患者个体差异，以及中西药物各方面的科学理论，合理地选用中西药物配伍应用，以发挥中西药物结合在防病治病中的互补作用，真正达到药物应用的取长补短、增强疗效、减少副作用的发生。

（四）审处方前记和后记

完整的处方包括处方前记、正文和处方后记三部分。这三部分的完整性不但是处方审核的内容之一，同时也影响药师对处方适宜性的审核。前边重点讲述了处方正文部分主要审核的内容（包括药品名称、剂型、规格、数量、用法用量）。现分述前记和后记的审查方法。

1. 处方前记　包括医疗机构名称、费别、患者姓名、性别、年龄、门诊或住院病历号，科别或病区和床位号、临床诊断、开具日期等。处方前记审查是了解处方来源、处方开具日期及患者基本情况的关键。药品的选用、配伍、用法用量与患者的病情、年龄、性别等基本情况有密切的关系。审查方法是仔细阅读处方前记各项内容，注意各项内容是否填写清晰、完整、正确，有无涂改现象，涂改处是否有医师签名。特别注意患者年龄应当填写实足年龄，新生儿、婴幼儿写日龄、月龄，必要时要注明体重。如有不符合规定的处方，应及时退回医师修改。

2. 处方后记　包括医师签名、药品金额、调配和核对发药等内容。审核方法是仔细查看是否有医师手签名（并要求签名应与院内药学部门留样备查的式样一致）或加盖专用签章。

药师按上述四项内容对处方进行审查后，均符合各项规定的，则判为合格处方，应立即对其进行调配。若有不符合规定的情况出现，则判为不合格处方，需要处方医师进行修改后方可进行调配。

✂ 练一练

1. 下列配伍应用的药组中，属于不合理联用的是（　　）

A. 归脾丸与人参养荣丸　　　　　　　　B. 朱砂安神丸与天王补心丹

C. 六味地黄丸与脑立清　　　　　　　　D. 附子理中丸与四神丸

答案解析

2. 含氢氯噻嗪的中成药是（　　）

A. 珍菊降压片　　　　B. 维 C 银翘片　　　　C. 感冒清片　　　　D. 鼻炎康片

👁 看一看

电子处方系统是指通过医院信息系统（hospital information system，HIS）实现的数字化和无纸化处方。电子处方系统按流程包括挂号、就诊、收费、配药四部分。患者到医院初诊挂号时就会在系统中登记姓名、性别、年龄、联系电话、家庭住址等基本资料，获得 IC 卡，医生问诊后直接在计算机上开电子处方。患者就诊完毕即可持 IC 卡缴费取药。电子处方系统在门诊药房的运行方式与传统的方式一样，只是将许多人工手续计算机化，从而加快各科室的工作效率，方便了患者。

二、调配 🅔 微课2

1. 再次核查处方，确认是合格处方方可进行调配。

2. 准确调配药品

（1）仔细阅读处方，按药品的顺序逐一调配，注意每次调配好一种药品后调配下一种药品，避免混淆。

（2）调配药品时应检查药品的批准文号，并注意药品的有效期，以确保使用安全。

（3）调配处方时应认真、细致、准确。不得擅自更改或者代用处方所列品种。

（4）药品调配齐全后，与处方逐一核对药品名称、剂型、规格、数量和用法用量，准确、规范地书写粘贴用药标签，注明患者姓名和药品名称、剂型规格、用法用量、包装数量，口服药品应逐品种贴用药标签。

（5）粘贴标签时应首先贴在空白处，注意避免遮挡原药品包装上的重要信息，如药品名称、规格及有效期等。

（6）在完成处方调配后，应在处方后记调配签名处签字。

三、复核

处方药品调配完成后由另一药师进行一次全面核查，以防出现调配差错，中成药复核工作应当由药师及以上专业技术人员负责，复核的内容主要有以下几方面。

（1）核对所调配药品包装及标签上注明的药品名称、规格、剂型与处方所开具的药品名称、规格、剂型的一致性；特别要注意药品名称相似、包装相似、多种规格、多种剂型的易混淆药品的正确辨识和调配。

（2）核对所调配药品包装及标签上注明的用法、用量与处方所开具药品的用法、用量的一致性。

（3）核对药品性状、包装外观及标签的完好性，确保所调配药品的质量是合格的。发现药品标签不清或缺损、包装松动变形污染、颜色改变、性状变化或异样时，一律严禁调配发药，并将其按质量问题报告和处理。

（4）核对所调配药品包装数量与处方所开具药品的总数量的一致性。

（5）核对药品的有效期，确保发出的药品在患者处方治疗周期内是有效的。

（6）在完成处方复核后，应在处方后记复核签名处签字。

四、发药

发药是处方调剂工作的最后环节，要使差错不出门，必须把好这一关。

（一）发药注意事项

（1）核对患者姓名，宜采用两种方式核对患者身份，如姓名、年龄，最好询问患者所就诊的科室，以确认患者。

（2）逐一核对药品与处方的相符性，检查药品剂型、规格、剂量、数量、包装，并签字。

（3）发现处方调配有错误时，应将处方和药品退回调配处方者，并及时更正。

（4）发药时向患者交代每种药品的使用方法和特殊注意事项，同一种药品有 2 盒以上时，需要特别交代。向患者交付处方药品时，应当对患者进行用药指导。

（5）发药时应注意尊重患者隐私。

（6）如患者有问题咨询，应尽量解答，对较复杂的问题可建议到用药咨询窗口或咨询室咨询。

（二）中成药的用法简介

中成药种类繁多，在治疗过程中，往往因为应用的剂型不同或者治疗的目的不同，使用方法也不同，药师要指导患者正确使用。

1. 中成药的内服方法

（1）送服　大部分内服中成药需要用温开水送服，俗称吞服。吞服为最常用的内服方法。大部分内服中成药如片剂、丸剂、胶囊等均采用此法服用。其中，丸剂又分为蜜丸（大、小蜜丸，水蜜丸）、滴丸、水丸、浓缩丸等。小颗粒的丸剂服用时，只需温开水送服，大蜜丸因丸大不能整丸吞下，应嚼碎后或用洗净的手掰小后再用温开水送服。此外，部分中成药为增强疗效，可采用药引送服。如在服用藿香正气丸或附子理中丸治疗胃痛、呕吐等症时，可采用生姜煎汤送服，以增强药物的作用，痛经患者在服用艾附暖宫丸时，可用温热的红糖水送服，以增强药物散寒活血的作用；在服用补中益气丸治疗慢性肠炎时，可用大枣煎汤送服以增强药物补脾益气的作用；在服用大活络丸治疗中风偏瘫、口眼歪斜时，为了增加药物活血通络的功效，可用黄酒送服。

（2）冲服　在服用冲剂、糖浆剂、膏剂时，常需冲服，冲服就是将药物用热开水融化或呈混悬状后服用。

（3）调服　指将药物用温开水调成糊状后服用，不能吞咽的病人或小儿在服用散剂、丸剂、片剂时常采用此种方法。

（4）含化　即将药物含于口中，缓缓溶解，再慢慢咽下。六神丸、草珊瑚含片、金嗓子喉宝等治疗急慢性咽炎、扁桃体炎的中成药常需含化。

2. 中成药的外用方法　中成药的品种繁多，用法各异。一般外用药不可内服，特别是含有毒性药物的外用药，更应注意，以免发生事故。即使有的中成药既可内服，又可外用，但在临床使用时，也必须注意其用法用量，确保用药安全有效。

（1）涂抹患处　适用于油膏剂、水剂、酊剂的外用，使用时先要将患处洗净，然后再均匀地涂上一薄层药物。跌打损伤的病人外用红花油，或癣症患者外用土槿皮酊时，均使用这一方法。

（2）撒布患处　外用散剂如祛腐生肌散、珍珠散时，即采用这一方法，使用时注意将药粉均匀撒于患处。

（3）调敷患处　使用外用药之前，先用适量的液体（如茶水、白酒、食醋、食用植物油等）将药物调制成糊状，敷于患处，再用敷料纱布包扎。其中，白酒常用于调敷活血化淤止痛的中成药，如用七厘散治疗跌打损伤时，可用白酒调敷，能够增强药物散淤消肿的效果。茶水常用于调敷消肿解毒的中成药，疮疡初起时，在外用如意金黄散之前，宜用茶水调敷。食醋常用于调敷能够消肿、解热、止痛的中成药，可以增强药物收敛、燥湿的功效，如用紫金锭治疗痈、疽、疔、疮时宜用食醋调敷。

（4）吹布患处　用冰硼散治疗牙龈肿痛时，常需吹布患处。可用洁净干燥的纸张或塑料，卷成直径 2～3mm 的小筒，一端剪成斜口，挑取少许药粉，吹至患处。

（5）贴患处　橡皮膏如伤湿止痛膏可直接贴于患处。但贴黑膏药之前，需注意先将其烘软，待膏药稍微冷却后再用至患处，以免烫伤皮肤。

3. 特殊剂型中成药的正确使用　特殊剂型中成药用法如下。

（1）滴丸剂　滴丸剂主要供口服用，多用于病情急重者，如冠心病、心绞痛、咳嗽、急慢性支气管炎等，起到速效、高效的作用。服用滴丸时应注意：①仔细看好药物的服法，剂量不能过大；②宜用少量温开水送服，有些（如复方丹参滴丸、速效救心丸）可直接含于舌下；③滴丸在保存时不宜受热。

（2）喷雾剂　有些喷雾剂是专供外用的，如治疗软组织损伤的伤科灵喷雾剂，由于含有酒精，所以不宜长时间大量使用，以防过敏。

（3）栓剂　将药物置于肛门或阴道中，待药物溶化吸收后发挥局部或全身的治疗作用，如苦参栓、野菊花栓等。

（4）膜剂　用于贴敷口腔黏膜、眼结膜、阴道黏膜患处表面，可使药物发挥局部或全身的治疗作用，如口腔溃疡膜等。

（5）软膏剂（乳膏）软膏剂或乳膏的使用方法如下。

①涂敷前将皮肤清洗干净。

②有破损、溃烂、渗出的皮肤表面一般不应涂敷。

③涂布部位有烧灼或瘙痒、发红、肿胀、出疹等反应，应立即停药，并将局部药物洗净。

④部分药物（尿素）涂后采用封包（即用塑料膜、胶布包裹皮肤）可显著提高角质层的含水量，封包条件下的角质层含水量可由 15% 增至 50%，增加药物的吸收，提高药物的 疗效。

⑤涂敷后轻轻按摩可提高疗效。

⑥不宜涂敷于口腔、眼结膜。

（三）中成药使用的注意事项

1. 饮食禁忌　饮食禁忌，简称食忌，又叫忌口。中成药不同于西药，它是通过多组分多靶点作用于人体，整体调节而达到治疗的目的。因此不少中成药有一定的饮食禁忌要求。一般来说，服用中成药期间不宜进食生冷、辛辣、油腻的食物。由于疾病性质、药性和食物性质的不同，具体到不同的疾病，其饮食禁忌各不相同。

①阳热证，忌食辛辣油炸及烟、酒等。

②阴寒证要忌食生冷瓜果、清凉饮料及清泄性食品。

③痰热咳嗽、肺痈吐脓、劳嗽咳血的患者宜忌食辛辣、鱼肉、油腻、甜黏食品及烟酒等刺激性食品，以免助火生痰。

④脾胃虚弱，胃脘疼痛，消化不良，泄泻痢疾的患者，应忌食生冷寒滑，油炸坚硬，黏腻壅滞，阻滞气机的食物。

⑤湿热黄疸，肝郁胁痛，肝阳眩晕，癫痫发狂等，应忌肥甘，动物脂肪、内脏及胡椒、辣椒、大蒜、白酒等辛热助阳，蕴湿积热之品。

⑥肾病水肿，淋病白浊患者，应忌食盐碱过多和酸辣太过的刺激性食品。

中医认为"药食同源"，故服药期间，也必须注意食物的选择。食物性质对中成药药效的影响，大体说来是食物的性能同药物的性能相一致时，食物可帮助

药物发挥药效；反之，相违背时，食物会降低药物的疗效。合理饮食，可以增强药物的疗效，患病后食物的选择对于药效的发挥和疾病的治疗具有一定的影响。

如服用含人参的中成药（人参归脾丸、人参健脾丸等）不宜吃萝卜；服用含铁的中成药（磁朱丸、紫雪丹等）不宜喝茶。服用清热解毒、清热泻火的中成药（如牛黄解毒丸、黄连上清丸等），应避免食用辛辣刺激食物，如辣椒、姜、葱、蒜等。服用祛寒中成药（如附子理中丸、附桂八味丸等），不宜吃寒性食物，如西瓜、冷饮等。

2. 注意服药时间和服用剂量及疗程 中成药品种繁多，剂型复杂，所治病症极为广泛。掌握中成药的服用时间与方法，是确保临床疗效的一个关键环节。服药时间直接影响到疗效的好坏和毒副作用的大小，它和选方用药以及剂量的大小一样重要。正确掌握中成药的服用时间，可以充分发挥药物的疗效，起到事半功倍的效果。中成药的给药时间需因药而宜，针对不同药性，在适当时间给药，从而最大程度地发挥药效，减少不反应。

如：无特殊规定的一般口服药品，每日 2～3 次，于早、中、晚饭后半小时至 1 小时服用；危急重症用药，应及时给药，为保证药物持续发挥效果、将所需药量酌情分次给予服用；镇静安眠药，应在睡觉前半小时服用等。

中成药的服药时间及服药剂量，除了遵循以上的规则外，还应仔细阅读说明书，因为上市后的中成药说明书已明确规定使用剂量，所标剂量是有科学可信的实验数据支持的，是经国家食品药品监督管理局严格审批、具有法律效应的安全用药剂量，所以患者在自行购药或服药时，一定要按说明书规定的剂量服用。此外，还应注意使用疗程，使用疗程不当，也会导致不良反应，甚至危及生命安全，如龙胆泻肝丸的肾毒性，也是因为超剂量、超疗程使用所造成的。

3. 儿童、老年人和运动员用药注意 儿童应根据体重或年龄计算用药剂量，尽量缩短用药疗程，避免滥用滋补类药物和注射液，尽量避免使用含有毒性成分的中成药。老年人因自身器官逐渐衰老，对药物的代谢、排泄减慢，应避免使用对肝、肾有损害的药物。运动员因其职业特殊性，对含有兴奋性成分的药物应避免使用。2009 年，原国家食品药品监督管理局公布了"含兴奋剂目录所列物质的中药品种名单"，规定凡含有兴奋剂成分的药品，必须在包装上标示或在产品说明书上注明"运动员慎用"字样，对这些中成药品种应避免使用。

总之，药师在审查过程中发现处方中有不利于患者用药处或其他疑问时，应拒绝调配，并联系处方医师进行干预，经医师改正并签字确认后，方可调配。对发生严重药品滥用和用药失误的处方，应当按有关规定报告。发药时，要交代患者服用的药物有哪些饮食禁忌，根据病情的特点最好选择何种食物来提高疗效。若是患者自行购买非处方中成药，使用前，应仔细阅读药品说明书，严格按说明书中的功能主治、用法用量及使用注意事项用药，确保用药的安全性和有效性。

？想一想

作为一名药店药师应如何指导患者合理购药？

答案解析

（韩继红）

实训九　中成药调剂实训

【实训目的】

1. 读懂中成药包装、标签及说明书的有关内容。

2. 学会中成药销售技巧并能解决问病售药中常见问题。

3. 学会中成药调剂正确的操作规程。

4. 熟悉规定的120种中成药的功效类别。

5. 养成认真负责、一丝不苟的工作作风。

【实训任务】

1. 阅读中成药包装、标签及说明书的内容。

2. 练习中成药调剂正确的操作规程。

3. 问病售药，准确调剂中成药处方。

【实训工具与材料】

1. 工具 模拟药店、中成药柜、中药药架。

2. 材料 50个中成药、10张"问病荐药题目卷"。

附：中成药品种目录（120种）

内科用药（81种）

（1）胸痹用药 复方丹参滴丸（片）、麝香保心丸、速效救心丸、地奥心血康胶囊。

（2）感冒用药 双黄连颗粒（口服液）、银翘解毒片、川芎茶调丸、午时茶颗粒、感冒清热颗粒、板蓝根颗粒、玉屏风颗粒、九味羌活丸、参苏丸、小柴胡颗粒。

（3）咳嗽用药 通宣理肺丸、苏子降气丸、川贝枇杷糖浆、急支糖浆、百合固金丸、养阴清肺膏、桂龙咳喘宁胶囊、小青龙合剂。

（4）暑病用药 十滴水软胶囊、仁丹、六合定中丸、藿香正气水（口服液）、保济丸。

（5）胃痞胃脘用药 越鞠丸、香砂养胃丸、三九胃泰（胶囊）、桂附理中丸、小建中合剂、温胃舒颗粒、养胃舒颗粒、元胡止痛片、良附丸。

（6）伤食用药 大山楂丸、保和丸、健胃消食片。

（7）便秘用药 当归龙荟丸、麻仁润肠丸。

（8）实火证用药 清火栀麦片、牛黄解毒片、黄连上清丸、龙胆泻肝丸、三黄片、一清颗粒、清开灵口服液。

（9）腹泻用药 葛根芩连片、复方黄连素片、香连丸、四神丸。

（10）不寐用药 天王补心丸、刺五加片、柏子养心丸、养血安神片（丸）、安神补脑液。

（11）虚证用药 四君子丸、四物合剂、十全大补丸、八珍丸、归脾丸、大补阴丸、六味地黄丸、知柏地黄丸、生脉饮、左归丸、肾宝合剂、桂附地黄丸、人参健脾丸、参苓白术丸、补中益气丸、阿胶补血颗粒。

（12）痹证用药 独活寄生丸、小活络丸、天麻丸、风湿跌打药酒、国公酒。

（13）淋证用药 三金片、八正合剂、分清五淋丸。

外科用药（5种） 如意金黄散、梅花点舌丸、紫草膏、小金丸、地榆槐角丸。

骨伤科用药（5种） 云南白药、正骨水、伤湿止痛膏、跌打丸、颈复康颗粒。

皮肤科用药（2种） 当归苦参丸、防风通圣丸。

五官科用药（9种） 千柏鼻炎片（胶囊）、鼻窦炎口服液、复方草珊瑚含片、桂林西瓜霜、健民咽喉片、明目地黄丸、明目上清丸、杞菊地黄丸、马应龙八宝眼膏。

妇科用药（11种）

（1）月经不调、痛经用药 加味逍遥丸、逍遥丸、妇科十味片、八珍益母丸、乌鸡白凤丸、益母草膏（口服液）、固经丸、艾附暖宫丸、加味生化颗粒。

（2）带下病用药　千金止带丸、妇科千金片。

儿科用药（7种）　小儿感冒颗粒、小儿热速清门服液、小儿清热上咳口服液、小儿化食丸、小儿腹泻宁糖浆、儿康宁糖浆、龙牡壮骨颗粒。

说明：问病荐药技能将涉及以上120个成药品种，品种大部分源于《中药调剂员国家职业资格培训教程》中高级工要求掌握的中成药品种，少部分源于《中国药典》（2020年版）。

【实训操作】

1. 每人发1种中成药药品，仔细阅读药品包装、标签及说明"的内容。

2. 每组讨论感冒类中成药的使用，学习中成药的功效，

3. 每组抽取1张"问病荐药题目卷"交给老师，老师根据题目卷中显示的病证和症状，假扮患者，与各组的1名队员以问答的方式陈述症状。老师不能说出病证，只能在回答选手提问中描述症状（不超过2分钟）。选手与老师问答完毕后，每组可集体商讨（不超过2分钟），最后各组只派一名选手作答。选手须回答三点：其一，老师假扮的患者是何病证？其二，根据病证推荐2种常见的成药。其三，嘱咐患者哪些注意事项？选手回答时间不超过5分钟。评委须简要记录选手的答题内容，现场给分。

【实训报告】

1. 工作记录学生根据实训内容填写以下工作记录表。分类记录见常见感冒类中成药分类表。

常见感冒类中成药分类表

感冒类分类	药名一	药名二	药名三	药名四	药名五	药名六	药名七
风寒感冒							
风热感冒							
暑湿感冒							

（注：在对应的表格内列举不少于五种小成药）

2. 实训作业

（1）完成中成药按药理分类的调研（任选两大类升各举三种药物，学习药物的服用方法、储存、包装）。

（2）描述感冒类中成药的临床表现和常见药品。

（3）中成药调剂常规有哪些？

3. 实训评价

问病荐药实训考核表

实训项目	评分标准	分值	得分
职业形象	统一着工作服，戴工作帽，干净整洁	10	
角色扮演	逼真	20	
何症状	正确	20	
推荐成药	正确	20	
注意事项	正确	20	
完成时间	超时扣分	10	
合计		100	

（黄欲立）

答案解析

目标检测

一、单项选择题（每题有一个正确答案）

1. 不能与大活络丸、天麻丸同服的是（　　）

　　A. 川贝枇杷露　　　　　　　　　　B. 利胆排石片

　　C. 牛黄降压片　　　　　　　　　　D. 天王补心丹

2. 审查处方时，发现处方书写有误，应（　　）

　　A. 由审方人员更改后调配发药

　　B. 由计价收费员更改

　　C. 由开方医师更改，并在修改处签字后才能调配

　　D. 由调剂人员照方调配发药

3. 部分乳膏涂后采用封包，其作用为（　　）

　　A. 增加药物吸收　　　　　　　　　B. 防止药物挥发

　　C. 防止病发部位转移　　　　　　　D. 降低角质层的含水量

4. 麻仁石甘片可以和下列哪个中成药联用（　　）

　　A. 复方罗布麻片　　　　　　　　　B. 降压片

　　C. 珍菊降压片　　　　　　　　　　D. 妙济丸

5. 黄连治疗痢疾、细菌性腹泻宜联用（　　）

　　A. 阿司匹林　　　　　　　　　　　B. 利福平

　　C. 青霉素　　　　　　　　　　　　D. 四环素

二、多项选择题（每题有两个及以上正确答案）

1. 中成药外敷，常用的辅料有（　　）

　　A. 白酒　　　　　　B. 醋　　　　　　C. 茶水

　　D. 食用植物油　　　E. 蛋清

2. 中成药的外用方法有（　　）

　　A. 调敷患处　　　　B. 贴患处　　　　C. 涂患处

　　D. 吹布患处　　　　E. 撒布患处

3. 妊娠期妇女禁用的中成药有（　　）

　　A. 牛黄解毒丸　　　B. 蛇胆川贝液　　C. 血府逐瘀胶囊

　　D. 复方板蓝根颗粒　E. 保妇康栓

4. 妊娠期妇女慎用的中成药有（　　）

　　A. 胃康胶囊　　　　B. 银黄颗粒　　　C. 牛黄上清丸

　　D. 伤湿止痛膏　　　E. 三黄片

5. 利胆中成药利胆排石片不宜与下列哪些中成药同时使用（　　）

　　A. 六应丸　　　　　B. 苏合香丸　　　C. 妙济丸

　　D. 纯阳正气丸　　　E. 紫雪散

三、简答题

1. 发药注意事项的主要内容是什么？

2. 服用滴丸剂应注意哪些问题？

（韩继红）

书网融合……

重点回顾

微课 1

微课 2

习题

5 模块五
中药采购管理技术

项目一　中药的采购管理

PPT

<table>
<tr><td rowspan="1">学习目标</td><td>

知识目标：

1. **掌握**　中药采购管理要求及采购程序。
2. **熟悉**　能解决中药采购过程中出现的常见问题。
3. **了解**　中药采购质量要求。

技能目标：

能熟练并且正确完成中药采购过程。

素质目标：

通过学习中药采购的基础知识和实训，养成对工作认真负责的态度和习惯。
</td></tr>
</table>

导学情景

情景描述： 2002 年 6 月，80 岁高龄，患有高血压、气管炎以及皮炎等多种疾病的顾某，让家人到××药店购买了一盒血毒清胶囊，顾服用后，感到不适，就停止服药。7 月 10 日，顾某高烧不退，被送至医院，7 月 27 日，因抢救无效死亡。死者家属一纸诉状将这家药店告到法院，要求该药店对顾某之死承担赔偿责任。

经查，血毒清胶囊中含有乙双吗啉，服用乙双吗啉可引起再生障碍性贫血等不良反应。××药店销售的血毒清胶囊，经市药品检验部门检验认定系盗用他人批准文号生产的假药，其乙双吗啉的含量高于国家标准。法院审理认为，被告××药店违法销售假药，致使顾某死亡。据此，最终判决××药店赔偿原告医疗费、护理费、死亡赔偿金等共计 5 万余元。

情景分析： ××药店采购的血毒清胶囊，经市药品检验部门检验认定为盗用他人批准文号生产的假药，顾某服用后导致死亡。

讨论： 1. 药店能不能避免此类事件的发生？
　　　 2. 药店以后应该如何避免此类事件的发生（重点从采购环节考虑）？

学前导语： 通过案例分析得知，药品的采购环节是药品经营企业对药品质量进行控制的第一关，购进药品的质量对企业经营的后续环节如验收、储存、养护、销售将产生直接影响，关系到企业的社会效益和经济效益、关系到人民群众的身体健康和生命安全。因此，药品经营企业应严把采购关。

任务一　中药采购程序

一、采购原则

在药品经营企业中，采购作为药品经营企业质量管理过程控制的第一关，是保证药品经营质量的关键环节，承担着药品质量控制的直接责任。采购部门在采购药品的过程中，要严格遵循以下原则。

1. 质量第一　中药是中医治疗疾病的武器，中药质量的好坏关系到临床用药是否安全有效，对中药经营过程中后续各环节如验收、储存与养护、销售也有着直接影响。因此，药品经营企业或医疗机构应该始终将质量放在选择药品和供货企业条件的首位。

2. 按需采购　药品经营企业应通过科学合理的调查预测，充分分析内部与外部各种环境，研究医药市场各种需求信息，以市场需求为导向，合理安排中药的购销计划、库存结构和利润水平，注重中药采购的时效性与合理性，做到供应及时、合理使用。

3. 择优选购　"物美价廉"是人们在购买商品时的普遍心理，药品的购进当然也不例外。因此企业在购进药品时，还应该优中选优，挑选性价比高的药品来保证销量。

二、采购程序

药品经营企业在购进药品时，数量较大，应该制定较为严格的采购程序来保证购进药品的质量。

（一）确定供货企业的合法性

供货企业的合法资质主要指企业应具有"两证一照"，即《药品生产许可证》或《药品经营许可证》《GMP认证证书》或《GSP认证证书》《营业执照》，中药采购部门应索取以上证书的复印件，复印件上应加盖企业的原印章；还应注意审核其证照是否齐全、有效，生产或经营范围是否与证照一致。采购部门应收集供货方所有资料，建立合格供应商档案，实行动态管理，并列出合格供应商清单，企业可与之发生业务往来。首营企业审核后，列入合格供应商清单，方可发生业务关系。

♥ **药爱生命**

百年老店"江南药王"——胡庆余堂

"北有同仁堂，南有庆余堂"，"江南药王"胡庆余堂在140余年间一直盛名不衰。胡庆余堂由清末"红顶商人"胡雪岩于同治十三年（1874年）创建，坐落在杭州大井巷历史街区。胡雪岩本人是个商人，不懂任何医理、药理，却将药店经营得家喻户晓，甚至穿越了140多年的动荡与沉浮，胡庆余堂仍然在历史长河中生生不息、薪火相传。其中很重要的一个原因，就是胡庆余堂"戒欺"的祖训。

在胡庆余堂正厅前金柱间的枋上悬挂着一块"真不二价"的金字大匾。"真不二价"四个字源自古代韩康卖药的故事，不同于其他药商以次充好、真假掺杂，韩康所卖的药材始终质量如一、价格一致，他说："我的药值这个价，就卖这个价，这叫'真不二价'。"胡雪岩引用"真不二价"，就是在说胡庆余堂的药货真价实、童叟无欺，不打折不二价、只卖一个价。这是"戒欺"的真实体现，也是向顾客做出的质量承诺。

"戒欺""真不二价"，这些诚信经营的理念被奉为了胡庆余堂成功的秘诀。胡庆余堂的药材采购从不经由药商转手，而是自行到各产地去收购。既省去药商的中间剥削，又确保了药材质量的可靠，因此才能长久维持胡庆余堂的盛誉不衰。

（二）确定所购入药品的合法性

企业要严格审核所购入药品的合法性，绝不能购进假药和劣药。企业购进的药品应符合以下基本条件。

1. 合法企业所生产或经营的药品。

2. 具有法定的质量标准，即国家药品标准；国家药品标准没有规定的中药饮片应符合省级药品监督管理部门制定的炮制规范。

3. 实施批准文号管理的中药饮片还应有药品批准文号和生产批号。

4. 购进进口中药饮片应有加盖供货企业质量管理机构原印章的《进口药材批件》及《进口药材检验报告书》复印件。

5. 所购中药应有包装，包装和标识符合有关规定的储运要求；包装上应有品名、规格、产地、生产企业、生产日期。

6. 特殊管理药品应该从具有法定资格生产或经营的企业购进。

（三）确定供货企业销售人员的合法性

企业应对到本企业进行业务联系的供货企业销售人员进行合法资格的审核。采购部门索取供货企业销售人员有关资料后，填写"供货企业销售人员审批表"，报质量管理部门审核。审核资料的主要内容。

1. 供货企业证照复印件 加盖供货企业公章原印章的《药品生产许可证》或《药品经营许可证》和营业执照复印件，核查其经营方式、经营范围与销售人员的经营行为是否相符；

2. 药品销售人员身份证复印件 应加盖供货企业公章原印章；

3. 供货企业法人授权委托书原件 授权委托书由法定代表人签发，法定代表人应加盖印章或签名，加盖供货企业公章原印章。授权委托书应载明被授权人姓名、身份证号，并明确授权销售活动范围或经营品种，标明有效期限；

4. 药品销售人员从业资格证书复印件 加盖供货企业公章原印章的药品监督管理部门颁发的药品从业人员上岗证复印件或人力资源与社会保障部门颁发的职业技能鉴定合格证复印件。

质量管理部门审核合格后，方可与其开展业务活动；对符合要求的，应录入计算机信息数据库，并按期核实、更新有关内容。计算机系统对超过委托期限的能自动锁定。对其经营行为及身份的合法性实行动态的监督审核，对不再具备合法资格的销售人员应及时采取有效措施，停止业务往来。

👁 看一看

假药与劣药

《中华人民共和国药品管理法》的规定如下：

1. 假药 有下列情形之一的，为假药：

①药品所含成分与国家药品标准规定的成分不符的；

②以非药品冒充药品或者以他种药品冒充此种药品的。

此外，还有六种情形按假药论处：

①国务院药品监督管理部门规定禁止使用的；

②依照本法必须批准而未经批准生产、进口，或者依照本法必须检验而未检验即销售的；

③变质的；

④被污染的；

⑤使用依照本法必须取得批准文号而未取得批准文号的原料药生产的；

⑥所标明的适应证或者功能主治超出规定范围的。

2. 劣药 药品成分的含量不符合国家药品标准。

有下列情形之一的，按劣药论处：

①未标明有效期或者更改有效期的；

②不注明或者更改生产批号的；

③超过有效期的；

④直接接触药品的包装材料和容器未经批准的；

⑤擅自添加着色剂、防腐剂、香料、矫味剂及辅料的；

⑥其他不符合药品标准规定的。

任务二　中药采购计划

一、采购计划的编制原则

1. 按需采购　药品经营企业编制计划时必须从实际出发，根据内部和外部环境，采用科学合理的调查预测方法，分析研究医药市场各种需求信息，以市场需求为导向，合理安排药品购销计划、库存结构和利润水平。

2. 质量优先　按照 GSP 的要求，另外一条非常重要的原则就是采购计划的编制要以质量为依据，贯彻质量否决权制度。质量管理机构人员要参与购货计划的制订并会同业务部门进行审核，同时，购进行为也要经质量部门把关。保证药品采购的时效性与合理性，力求品种全、费用省、质量优、供应及时、结构合理。

二、采购计划的编制方法

采购计划编制的合理与否，对医药商品采购起着关键作用。为了使编制的采购计划对药品经营活动起到指导作用，在编制采购计划时要对影响医药市场变化的各种因素进行调查预测分析。

1. 国家的法律法规和方针政策　在社会主义市场经济条件下，市场需求变化受有关政策因素的影响相当大，因此，药品采购计划的编制必须以党和国家的路线、方针、政策为依据。

2. 人口　人口是影响药品消费最基本的因素之一。首先总人口数影响药品的消费总量。人口对医药市场的影响，除总人口外，还有与人口有关的其他因素，例如，人口的年龄结构、性别结构、地理分布等，因此在研究人口因素时，要对人口状态进行具体的调查分析。

任务三　首营企业与首营品种

一、首营企业

（一）定义

首营企业，是指采购药品时与本企业首次发生供需关系的药品生产或经营企业。

（二）首营企业的审核

1. 首营企业的审核包括两方面　企业的合法资质与质量保证能力。

2. 审核的部门　由质量管理机构会同业务部门共同进行审核。

3. 审核的方式　主要是资料审查和验证，必要时组织实地考察。

（三）进行首营企业审核需查验的资料

1.《药品生产许可证》或者《药品经营许可证》复印件。

2. 营业执照（三证合一）复印件及及上一年度企业年度报告公示情况。

3. 相关印章、随货同行单（票）样式复印件。

4. 开户户名、开户银行及账号。

5. 质量保证协议、采购合同。

以上资料均应当加盖供货企业公章原印章，并确保真实、有效。"相关印章"包括：企业公章、法人章、合同专用章、财务专用章、发票专用章、质量专用章和出库专用章。

（四）首营企业审核程序

1. 采购部门收集供货企业相关资质证明材料，并填写首营企业审批表（表5-1），报质量管理部门进行质量审核。

2. 质量管理部门对供货企业资质证明材料进行审核，在首营企业审批表中填写意见，确认后上报质量负责人。通过审核的企业，由质量管理部门将其列入"合格供货方清单"中，并进行档案管理。

3. 质量负责人审核批准并在首营企业审批表上签字，转交给采购部门。

4. 采购部门收到有质量负责人签字的首营企业审批表后，方能从该企业采购药品。

表5-1　首营企业审批表

编号：　　　　　　　　　　　　　　　　　填表日期：　年　月　日

企业名称		类型：药品生产企业　药品经营企业	
企业地址		营业执照号	
法定代表人		生产（经营）许可证号	
联系电话		是否有因质量不合格被公告	
生产（经营）许可范围			
拟供品种			
企业相关资料审核	1.《药品生产许可证》或《药品经营许可证》复印件　　　　（　） 2. 营业执照（三证合一）复印件　　　　　　　　　　　　（　） 3. 上一年度企业年度报告公示情况　　　　　　　　　　　（　） 4. 法人授权委托书　　　　　　　　　　　　　　　　　　（　） 5. 销售人员身份证复印件、药品从业资格证明复印件　　　（　） 6. 相关印章印模、随货同行单（票）样式复印件　　　　　（　） 7. 供货企业签订的药品质量保证协议　　　　　　　　　　（　） 以上资料均在有效期内并加盖企业公章原印章　　　　　　（　）		
业务部门意见	负责人：　　　　　年　　　月　　　日		
质量管理部门审核意见	负责人：　　　　　年　　　月　　　日		
质量负责人审批意见	负责人：　　　　　年　　　月　　　日		

二、首营品种

（一）定义

首营品种是指本企业首次采购的药品。首营品种包括向不同企业购买的同一品种的药品。新规格、新剂型、新包装也属于首营品种。

（二）首营品种的审核

核实药品的批准文号及质量标准，审核药品包装、标签、说明书等是否符合规定，了解药品的性能、功能主治及适应证，明确药品的储存条件、检验方法及质量状况。核实药品是否符合供货企业《药品生产（经营）许可证》规定的生产（经营）范围，是否超出本企业经营范围，严禁采购超生产（经营）范围的药品。原有经营品种发生规格、剂型或包装变更时，需要重新审核。

（三）进行首营品种审核需查验的资料

1. 国产药品

①供货企业《药品生产许可证》或者《药品经营许可证》、营业执照（三证合一）复印件。

②药品生产批准证明文件的复印件，包括：《药品注册批件》或《药品再注册批件》《药品补充申请批件》；药品注册批件的附件（药品质量标准、包装、说明书、标签复印件）。

③物价批文复印件。

④所购进药品的出厂检验报告书或省、市药检所检验报告复印件。

⑤新药证书复印件（新药）。

⑥中药保护品种证书复印件（中药保护品种）。

⑦非处方药审核登记证复印件。

2. 进口药品

①《进口药品注册证》《医药产品注册证》或者《进口药品批件》复印件。

②《进口药品检验报告书》或加盖"已抽样"的"进口药品通关单"复印件。

③进口麻醉药品、精神药品，还应有《进口准许证》复印件。

④进口中药材的《进口药材批件》复印件，进口分包装药品的《药品补充注册批件》复印件。

⑤药品质量标准、包装、说明书、标签的实物或复印件。

⑥物价批文复印件。

注：以上资料须每页加盖供货企业原印章。

？ 想一想

如何核实以上资料的真实性和有效性？

答案解析

（四）首营品种审核程序

1. 采购部门收集首营品种相关材料，并填写首营品种审批表（表5-2），报质量管理部门进行质量审核。

2. 质量管理部门对资料进行审核，在首营品种审批表中填写意见，确认后上报质量负责人审核批准。质量管理部门建立首营品种质量档案。

3. 质量负责人审核批准并在首营品种审批表上签字，转交给采购部门。

4. 采购部门收到有质量负责人签字的首营品种审批表后，方能采购首营品种。

表5-2 首营品种审批表

编号：

药品编号	通用名称	商品名称	剂型	规格	包装单位	生产企业

药品性能、成分、质量、用途、疗效、副作用等情况						

批准文号		质量标准		企业 GMP 证书号		认证时间	
装箱规格		有效期		储存 条件			
正常出 厂价		采购价		批发价		零售价	

采购原申 请原因	☐ 首次市场需求 ☐ 供应商变更 ☐ 换新包装 ☐ 补充： 签字：　　　　　　　　　　　日期：
业务部门 主观意见	 负责人签字：　　　　　　　　　日期：
物价部门意见	 负责人签字：　　　　　　　　　日期：
质量管理 部门意见	☐ 资料真实，符合规定，可以采购 ☐ 资料、药品不符合规定，不得采购 ☐ 补充： 负责人签字：　　　　　　　　　日期：
经理审批 意见	☐ 同意采购 ☐ 不同意采购 负责人签字：　　　　　　　　　日期：

任务四　采购记录及采购情况质量评审

一、采购记录

采购记录是对药品经营企业采购行为合法性及规范性的有效监控和追溯，由采购人员在确定了具体的采购活动后所作的记录。

1. 采购记录内容　采购记录的内容包含药品的通用名称、剂型、规格、生产厂家、供货企业、数量、价格、购货日期等。购买中药材、中药饮片还应当标明产地。

2. 采购记录要求

（1）记录部门　采购部门。

（2）记录形式　确认采购订单后，计算机系统自动生成采购记录。

（3）记录内容　至少应当包括药品的通用名称、剂型、规格、生产厂家、供货企业、数量、价格、购货日期等。购买中药材、中药饮片还应当标明产地。

（4）记录保存期限　采购记录至少保存5年。

药品零售企业连锁门店不得独立采购药品。药品采购记录见表5-3。

表5-3　药品采购记录表

编号：

序号	购货日期	通用名称	商品名称	剂型	规格	批号	数量	生产厂商	供货单位	批准文号	有效期	进价	业务员	备注

二、发票管理

1. 发票的内容　为实现药品购进可追溯，药品经营企业采购药品时，应向供货企业索取发票。发票应当列明药品的通用名称、规格、单位、数量、单价、金额等；不能全部列明的，应当附《销售货物或者提供应税劳务清单》，并加盖供货企业发票专用章原印章、注明税票号码。

2. 发票的要求

①发票所载内容应与采购记录、供货企业提供的随货同行单内容保持一致。

②发票应与实际物流一致，并做到与财务账目内容相对应，做到票、账、货相符。

③发票按有关规定保存5年。

练一练

1. 采购记录保存年限为（　）

  A. 1年   B. 2年   C. 3年

  D. 5年   E. 10年

答案解析

2. 以下关于供货企业提供的发票说法正确的是（　）

  A. 发票应当列明药品的通用名称、规格、单位、数量、单价、金额

  B. 发票应加盖供货企业公章原印章

  C. 不能全部列明要求内容的，应附《销售货物或者提供应税劳务清单》

  D. 发票上的购、销单位名称及金额、品名应当与付款流向及金额、品名一致

  E. 发票应注明税票号码

三、采购情况质量评审

为确保药品经营质量，实施质量风险管理，药品经营企业每年应对药品采购的整体情况进行综合质量评审，建立药品质量评审和供货企业质量档案，并进行动态跟踪管理。

1. 评审目的　对供货企业及药品质量进行综合评定，评审出合格的供货方，为后续采购活动提供依据。

2. 评审部门 质量管理部门、采购部门、仓储部门。

3. 评审内容

①供货方法定资格、质量保证能力及质量信誉。

②供货方销售人员的合法资格。

③所采购药品的合法性及质量可靠性。

④首营企业及首营品种。

⑤质量保证协议书。

⑥药品资料、记录完整性。

⑦收货验收质量情况。

⑧药品在库储存养护质量情况。

⑨用户对我公司药品质量反馈情况。

4. 评审方法 依据企业的评审制度和程序，制订评审计划，采取询问、查验资料与记录、现场考察等方法对采购质量进行科学、公平、公正的评审。

5. 评审频次 正常情况下，药品进货情况质量评审至少每年度进行一次。

6. 评审结果 药品进货情况质量评审结果由质量管理部门进行记录并撰写质量评审报告。质量评审结果按规定保存5年，为调整采购计划提供质量依据。

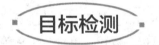

答案解析

一、最佳选择题（每题有一个正确答案）

1. 经营中药饮片的企业必须（　　）

    A. 严格执行地方中药饮片炮制规范、工艺规程

    B. 持有《药品生产许可证》、《药品GAP证书》

    C. 严格执行中药饮片炮制规范

    D. 持有《药品经营许可证》、《药品GSP证书》

2. 不符合我国中药管理规定的叙述是（　　）

    A. 国家实行中药品种保护制度，具体办法由国务院制定

    B. 药品经营企业购进中药材应标明产地

    C. 中药材和中药饮片应有包装，并附有质量合格的标志

    D. 城乡集市贸易市场可以销售中药材、中药饮片、中成药

3. 采购药品活动中填写首营企业审批表的部门是（　　）

    A. 采购部门　　　　　B. 仓储部门　　　　　C. 质量管理部门　　　　　D. 销售部门

4. 采购活动中对首营材料进行审核的部门是（　　）

    A. 采购部门　　　　　B. 仓储部门　　　　　C. 质量管理部门　　　　　D. 销售部门

5. 关于药品采购计划的编制原则不正确的是（　　）

    A. 质量第一　　　　　B. 按需进货　　　　　C. 价格第一　　　　　D. 择优选购

二、多项选择题（每题有两个及以上正确答案）

1. 采购药品应当建立采购记录，其内容包括（　　）

    A. 药品的通用名称、剂型、规格　　　　　B. 生产厂商、供货企业

C. 数量、价格　　　　　　　　　　　　D. 购货日期

E. 中药材、中药饮片的产地

2. 进行首营企业审核时，应审核下列哪些资料的真实性和有效性（　　）

A. 《药品生产许可证》或《药品经营许可证》复印件

B. 销售报表

C. 营业执照、《税务登记证》和《组织机构代码证》复印件

D. 相关印章、随货同行单（票）样式

E. 开户户名、开户银行及账号

3. 供货企业销售人员授权委托书应当载明的内容包括（　　）

A. 被授权人姓名　　　B. 身份证号码　　　C. 授权销售的品种

D. 地域　　　　　　　E. 期限

4. 企业采购药品时，应当符合哪些要求（　　）

A. 确定购货单位的合法性

B. 确定供货企业的合法性

C. 确定所购入药品的合法性

D. 核实供货企业销售人员的合法性

E. 与供货企业签订质量保证协议

5. 以下属于首营品种的是（　　）

A. 新品种　　　　　　B. 新材料　　　　　　C. 新规格

D. 新包装　　　　　　E. 新剂型

三、简答题

1. 如何审核供货企业销售人员的合法性？

2. 如何对首营企业和首营品种进行审核？

（张丽媛）

书网融合……

　重点回顾　　　　　　　微课　　　　　　　习题

项目二 中药的验收管理

PPT

导学情景

情景描述： 某医院从中药饮片厂购进一批中药饮片，工作人员进行验收时，发现丁香气味较淡，杂质多，进一步做含量测定，发现该批次丁香中丁香酚含量为 4.2%。工作人员填写丁香拒收报告单，并将该批次丁香放置不合格区。

情景分析： 中药质量是中药临床应用安全性和有效性的保证。中药生产企业、中药经营企业应严格把控中药质量关。《中国药典》（2020 年版）中，要求丁香入药部位为"干燥花蕾"，性状应"气芳香浓烈，味辛辣、有麻舌感"，含量测定应"丁香酚含量不得少于 11.0%"。因此，该医院购进的丁香不符合药典规定，应拒收。

讨论： 1. 中药饮片验收有哪些项目？

2. 如何处理不合格中药？

学前导语： 由于中药种类繁多、剂型多样、产地各异、性状复杂，因此，加强中药的验收管理是保证中药质量、做好中药养护工作的重要环节。中药验收人员要有高度的职业道德和责任感，保证验收中药数量准确、质量良好。本项目主要介绍中药的验收。

中药验收是指依据国家法定标准、合同质量条款及随货同行单对购进中药的包装、品种真伪、质量逐批进行验收，保证入库中药数量准确、质量良好，防止不合格中药入库。中药验收是中药流通过程中的第一道质量关，加强中药验收环节的质量管理，是做好中药养护工作的前提。

一、验收法定依据

验收法定依据包括《中国药典》（2020 年版）、国家食品药品监督管理局规定的相关标准、原卫生部、国家中医药管理局制定的《七十六种中药材商品规格标准》；进口中药依照《中华人民共和国药品进口管理办法》执行。

药品验收时限　供货单位同意购货方进行验收的最长期限，称为验收时限。待验药品应在规定的验收时限内完成验收：一般药品应在到货后 1 个工作日内验收完毕，特殊管理药品应货到即验，冷藏药品应在 30 分钟内完成收货、验收入库，冷冻药品应在 15 分钟内完成。大批量进货，验收时限可申请延长至 7 天。

验收员资质　从事药品验收人员，应当具有药学、中药学等相关专业中专以上学历或者具有药学（中药学）初级以上专业技术职称；从事中药材、中药饮片验收工作的，应当具有中药学专业中专以上学历或者具有中药学中级以上专业技术职称；直接收购地产中药材的，验收人员应当具有中药学中级以上专业技术职称。

二、中药验收工作流程

（一）查验检验报告书

验收中药应当按照中药批号查验同批号的检验报告书。供货单位为批发企业的，检验报告书应当加盖其质量管理专用章原印章。检验报告书的传递和保存可以采用电子数据形式，但应当保证其合法性和有效性。

（二）取样

企业应当按照验收规定，对每次到货中药进行逐批抽样验收，抽取的样品应当具有代表性。

1. 同一批号的中药应当至少检查一个最小包装，但生产企业有特殊质量控制要求或者打开最小包装可能影响中药质量的，可不打开最小包装。

2. 破损、污染、渗液、封条损坏等包装异常以及零货、拼箱的，应当开箱检查至最小包装。

3. 外包装及封签完整的原料药，可不开箱检查。

（三）验收

验收人员应当对抽样中药的外观、包装、标签、说明书以及相关的证明文件等逐一进行检查、核对；验收结束后，应当将抽取的完好样品放回原包装箱，加封并标示。

（四）特殊管理中药验收

应当按照相关规定在专库或者专区内验收。

（五）验收记录

验收中药应当做好验收记录，验收人员应当在验收记录上签署姓名和验收日期。

1. 中成药验收记录应当包括通用名称、剂型、规格、批准文号、批号、生产日期、有效期、生产厂商、供货单位、到货数量、到货日期、验收合格数量、验收结果等内容。

2. 中药材验收记录应当包括品名、产地、供货单位、到货数量、验收合格数量等内容。

3. 中药饮片验收记录应当包括品名、规格、批号、产地、生产日期、生产厂商、供货单位、到货数量、验收合格数量等内容，实施批准文号管理的中药饮片还应当记录批准文号。

4. 验收不合格的还应当注明不合格事项及处置措施。

5. 验收记录应保存至超过药品有效期一年，但不得少于三年。

（六）特殊情况

发生灾情、疫情、突发事件或者临床紧急救治等特殊情况，以及其他符合国家有关规定的情形，企业可采用直调方式购销中药。直调中药可委托购货单位进行验收。购货单位应当严格按照《药品经营质量管理规范》的要求验收中药，并建立专门的直调中药验收记录。验收当日应当将验收记录相关信息传递给直调企业。

（七）零售企业连锁企业

药品零售连锁门店在接受本企业配送中心药品配送时，可简化验收程序，但验收人员应按送货凭证对照实物，进行品名、规格、批号、生产商以及数量的核对，并在凭证上签字。送货凭证应按零售企业购进记录的要求保存。

（八）不同验收结果的处理措施

1. 入库　验收合格的中药，应由验收人员与仓储部门及时办理合格品入库手续，并由仓储部门建立库存记录。计算机系统按照药品的管理类别及储存特性，自动分配储存库区。未实行计算机管理的单位验收完毕后，验收记录单交保管人员。保管人员根据验收记录单将中药放置于相应的合格中药库（区），并注明中药存入的库房、货位，以便记账。与此同时，将中药入库凭证的其余各联，送交业务部门，作为正式收货凭证，以便于业务部门安排下一步的中药销售工作，将中药及时投放市场，加速中药流转。验收不合格的药品，不得入库。

2. 拒收　对验收不合格的中药，应填写中药拒收报告单，报质量管理部门签署意见后通知业务部门，并将拒收中药置不合格区。对于无生产厂家、厂址、出厂合格证、无生产批号、无批准文号（已实施批准文号管理的饮片），以及包装、标志不符合规定要求、货单不符、质量异常的中药，验收人员有权拒收或提出拒收意见。

三、中药材和中药饮片的验收内容

（一）入库通知单

核对入库通知单上的中药名称、数量是否与入库货物一致。

（二）包装

中药（材）饮片应有包装，包装上必须印有或贴有标签。中药材包装上必须标明品名、规格、产地、采收（加工）时间、生产厂商、发货日期、质量合格标志等。中药饮片包装的标签上必须注明品名、规格、产地、生产企业、产品批号、生产日期、药品生产许可证号和供货单位。实施批准文号管理的中药饮片还必须注明批准文号，整包装应附有质量合格证。

（三）等级规格

中药材按照《中国药典》2020年版（一部）各品种相关内容和《七十六中药材商品规格标准》，检查来货等级规格是否与所签合同要求一致。

（四）质量检验

根据《中国药典》2020年版（一部）各品种性状内容，观察中药（材）饮片的形状、大小、色泽、表面特征、质地、断面特征、气味等。中药（材）饮片出现霉斑、虫蛀、泛油、变色、气味散失、风化、潮解溶化、挥发及腐烂等现象为质量检验不合格。若发现中药（材）饮片性状异常，应及时抽样送质检部门进行显微鉴别和理化鉴别。

（五）炮制饮片

中药饮片炮制品应色泽均匀，虽经切制或炮制，但应具有原有的气和味，不应带异味或气味消失。检查内容详见表5-4。

表 5 – 4　中药饮片炮制品检查内容

炮制方法	验收检查内容
切制	含水量不应超过 10%～12%。极薄片（镑片）为 0.5mm 以下，薄片为 1～2mm，厚片为 2～4mm。切段饮片的短段为 5～10mm，长段为 10～15mm。块应 8～12mm 的方块。切丝包括细丝 2～3mm，粗丝为 5～10mm。以上均要求片形均匀，无整体片、连刀片、斧头片。不规则片不得超过 15%，灰屑不超过 3%
炒黄	药物表面微黄或鼓起或爆裂，色泽均匀，有药材固有的气味，生片、糊片不得超过 2%，药屑、杂质不超过 1%
炒焦	药物表面焦褐色，色泽均匀，生片、炭化片不得超过 3%，药屑、杂质不得超过 1%
炒炭	药物表面黑色，内呈焦褐色或焦黄色，存性并基本保持原片型，生片和完全炭化片不得超过 5%，药屑、杂质不得超过 3%
土炒	药物表面呈深黄色，并挂有土色，色泽均匀，生片、糊片不得超过 2%，药屑、杂质不得超过 3%
麸炒	药物表面呈微黄色或黄色，色泽均匀，有药材固有气味，生片、糊片不得超过 2%，药屑、杂质不得超过 2%
蜜炙	色泽均匀，有光泽，不粘手，有辅料香气。生片、糊片不得超过 2%，杂质不得超过 0.5%，水分不得超过 15%
酒炙、醋炙	药物表面呈黄色或微带焦斑，色泽均匀，有辅料香气，生片、糊片不得超过 2%，药屑杂质不得超过 1%，水分不得超过 13%
盐炙	药物表面呈黄色或焦黄色，色泽均匀，有辅料香气，生片、糊片不得超过 2%，药屑、杂质不得超过 1%，水分不得超过 13%
油炙	药物表面呈黄色或焦黄色，色泽均匀，油润酥松，生片、糊片不得超过 2%，药屑、杂质不得超过 0.5%
姜汁炙	药物表面呈黄色，色泽均匀，有辅料香气，生片、糊片不得超过 2%，药屑、杂质不得超过 1%，水分不得超过 13%
烫制	常用辅料有砂子、蛤粉、滑石粉，烫后药物表面呈黄色或黄褐色，色泽均匀，质地酥脆或鼓泡或爆烈起花。经醋淬的应有醋香气，干燥不得有辅料。僵化、生片、糊片不得超过 2%，药屑、杂质不得超过 3%，醋淬品水分不得超过 10%
蒸制	有清蒸、酒蒸、醋蒸。蒸制后药物表现略鼓起，内无生心，色泽黑润，有辅料特有气味，未蒸透的不得超过 3%，水分小于 13%
煮制	有清水煮，矾水煮。煮后药物内外色泽一致，无白心，有毒药材必须煮至口尝无麻辣感，《中国药典》规定有含量测定的品种应按《中国药典》规定执行，未煮透的不得超过 2%，杂质不得超过 2%，水分不得超过 13%
煅制	药物表面无光泽，内外色泽一致，酥脆易碎或内呈蜂窝状，不得炭化，未煅透及灰化者不得超过 3%，杂质不得超过 2%
发芽类	谷芽类长少于 5mm，豆芽类长 5～10mm，发芽率不得低于 85%，芽超长者不多于 20%，水分不得超过 13%，杂质不得超过 1%
发酵类	发酵后，药物表面有黄白色毛霉衣、无霉气、不腐烂，有药材固有的气味。不得检出黄曲霉，活螨等致病菌，药屑、杂质不得超过 1%，水分小于 13%

（六）含水量、灰分及杂质

中药（材）饮片含水量、灰分及杂质等不符合《中国药典》规定的，需加工处理合格后方可入库。

（七）含量测定

要求做浸出物和含量测定的中药（材）饮片，根据《中国药典》进行相关指标测定，符合规定要求的方能入库。

（八）特殊管理中药

麻醉中药、毒性中药到货后，必须立即存入具有防盗设施的专库待验区，并及时双人验收、双人签字，专账记录。

（九）贵细中药

贵细中药入库应双人逐件验收、称量，并双人签字，专账记录。

（十）进口中药

进口药材，应有《进口药材批件》复印件。

💗 **药爱生命**

中药在存放过程中易发生霉变，若中药霉变严重，无论药材原价值多高，均应弃之不用。因为中药霉变后产生了黄曲霉毒素（aflatoxins），是黄曲霉和寄生曲霉代谢的一组化学结构类似的产物，特曲霉也能产生黄曲霉毒素，但产量较少，目前已分离鉴定出的黄曲霉毒素有 17 种，主要是黄曲霉毒素 B_1、B_2、G_1、G_2，以及由 B_1 和 B_2 在体内经过羟化而衍生成的代谢产物 M_1、M_2 等。黄曲霉毒素的基本结构为二呋喃环和香豆素，B_1 是二氢呋喃氧杂萘邻酮的衍生物，含有一个双呋喃环和一个氧杂萘邻酮（香豆素），前者为基本毒性结构，后者与致癌性有关。黄曲霉毒素是一种毒性极强的物质，其危害性在于对人及动物肝脏组织有破坏作用，严重时可导致肝癌甚至死亡。

四、中成药的验收内容

（一）入库通知单

核对入库通知单上的中成药名称和数量是否与入库货物一致。

（二）外包装

检查外包装是否有破损、松散、油渍、潮湿、虫蛀，内包装是否有破损、渗漏等问题。

（三）内外包装

检查中成药内外包装、标签、说明书及标识等项内容。中成药包装的标签和所附说明书应有：生产企业名称、地址，有药品的品名、规格、批准文号、生产日期、有效期等；标签或说明书上还应有药品的成分、适应证或功能主治、用法、用量、禁忌证、不良反应、注意事项以及贮藏条件等。每件包装中，应有产品合格证。

（四）特殊管理药品

特殊管理药品、外用药品的标签或说明书上应有规定的标识和警示说明。

（五）处方药和非处方药

处方药和非处方药按分类管理要求，标签、说明书上有相应的警示语或忠告语；非处方药的包装有国家规定的专有标识。

（六）进口药品

进口药品其包装的标签应以中文注明药品的名称、主要成分以及注册证号，并有中文说明书。进口药品应有符合规定的《进口药品注册证》和《进口药品检验报告书》复印件，复印件应盖有供货单位质量检验机构或质量管理机构原印章。

（七）质量检查

检查中成药的外观质量，必要时应送药检室（所）做卫生学和各种剂型特殊检查及各种药品的内在质量检查。检查内容详见表 5-5。

表5-5　中成药各剂型质量验收内容

剂型	外观质量	内在质量检查
丸剂	应圆整均匀、色泽一致。蜜丸应细腻滋润，软硬适中。蜡丸表面应光滑无裂纹，丸内不得有蜡点和颗粒	水分、重量差异、装量差异、装量、溶散时限、微生物限度等
散剂	应干燥疏松、混合均匀、色泽一致	粒度、水分、装量差异、微生物限度等
颗粒剂	干燥、均匀、色泽一致，无吸潮、结块、潮解等现象	粒度、水分、溶化性、装量差异、微生物限度等
片剂	完整光洁、色泽均匀，有适宜的硬度	重量差异、崩解时限、微生物限度等
煎膏剂	无焦臭、异味、无糖结晶析出	相对密度、不溶物、装量、微生物限度检查等
胶剂	色泽均匀，无异臭味的半透明固体	相对密度、不溶物、装量、微生物限度检查
糖浆剂	应澄清，在储存期间不得有发霉、酸败、产气或其他变质现象	相对密度、pH、装量、微生物限度等
合剂	应澄清，不得有发霉、酸败、异物、变色、产气或其他变质现象，允许有少量摇之易散的沉淀	相对密度、pH、装量、微生物限度等
胶囊剂	整洁，不得有粘结、变形、渗漏或外壳破裂现象，并应无异臭	水分、装置差异、崩解时限、微生物限度等
酒剂	须静置澄清，允许有少量摇之易散的沉淀	总固体、甲醇量检查、装量及微生物限度等
膏剂	油润细腻、光亮、老嫩适度，摊涂均匀，无飞边缺口，加温后能黏贴于皮肤上且不移动。其中黑膏药应乌黑无红斑；白膏药应无白点	软化点、重量差
栓剂	外形应完整光滑，能融化、软化或溶化，有适宜的硬度	重量差异、融变时限、微生物限度等
注射剂	注射液主要检查色泽、结晶析出、浑浊沉淀、长霉、可见异物，冷爆、瓶裂、封口漏气、瓶盖松动及安瓿印字等。注射用无菌粉末主要检查色泽、粘瓶、吸潮、结块、溶化、黑点、异物、溶解后澄明度、装量、冷爆、裂瓶、松盖等	

练一练

中药验收记录，保存不得少于（　　）

A. 半年　　　　　　　　B. 1 年　　　　　　　　C. 2 年

D. 3 年　　　　　　　　E. 4 年

答案解析

想一想

中药验收记录应包括哪些内容？

答案解析

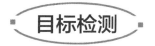目标检测

答案解析

一、最佳选择题（每题有一个正确答案）

1. 根据《药品经营质量管理规范》，中药材的验收记录没有要求的是（　　）

　　A. 供货单位　　　B. 生产批号　　　C. 品名　　　　D. 产地

2. 验收进口药品时，不符合要求的是（　　）

　　A. 用中文注明药品的名称　　　　B. 用中文注明药品的主要成分

C. 用中文注明药品的注册证号　　　D. 随包所附说明书为外文说明书

3. 中药验收记录，保存不得少于（　）

 A. 半年   B. 1 年   C. 2 年   D. 3 年

二、多项选择题（每题有两个及以上正确答案）

1. 中成药验收记录应当包括（　）

 A. 通用名称 B. 剂型   C. 规格   D. 批准文号 E. 批号

2. 验收不合格中药，验收记录应当注明（　）

 A. 注明不合格事项   B. 验收合格数量

 C. 处置措施   D. 生产厂商

 E. 车载方式

3. 麻醉中药、毒性中药的验收应做到（　）

 A. 双人验收 B. 三人验收 C. 三人签字 D. 双人签字 E. 专账记录

三、简答题

1. 中药材入库质量验收包含哪些方面的内容？

2. 验收工作过程中，发现有质量问题中药，应如何处理？

（丑　安）

书网融合……

📄重点回顾

📱微课

📝习题

6 模块六
中药贮藏与养护技术

项目一　中药库房日常管理

PPT

学习目标

知识目标：

1. **掌握** 中药仓库的类型、库区的划分及色标管理规定。
2. **熟悉** 中药入库验收的管理规定。
3. **了解** 中药在库管理主要内容及注意事项。

技能目标：

能熟练完成中药入库验收工作及在库养护。

素质目标：

养成严谨细致的专业作风及实事求是的工作态度。

导学情景

情景描述： 某企业在××年××月××日跟踪检查时发现，中药饮片阴凉库现场温度为29℃。药监局检查员现场核查该企业温度检测系统，查询到××年××月××日的湿度为35%以下，温度为20℃以下。现场检查时还发现喜炎平注射液（生产单位：××××制药有限公司，批号：20××02××，规格：2ml∶50mg，数量2500瓶，贮藏条件：密封、避光、置阴凉处）置常温库中存放，库房温度达到28℃，堆垛紧贴墙面。

情景分析： 中药的质量直接关系到患者的生命健康安全。中药从产地到临床应用的过程中还需要经过贮存、运输、保管等环节，因各种中药的贮存时间、方法有所不同，对药物的成分会产生不同的影响，很多中药在贮藏的过程中容易发生虫蛀、霉变、泛油等，严重的会使药物失效。

讨论： 1. 根据以上材料，找出中药储存时不符合GSP要求的地方？

　　　　2. 中药饮片与中成药的贮存管理有何不同？

学前导语： 中药贮藏与养护是中药质量管理的重要组成部分，是保证中药质量不可缺少的环节，其目的是保持在库中药的质量和数量。中药的贮藏与养护是药品经营企业和医院药房的主要工作之一，根据新版《药品经营质量管理规范》（GSP），企业应当具有与其药品经营范围、经营规模相适应的经营场所和库房，应当根据药品的质量特性对药品进行合理储存。由于中药品种多、性质复杂，贮藏保管技术要求很高，因此中药从业人员必须了解各种中药的性质以及外界环境对中药质量的影响，不断研究贮藏条件和保管方法，并依据国家相关法律法规来贮藏养护中药，以防止中药变质，确保质量。

中药仓库是中药贮藏、保管与养护的场所，是药品生产企业、经营企业和医疗机构必须配备的场地。中药生产经营企业和使用单位应重视仓库管理工作，满足中药经营和仓储业务发展的需求，保证中药质量和安全，提高仓库管理的经济效益。

任务一　中药仓库及设施

我国中药资源丰富，应用范围广泛，品种繁多，性质各异。为保证中药质量和预防其霉蛀变质，中药从业人员必须懂得科学的贮藏养护方法，防止各种变质现象的发生。

一、中药仓库类型、分区

（一）中药仓库的类型

适宜的贮藏温湿度是保证中药质量的关键因素之一。依据《药品生产质量管理规范》（GMP）和《药品经营质量管理规范》（GSP）的规定，中药生产或经营企业应设置不同温湿度条件的仓库。主要有常温库、阴凉库和冷库。

1. 常温库　系指温度为 10～30℃，相对湿度为 35%～75% 的仓库。主要用于贮存化学性质相对稳定、对温度没有特殊要求的中药。

2. 阴凉库　系指温度不高于 20℃，相对湿度为 35%～75% 的仓库。主要用于贮存成分不稳定，易发霉、虫蛀、挥发、风化、泛油的中药饮片和按规定需阴凉处贮藏的中成药。

3. 冷库　系指温度为 2～10℃，相对湿度为 35%～75% 的仓库。主要用于贮存贵细（稀）中药材或饮片和按规定需冷藏贮存的中成药。

（二）库区的划分

根据 GSP 的规定，药品经营企业仓库按管理要求划分为待验品库（区）、合格品库（区）、发货库（区）、不合格品库（区）、退货库（区）、零货称取库（区）。经营特殊药品、贵重药品的企业应在仓库设立相应的专门库区。

为杜绝库存药品的存放差错，有效控制药品储存质量，保证用药安全，药品经营企业应按库存药品的质量状态实行色标管理。药品质量状态色标区分标准为：合格药品区—绿色；不合格药品区—红色；质量状态不明确药品—黄色，见表 6-1。

表 6-1　按色标管理划分库区

色标	库区
绿色	合格品库（区）、发货库（区）、零货称取库（区）
黄色	待验品库（区）、退货库（区）
红色	不合格品库（区）

✕ **练一练**

在库药品实行色标管理的方式是什么？

答案解析

二、库内设施设备及要求

依据 GSP 的规定，库房的规模及条件应当满足药品的合理、安全储存，达到以下要求：

1. 库房内墙、顶光洁，地面平整，无污染源。

2. 药品与地面之间有效隔离的设备，如托盘、药柜、药架等。具体要求：药品垛间距不小于 5cm，与库房内墙、顶、温度调控设备及管道等设施间距不小于 30cm，与地面间距不小于 10cm。

3. 避光、通风、防潮、防虫、防鼠等设备，如遮阳窗帘、挡鼠板、粘鼠板、除湿机、杀虫灯等。

4. 有效调控温湿度及室内外空气交换的设备，如加湿机、排风扇、空调等。

5. 自动监测、记录库房温湿度的设备，如温湿度自动监测系统。

6. 符合储存作业要求的照明设备。危险品库房要安装防爆灯。

7. 用于零货拣选、拼箱发货操作及复核的作业区域和设备。

8. 经营特殊管理的药品有符合国家规定的储存设施，如保险柜等。

9. 经营中药材、中药饮片的，应当有养护工作场所，直接收购地产中药材的应当设置中药样品室（柜）。

10. 经营冷藏、冷冻药品，应当配备制冷设备，如冰箱、冷柜等。

👁 **看一看**

中药库房内合理布局，可有效利用库房内部的空间，提高库房内作业的灵活性。库内布局分为中药存储区、收发货作业区及作业通道。其中，货区平面布局的形式包括横列式、纵列式、倾斜式及纵横式等。

1. 横列式 指货垛或货架的长度方向与仓库侧墙互相垂直。优点：主通道长且宽，副通道短，通风和采光性能好；有利于机械化作业；有利于货物的存取、检查。缺点：主通道占用面积大。

2. 纵列式 指货垛或货架的长度方向与仓库侧墙平行。优点：仓库平面利用率高。缺点：通风采光差，存取货物不方便。

3. 倾斜式 指货垛或货架与仓库侧墙或主通道成一定夹角。

4. 纵横式 指在同一保管场所内，横列式布局和纵列式布局兼而有之，可以综合利用两种布局的优点。

任务二　入库验收

药品入库验收是指按采购计划，根据法定标准和合同规定的质量条款对购进药品的质量进行验收，主要包括对单验收、包装验收、数量验收与质量验收。验收中，对货单不符、超出采购计划、包装不牢或破损、质量异常、标志模糊等情况应拒收。验收的目的是利于分清供货单位、运输单位、收货单位三方的经济责任，保证入库中药数量无误、质量相符，防止不合格中药入库。

中药的入库验收是库房日常管理工作的一个重要环节。由于中药产地各异、种类繁多、剂型多样、性质复杂、易受外界影响，因此必须进行入库验收。

一、中药饮片验收

1. 核对送货单和入库通知单上的中药饮片品名和数量是否与入库货物一致。

2. 检查中药饮片的包装或容器与中药饮片性质是否相适应及符合中药饮片质量要求，箱（或袋）外标志或标签的记载是否相符或完整，如品名、产地、规格、数量、生产企业、产品批号、生产日期等，并附有质量合格的标志。对实施批准文号管理的中药饮片，需检查药品批准文号。

3. 检查中药饮片包装的质量，外包装是否有松散、破损、潮湿、油渍、虫蛀及污染等现象，内包装是否破损、渗漏等。

4. 根据《中国药典》《全国中药饮片炮制规范》等要求，检查中药饮片的质量，是否有霉斑、虫蛀、鼠咬、破碎、泛油、潮解、风化等现象。

5. 验收麻醉中药、毒性中药饮片必须有两名验收人员参加，并双人签字，专账记录。实行专库或专柜双人双锁管理，严禁与其他药品混杂。

6. 贵细中药验收入库应双人逐件验收、称量，并双人签字，专账记录。

7. 验收进口药材，应有《进口药材批件》的复印件。

8. 按规定做好验收记录，包括中药饮片的供货单位、品名、数量、规格、生产日期、生产批号、生产厂商、质量情况、验收结论和验收人员等内容。

二、中成药验收

1. 核对送货单和入库通知单上的中成药品名和数量是否与入库货物一致。

2. 按照药品批号查验同批号的检验报告书。供货单位为批发企业的，检验报告书应当加盖其质量管理专用章原印章。检验报告书的传递和保存可以采用电子数据形式，但应当保证其合法性和有效性。

3. 企业应当按照验收规定，对每次到货药品进行逐批抽样验收，抽取的样品应当具有代表性。同一批号的药品应当至少检查一个最小包装，但生产企业有特殊质量控制要求或者打开最小包装可能影响药品质量的，可不打开最小包装。破损、污染、渗液、封条损坏等包装异常以及零货、拼箱的，应当开箱检查至最小包装。

4. 验收人员应当对抽样药品的外观、包装、标签、说明书以及相关的证明文件等逐一进行检查、核对；验收结束后，应当将抽取的完好样品放回原包装箱，加封并标示。

5. 特殊管理的药品应当按照相关规定在专库或者专区内验收。

6. 对实施电子监管的中成药，企业应当按规定进行药品电子监管码扫码，并及时将数据上传至中国药品电子监管网系统平台，在售出时，应当进行扫码和数据上传。

7. 验收进口药品必须向供货单位索取盖有供货单位质量管理机构印章的《进口药品注册证》和口岸药检所的《进口药品检验报告书》（或注明"已抽样"的《进口药品通关单》）复印件，报告书的药名、厂牌、规格、批号、有效期，必须与进口药品的标签完全一致，其包装的标签应以中文注明药品的名称、主要成分以及注册证号，并有中文说明书。

8. 验收药品应当做好验收记录，包括药品的通用名称、剂型、规格、批准文号、批号、生产日期、有效期、生产厂商、供货单位、到货数量、到货日期、验收合格数量、验收结果等内容。验收人员应当在验收记录上签署姓名和验收日期。

根据《药品经营质量管理规范实施细则》规定，药品零售连锁门店在接收企业配送中心药品配送时，可简化验收程序，但验收人员应按送货凭证对照实物，进行品名、规格、批号、生产厂商以及数量的核对，并在凭证上签字。送货凭证应按零售企业购进记录的要求保存。

？ 想一想

毒性中药入库验收时有什么要求？

答案解析

三、处理方法

药品入库验收时如发现有问题，应及时退回配送中心并向总部质量管理机构报告。具体分为 3 种处理方法，见表 6-2。

表 6-2　处理方法

处理方法	具体措施
拒收	对验收不合格的药品，应填写《药品拒收报告单》，报质量管理部门签署意见后通知业务部门，并将拒收的药品置不合格区。无生产厂名、厂址以及无注册商标的药品，无出厂合格证的假药、劣药，包装及其标志不符合规定要求的药品，未经药品监督管理行政部门批准的中药材，无批准文号、生产批号的药品，规定有有效期而未注明有效期的产品，货单不符、质量异常的药品，没有口岸药检所检验报告书的进口药品，验收人员有权拒收或提出拒收意见

处理方法	具体措施
检测	申请质量管理部门对初验合格的药品进行进一步检测
凭证处理	仓库管理人员凭质量验收人员的验收凭证，对货物进行相应处理

四、在库管理

（一）分类贮存

《药品流通监督管理办法》规定，中药材、中药饮片、化学药品、中成药应分别储存、分类存放。《药品经营质量管理规范》规定药品的陈列应当符合按剂型、用途以及储存要求分类陈列。分类贮存主要是把性质相似、易发生相同变化的中药归为一类，选择合适的贮存环境，采取相应的养护措施，达到保证中药质量的目的。合理做好药品分类贮存工作，有利于保证中药的质量，便于账目清晰、核对方便、货物进出、日常养护。

1. 中药饮片的分类贮存　中药饮片可按照功效不同、来源不同、炮制规格不同等分类贮存。根据功效不同可按解表类、清热类、滋补类、祛风湿类等分开存放。根据来源不同可按植物药、动物药、矿物药分开存放，其中植物药根据药用部位不同又可以分为根及根茎类、茎木皮类、花叶类、果实种子类、藻菌类、全草类等。根据炮制规格不同可按清炒品、麸炒品、酒炙品、醋炙品、烫制品、煅制品等分开存放。

贮存环境条件的变化对中药质量的影响也比较大，因此还可根据各类中药的特点采取不同的管理措施。

（1）植物类药物应根据药用部位和性质的不同选择合适的库房或货位贮存。对于性状相近的中药也应分隔开一定距离存放，以防止混淆。

（2）动物类药物易生虫、霉变，应保持阴凉通风，宜放在中层库房或靠北边的货位。

（3）矿物类药物体积小、重量大、占地少，但该类药不发霉、不虫蛀，易存放，可放在低层库房或下层货位。

（4）毒性中药、麻醉中药、贵细中药、易燃中药在贮存时应分别设立专库或专柜，库内要有安全防盗设施，实行双人双锁保管，单独建帐，定期盘点。

（5）容易发霉、虫蛀、潮解、泛油的中药可分别集中存放，便于通过去霉、杀虫、吸潮、通风等相应措施，以防止或减轻变异现象的发生。

2. 中成药的分类贮存　中成药的剂型很多，不同类型的制剂结合养护的要求在保管上亦不相同。

（1）液体及半固体制剂　如酒剂、合剂、糖浆剂、露剂、浸膏剂、膏药等，均对光和热敏感，应贮存在阴凉干燥处。

（2）固体制剂　如丸剂、片剂、散剂、颗粒剂等，容易发生虫蛀、受潮、发霉、泛油等变质现象，应密封贮存。

（3）胶剂　胶剂对湿热敏感，且过分干燥会产生破裂，所以应用小室密封并控制在适宜的温湿度。

（4）中药注射剂和特殊中成药　某些中药注射剂、片剂、丸剂及颗粒剂等对湿热敏感，可贮存在干燥的库房。

3. 货物定位　货物定位，又称存放地点，是指采用专用的标记来说明货物在库内存放的位置。一般按库号、货号、副号来编排。库号指库房的统一编号，一般写在外墙或库门上；货位号是每一库内以衬垫物占地面积为一个货位，按每个货位纵向或横向排列分别编号，货位号一般书写在货位台基的一侧或将货位号标记悬挂在货位上方；副号（垛号）是将同库同一货位上每堆码或每个相同品种的货垛，分别编号，以表明该货物在此货位的位置，一般标记在商品垛上。如某货物垛上书写有"5－6－8"的标记，表明该货物定位是在5号库、6号货位、8号垛。

（二）在库检查

中药在库检查是指对库存中药的质量、数量等进行检查，以便掌握其变化情况，及时采取相应的防护措施保证中药的质量。

1. 检查方法和时间 中药库房应经常进行检查，检查时间可依据季节而定，也可进行定期检查、"三三四"检查或突击检查。

定期检查是指按固定周期进行的检查，检查周期可按不同中药或所处季节确定，如每天、每周、每月、每季度或每半年检查一次。对特殊管理的中药应重点检查。

"三三四"检查是指在库药品每季度要全部养护一次，第一个月养护总库存的30%，第二个月养护总库存的30%，第三个月养护总库存的40%。

突击检查是指在雨季、高温、汛期、严寒等气候异常状况下或发现有质量变化现象时，对在库中药进行的检查。

2. 检查内容与要求 在库检查的内容包括在库中药的检查及库房软件和硬件的检查。基本要求是记录检查情况应及时、详细、完整、真实、准确。

（1）按照《药品仓储保管制度》与《药品入库储存控制程序》的规定，每天上、下午各一次定时检查库内温、湿度并记录。

（2）观察饮片有无虫蛀、变色、泛油、霉变、气味散失、风化、潮解溶化、粘连、挥发、腐烂等现象，用手触摸饮片是否干燥、有无潮湿发热现象。检查时应根据中药的具体情况分别采用折断、掰开、砸碎、过筛、摇晃等方法，以便及时发现变异情况。

（3）对毒性中药、贵细中药和罂粟壳要按月盘点，并进行相关检查。

（4）药品储存时，应有效期标志，近效期药品要按月填写效期报表。

（5）对半年以内的近效期药品和易霉变、易潮解的药品，应当视情况缩短检查周期；对近效期药品要及时使用，对质量有疑问及储存日久的药品应及时抽样送检。

（6）库存养护中如发现质量问题，应悬挂明显标志和暂停发货，并尽快通知质量管理机构予以处理。

库管人员凭提货单对出库药品进行清点复核和质量检查后方可出库，出库时须由提货人员签字，并填写出库记录，在副号本上消去该货位上的记录。药品出库应遵循"先进先出""近期先出"和按批号发货的原则。对贵细饮片、毒剧饮片及罂粟壳应双人核对、双人清点复核签名、双人发货、专帐记录。

💗 **药爱生命**

近日，在某海关的全程指导下，某农业股份有限公司成为西南地区首家完成进境中药材加工存放企业。在海关完成备案后，企业仓库贮存了首批1万只来自印度尼西亚的干制蛤蚧。

蛤蚧属检疫性中药材，预计全年进口量为50至100万只，货值约200万美元。这将极大解决国内野生蛤蚧资源匮乏，人工养殖无法大量生产的困境，满足传统中药材市场需求。

该海关在接到企业备案申请后，赴企业现场实地指导区域划分、规范仓库标示，改进无害化处理、存放加工废料消杀等具体措施，防疫药品专柜存放，重要制度分区上墙，做好日常防疫、消杀记录并妥善保管等，确保进境中药材可溯源、可追踪，保证人民群众用药安全。

目标检测

答案解析

一、最佳选择题（每题有一个正确答案）

1. 储存药品的库房对相对湿度的规定是（ ）

    A. 25%～55%   B. 35%～75%

    C. 35%～55%   D. 45%～75%

2. 药品应根据要求储存在相应温湿度的仓库中，其中常温库的温度为（ ）

    A. 2～10℃   B. 20～30℃

    C. 10～30℃   D. 10～20℃

3. 关于药品储存条件的要求正确的是（ ）

    A. 药品堆垛时，垛与地面的间距应不小于20cm

    B. 供暖管道与货垛的距离应不小于40cm

    C. 药品码垛时应靠墙堆垛

    D. 供暖管道与货垛的距离应不小于30cm

4. 药品验收的内容包括（ ）

    A. 内在质量验收   B. 数量验收

    C. 对单验收   D. 以上均是

5. 药品储存实行色标管理，其中待验品区的颜色是（ ）

    A. 青色   B. 绿色   C. 红色   D. 黄色

二、多项选择题（每题有两个及以上正确答案）

1. 药品储存库房按温度要求不同可分为（ ）

    A. 常温库   B. 高温库   C. 阴凉库   D. 冷库   E. 低温库

2. 在验收时必须实行双人验收的中药饮片有（ ）

    A. 生川乌   B. 罂粟壳   C. 红花   D. 斑蝥   E. 冬虫夏草

3. 药品在库检查的内容包括（ ）

    A. 药品的变异情况   B. 药品的数量

    C. 库房的温湿度   D. 药品的效期

    E. 以上均不是

4. 中药饮片的验收记录包括（ ）

    A. 药品名称   B. 数量

    C. 规格   D. 生产企业

    E. 生产批号

5. 库房内应采取的防鼠措施包括（ ）

    A. 安装挡鼠板

    B. 使用毒鼠强等有毒诱饵

    C. 使用鼠夹、粘鼠板

    D. 养猫抓鼠

    E. 以上均可

三、简答题

1. 中药饮片包装的标签应注明的内容有哪些？
2. 简述"三三四"检查。

（李　进）

书网融合……

重点回顾　　　　微课

项目二　中药饮片保管与养护

PPT

学习目标

知识目标：
1. **掌握**　中药饮片常见的变异现象及引起变异的因素。
2. **熟悉**　中药饮片的贮藏方法。
3. **了解**　中药饮片常用的养护方法。

技能目标：
能识别中药常见的变异现象，并根据中药不同特征分别选择合适的贮藏与养护方法。

素质目标：
树立质量第一的观念，确保药品质量。

导学情景

情景描述：国家食品药品监督管理总局在对某药业集团股份有限公司进行飞行检查（在被检查单位不知晓的情况下进行检查）后发现原料库部分药材霉变。随后该公司表示对霉变事件造成的影响"深致歉意"，并成立了厂区检查小组，第一时间封存了厂区的原料库，此后将配合相关职能部门销毁霉变药材，并对相关责任人进行了撤职、辞退。

情景分析：中药饮片在炮制过程中没有充分干燥，或是储存、运输过程中温湿度不达标，容易使其吸湿受潮，导致霉菌迅速滋生，饮片腐烂变质。中药饮片存放场所应保持卫生清洁，经常采用除湿、通风、降温来控制和调节温湿度，达到抑霉防虫的目的。

讨论：1. 中药饮片常见的变异现象有哪些？

　　　　2. 该公司应如何进行养护工作？

学前导语：中药饮片来源广泛、炮制规格多、性能复杂，不同种类中药大都含有蛋白质、淀粉、脂肪油等成分。中药饮片如果贮藏不当，在内外界因素的影响下，易发生虫蛀、霉变、变色等现象，影响了饮片的质量。这不仅造成经济上的损失，更让临床安全用药难以保障。因此，就十分有必要了解其产生变异的原因，做好日常中药饮片贮藏与养护工作，以保证中药饮片的质量，确保患者用药安全。

任务一　中药饮片贮藏常见变异现象

中药饮片是中药材按中医药理论、中药炮制方法，经过加工炮制后的，可直接用于调剂配方、煎制汤剂或做成制剂的中药。中药饮片的质量应符合国家药品标准及省（自治区、直辖市）中药饮片炮制规范等。中药饮片的贮藏与养护工作责任重大，贮藏条件不当，容易使药物的形态、颜色、气味、质地等出现变异。

一、中药饮片贮藏中常见的变异现象

1. 霉变　霉变是霉菌在适宜的环境下在中药饮片表面或内部滋生的现象，又称发霉或生霉，对饮片的危害极大。发霉的主要原因是温度与湿度，空气中存在的大量霉菌孢子散落在药材表面，在阴暗不通风等储存条件下，当温度在20～35℃，相对湿度在75%以上或药材含水率超过15%，有足够的营养条件时，霉菌就容易繁殖，分泌酵素，溶蚀药材的内部组织，使其霉烂，失去药效。夏秋季节气候炎热、空气潮湿，药材最易发霉。药材霉变后表面可见白色、绿色、黑色或黄色的菌丝或霉斑，常出现发黏、气味变淡、色泽变暗等现象，有的可以闻到霉烂气味。有的霉菌可产生毒素，服用后可能引起肝、肾、神经系统、造血组织等方面的损害，严重者可导致癌症（如黄曲霉）。因此，发霉后的饮片应及时进行处理，霉变严重的不能再入药用。含有糖类、蛋白质、黏液质、淀粉、油类等成分的饮片较易霉变，如黄精、地黄、党参、甘草、黄芪、怀牛膝等。

👁 看一看

中药在生产、储存、运输、流通过程中，因保管不当，在外界和自身因素的综合作用下，易发生霉变现象，直接影响中药的质量和安全。

一般的霉变都是从中药表面开始，轻微的霉变及时处理，药材尚可应用；严重的霉变则会引起中药失效，甚至产生有毒的致癌物质，导致无法使用。

中药中槟榔、酸枣仁、薏苡仁、大枣、肉豆蔻、决明子、麦芽、地龙、全蝎、蜈蚣、僵蚕等易存在黄曲霉，黄曲霉菌产生的黄曲霉毒素是一种强致癌物质，危害极大。

黄曲霉毒素毒性要比氰化物、砷化物和有机农药的毒性大，除可以诱发动物实验性肝癌以外，同时还可以在其它部位发生肿瘤，其中有些为恶性肿瘤，如唾液腺癌、胃腺癌、肺鳞状上皮细胞癌、泪腺癌、结肠癌和睾丸间质细胞瘤等。

因此，防止中药发霉是非常重要的，我们必须了解各种中药发霉的原因及其规律，采取有效的措施加强防御，确保中药质量合格、外观达标，保证用药安全。

2. 虫蛀　虫蛀是指害虫侵入中药组织内部所引起的破坏作用，使中药饮片疗效降低或失去药用价值。虫蛀使中药出现破碎、空洞，被排泄物污染，甚至完全蛀成粉末状，严重影响中药疗效，以致不能使用。富含糖类、淀粉、蛋白质、脂肪等营养成分的中药饮片，当仓库温度在18～35℃、空气相对湿度在75%以上，饮片水分含量达13%以上时，最利于害虫生长繁殖。每年的夏季中药饮片最易发生虫害，将其充分干燥，杀灭虫卵，可有效防止虫蛀。

3. 变色　变色是指中药在采收加工、储存过程中，由于处理不当使中药的固有色泽发生变化。各种中药饮片都有固有的色泽，色泽的改变不仅影响其外观，而且是其内在质量变化的标志之一。饮片色泽改变是由于所含色素受到日光、温度、湿度、霉变、化学药剂的使用、硫磺熏蒸等外界因素的影响，使饮片失去了原有的色泽，影响饮片质量。由于保管不善或贮藏日久，有些饮片的颜色由深变浅，如黄柏、黄芪等；有些饮片的颜色由浅变深，如山药、白芷、天花粉等；菊花、红花、腊梅花等颜色由鲜艳变暗淡。

4. 泛油　泛油是指中药所含油质溢出表面呈油浸润状态，使其质变软、发黏、色泽变深，具败油气味的现象，又称走油或浸油。中药"泛油"的含义比较广泛，在温度和湿度较高时含有挥发油、脂肪油、糖类、黏液质等较多的中药出现发软、发黏、油润、颜色变深等现象都被称为"泛油"或"走油"。泛油不仅会导致饮片内部组织破坏、脂肪酸败、糖分和蛋白质流失，影响药物的质量和疗效，甚至产生不良反应。常见的泛油现象有以下几种。

（1）含植物油脂多的中药出现内外色泽严重加深，油质渗透外表，具有油哈味，即"哈喇"味，多见于果实种子类中药，如桃仁、杏仁等。

（2）含黏液质、糖分多的药材，因受潮而质地变软，外表发黏，内色加深，但无油哈气，又称"泛糖"，如麦冬、天冬、党参、熟地黄等。

（3）动物类药材躯体易残，色泽加深，外表呈油样光泽，"哈喇"气味强烈，如九香虫、刺猬皮等。

5. 挥发　挥发是指某些含挥发油的中药因受空气和温度的影响而导致挥发油散失，失去油润，产生干枯或破裂的现象，如厚朴、肉桂等。

6. 气味散失　气味散失是指某些含有易挥发成分的中药，因外界因素的影响或贮藏日久导致其固有气味消失或变淡薄的现象。中药固有的气味，是由其所含的各种成分决定的，这些成分大多是治病的主要物质，如果气味散失或变淡薄，就会影响药性，从而影响药效。含挥发油的中药，如沉香、厚朴等，由于环境温度过高，会逐渐失去油润而干枯，气味散失；中药泛油、发霉、变色，均能使药物气味散失；砂仁、豆蔻粉碎后，气味也会逐渐挥发散失。

7. 升华　升华是指一些中药中的挥发性成分在常温下由固态不经液态直接变为气态的现象。易升华的中药有薄荷脑、樟脑、冰片等，此类中药是经蒸馏冷却制备而成，含挥发性成分的结晶性物质。

8. 粘连　粘连是指某些固体树脂类中药和动物胶类中药，因熔点较低，遇热、受潮后发黏而粘连成块或成团，使原来形态发生改变的现象。常见易发生粘连现象的中药，如阿魏、阿胶、鹿角胶、龟甲胶、乳香、没药、芦荟、儿茶等。

9. 潮解　潮解是指固体饮片吸收潮湿空气中的水分，致使其表面逐渐湿润并慢慢溶化成液体状态的现象，习称返潮、回潮。饮片出现潮解后使得功效降低，难以贮存，如咸秋石、青盐、芒硝等。

10. 风化　风化是某些含有结晶水的盐类中药，因与干燥空气接触日久，逐渐失去结晶水变为非结晶状的无水物质，最终在中药表面形成粉末的现象，如硼砂、芒硝等。中药风化后由于失去了结晶水，改变了原来成分结构，使其质量和药性也随之改变。

11. 腐烂　腐烂是指某些新鲜的中药在存放过程中因受温度和空气中微生物的影响，引起发热，有利于微生物繁殖和活动而导致腐烂败坏的现象，如鲜芦根、鲜生姜、鲜石斛、鲜生地，见表6-3。

表6-3　常见易发生变异现象的中药饮片品种

变异现象	品种
虫蛀	南沙参、党参、人参、冬虫夏草、防风、当归、独活、板蓝根、白芷、甘遂、泽泻、生地黄、枸杞子、全瓜蒌、桑椹、大皂角、龙眼肉、核桃仁、薏苡仁、莲子、莲子心、桃仁、苦杏仁、青风藤、鹿茸、桑白皮、鸡内金、金银花、凌霄花、菊花、北沙参、防己、莪术、川贝母、浙贝母、金果榄、陈皮、佛手、砂仁、红花、闹羊花、酸枣仁、蒲黄、芫花、蝉蜕、地龙、狗肾、甘草、山药、天花粉、黄芪、桔梗、灵芝、猪苓、茯苓、僵蚕、水蛭、蜈蚣、葛根、粉葛、乌药、赤芍、大黄、地榆、川芎、肉豆蔻、柴胡
发霉	独活、天冬、牛膝、玉竹、白果、黄精、橘络、山茱萸、全瓜蒌、莲子心、马齿苋、胖大海、大枣、大蓟、小蓟、大青叶、蛤蟆油、桑叶、鹿筋、狗肾、蛤蚧、人参、党参、黄柏、白鲜皮、当归、紫菀、知母、菊花、红花、金银花、洋金花、白及、木香、五味子、南五味于、地龙、蜈蚣、甘草、山柰、葛根、粉葛、芡实、青皮、薏苡仁、羌活、栀子、黄芩、地黄、远志
泛油	独活、桃仁、火麻仁、核桃仁、千金子、榧子、当归、牛膝、巴豆、狗肾、龙眼肉、木香、苦杏仁、前胡、苍术、川芎、白术、柏子仁
变色	玫瑰花、月季花、梅花、款冬花、红花、金银花、山茶花、扁豆花、橘络、佛手、麻黄、通草、莲须
气味散失	薄荷、佩兰、广藿香、紫苏、荆芥、肉桂、细辛、花椒、玫瑰花、月季花、吴茱萸、八角茴香、丁香、沉香、檀香、厚朴、当归、独活、川芎
升华	樟脑、冰片、薄荷脑
软化、融化	阿魏、松香、芦荟、柿霜、安息香、猪胆膏、乳香、没药

续表

变异现象	品种
风化	芒硝、绿矾、白矾、硼砂、胆矾
潮解	绿矾、芒硝、大青盐、胆矾、咸秋石、硼砂、全蝎、盐附子、海藻、昆布

？ 想一想

中药饮片常见的变异现象有哪些？

答案解析

二、引起中药饮片质量变异的因素

（一）自身因素对中药质量变异的影响

1. 水分　一般中药饮片均含有一定量的水分，饮片的含水量与其质量有着密切的关系。如果含水量高于或低于饮片本身应有的水分含量，就容易发生质量变化。水分过高，饮片容易发生霉烂、虫蛀、粘连、潮解等现象。反之，水分过低，饮片又会发生泛油、风化、干裂、气味散失等现象。因此，水分是控制中药饮片质量的基本指标之一。一般炮制品的绝对含水量控制在 7% ~ 13%，温度在 25℃ 以下，空气湿度不超过 75% 时，药材的质量就不容易发生变异。

2. 所含化学成分　中药所含化学成分复杂，通常有苷类、糖类、蛋白质、氨基酸、有机酸、鞣质、挥发油、生物碱、油脂、酶、色素、维生素、无机盐等。中药在加工干燥、炮制以及贮藏的过程中，其化学成分可不断发生变化，由此可能会引起质量的改变，以致影响药效。中药加工和贮藏的目的，就在于控制中药中的化学成分，使其符合临床使用的要求。因此，只有了解中药化学成分的特性及其变化规律，创造良好的贮藏条件，才可达到防止中药变质的目的。

（1）苷类　苷类成分常与酶共存，在一定温度和湿度下，苷被相应酶分解，使其含量减少而降低或失去疗效。储存时应干燥，避免湿气的侵入，使苷分解、失效。

（2）油脂类　脂肪和脂肪油简称油脂，广泛存在于植物的器官中，尤其是果实、种子中。脂肪为脂肪酸和甘油结合而成的酯类，常温下为固态。脂肪油为亚油酸、油酸等的甘油酯，常温下为液态。新鲜的脂肪和脂肪油通常具有愉快的特殊气味，如果保存不当，与空气中的日光、氧、水分、微生物作用，则会被氧化，产生异味现象，或分解成甘油和脂肪酸，产生不快的臭气和味道，游离酸也随之增多，这种现象称为"酸败"。因此，含油脂的中药应尽量除去杂质与水分，盛放于密闭容器中，并在低温、避光、干燥处贮藏，如苦杏仁、桃仁、狗肾等。

（3）生物碱类　含有生物碱类的药材，若干燥的方法不恰当，其含量可能会降低，如长期与空气和日光接触，会有部分氧化、分解而变质。因此，含药生物碱类材应避光贮存。如山豆根、龙胆等。

（4）鞣质类　鞣质与空气中氧气接触时，尤其是在酶的影响下，容易氧化、脱水缩合为红棕色或更深色的物质，故贮存时要减少与氧气接触。鞣质遇铁盐变成黑色，与锡长时间加热共煮生成玫瑰色化合物，直接影响药材的质量，故在加工与贮存含鞣质类中药时对容器及用具的选择具有一定要求。

（5）淀粉　淀粉是一种适合霉菌、蛀虫生长的营养物质，同时含淀粉较多的中药饮片质地疏松，很容易吸收水分，当饮片表面水分增加后，利于霉菌、虫卵繁殖。因此，含淀粉较多的饮片容易发生霉变虫蛀。

（6）挥发油类　挥发油对光线、空气及温度均敏感，若接触空气易氧化变质，温度过高则使所含挥发油散失或走油。因此，含挥发油的中药应贮存于干燥及密闭的棕色玻璃容器中，放置阴凉避光处。在加工时常采用较低温度干燥，一般不宜超过35℃，以免挥发油散失。

某些含有挥发油的药材，其本身具有杀虫、杀菌的作用，因此在贮藏过程中，不仅自身不霉不蛀，而且可与其他药材共同存放，使其他药材避免虫蛀，如细辛、花椒、荜澄茄、大蒜等。

（7）黏液质　黏液质是一种与树胶结构相似的多糖类物质，多存于植物薄壁组织的粘液细胞内。黏液质遇水后会膨胀发热，不仅易于发酵，同时也是微生物、虫卵的营养物质。因此，含黏液质的中药饮片也易于生虫、发霉，如天冬、枸杞子等。

（8）色素　一般饮片都含有不同的色素，特别是花类饮片。颜色不仅是鉴别药材质量的重要标志之一，同时也直接关系到药材加工质量的优劣。有些色素很不稳定，易受到日光、空气等影响而遭到破坏，受潮后也易发霉变色，如玫瑰花、月季花等。故含有色素的药材在干燥、加工炮制以及贮藏时，必须根据其性质，调整到适宜的温度和湿度，尽量避免使用铁质工具和容器，干燥时避免在强烈的日光下曝晒，贮藏期间应防止氧化及避光，以保持药材固有的色泽。

（二）环境因素对中药质量变异的影响

除了自身因素会影响中药的质量外，在贮藏过程中，由于受到环境因素的影响，其质量也会不断的发生变化。这些因素主要包括害虫、空气、温度、湿度、日光及微生物（霉菌）等。另外包装容器、保存时间也对中药的质量有重要影响。这些因素直接或间接的影响药物，使其产生复杂的物理、化学等变化。

1. 温度　中药在贮藏过程中，温度对其变质速度影响最大。一般中药在常温15～20℃的情况下，成分基本稳定，利于贮藏。当温度升高，中药可发生以下变异。

（1）加速氧化、降解等化学反应，促使化学成分迅速变化。

（2）由于分子运动的加速，促使药材水分蒸发，降低含水量和重量，同时使药材失去润泽、酥脆或干裂。

（3）芳香类中药，因挥发油加速挥发，芳香气味降低，如丁香、荆芥、薄荷、肉桂等。

（4）一些动物类、胶类和部分树脂类会发生变软、变形、融化、黏结等现象。如熔点较低的乳香、没药受热融化变软、变形。

（5）含油脂的饮片容易溢出表面引起酸败泛油，产生油哈味，饮片的颜色加深，质量降低，如杏仁、柏子仁等。

为保证中药质量，依据中药所含成分及对外界环境条件的要求，应将各类中药分别放置在阴凉库或常温库中进行分类管理。《中国药典》（2020年版）一部将需存放在阴凉处的中药材与饮片做了明确标注，见表6-4。

表6-4　在阴凉处存放的中药材和饮片

药用部位	品种
根及根茎类	干姜、大蒜、人参、三七、炮姜、土木香、山麦冬、山奈、千年健、川木香、川牛膝、川芎、乌药、牛膝、片姜黄、甘松、麦冬、黑顺片、白附片、白芷、白术、西洋参、当归、红大戟、防风、红参、苍术、羌活、重楼、盐附子、香附、姜黄、前胡、高良姜、紫菀、徐长卿、紫花前胡、藁本
果实种子类	木瓜、化橘红、八角茴香、千金子、千金子霜、广枣、小茴香、乌梅、大麻仁、母丁香、石榴皮、巴豆、巴豆霜、瓜蒌、炒瓜蒌子、瓜蒌皮、亚麻子、吴茱萸、肉豆蔻、红豆蔻、豆蔻、佛手、陈皮、青皮、苦杏仁、酸枣仁、郁李仁、蔓荆子、草豆蔻、蓖麻子、榧子、橘红
全草类	广藿香、大蓟炭、千里光、老鹳草、天山雪莲、青叶胆、青蒿、佩兰、荆芥、荆芥炭、筋骨草、蓝布正、茵陈、香薷、薄荷、矮地茶、翻白草
花叶类	丁香、山银花、月季花、西红花、红花、辛夷、玫瑰花、金银花、菊花、梅花、野菊花、人参叶、罗布麻叶、紫苏叶、满山红

续表

药用部位	品种
皮类	肉桂、牡丹皮、香加皮
藤木树脂类	降香、沉香、油松节、桂枝、血竭、檀香、安息香、苏合香、没药、阿魏、乳香
藻菌类	冬虫夏草、雷丸
动物类	海马、海龙、人工牛黄、鹿茸、牛黄、猪胆粉、蛤蚧、羚羊角、蜂蜜、蜂蜡、蜂胶、麝香
矿物类	皂矾
其他类	天然冰片、冰片

2. 湿度　湿度是指空气中水蒸气的含量。一般炮制品的绝对含水量应控制在7%~13%，贮存环境的相对湿度应控制在35%~75%。当空气相对湿度超过75%，温度超过30℃，很多饮片能逐渐吸收空气中的水分，发生如下变化。

（1）使饮片本身含水量增加，导致霉变现象的产生，特别是含黏液质、糖类、淀粉类的饮片，更容易吸潮变质，如山药、天冬、地黄等。

（2）多数无机盐类矿物药容易潮解，如芒硝、胆矾等。

（3）有些蜜炙饮片，特别容易吸湿粘连，吸湿后饮片表面也容易霉变，如炙黄芪、炙甘草、炙枇杷叶等。

（4）盐炙的饮片也容易吸收空气中的水分而变潮，继而生霉，如盐知母等。

但当空气的相对湿度过低时，花类、叶类、胶类中药会因失水而干裂、发脆，含结晶水较多的矿物药则易失去结晶水而风化，如胆矾、芒硝等。

3. 日光　日光的长时间照射会使中药的成分发生光化反应，如氧化、分解、聚合等，使中药因色素破坏、苷类及维生素分解、油脂酸败等而发生变质，达不到药效。如在日光照射下，月季花、玫瑰花、益母草、桑叶等花、叶、全草类饮片的颜色逐渐变浅，变得干燥易碎；含有挥发油类中药的芳香味会逐渐降低或消失，影响质量。但日光中的紫外线能杀灭霉菌，热能能使过多的水分蒸发，起到防止药物发霉以及潮解的作用。

4. 空气　中药在贮存过程中，空气中的氧和臭氧对其变异起着重要作用。如大黄、牡丹皮、黄精等含有油脂、鞣质及糖类成分，这些成分与空气中的氧气接触而使药物发生变化，颜色变深。若中药的化学成分含有酚羟基，在酶的催化下，则容易发生氧化反应，使颜色加深。在空气中，臭氧的含量甚微，但可以加速中药中有机物质，特别是脂肪油的氧化变质。此外，药材经炮制加工后的饮片，与空气的接触面积较原药材大，更容易发生虫蛀、泛油、霉变、气味散失、风化等变异现象。因此，此类中药应包装存放，避免与空气接触。

5. 害虫　温度在18~35℃，药材含水量达13%以上及空气的相对湿度在75%以上时，最利于常见害虫的生长繁殖。粉性足的中药，如山药、贝母类、天南星、薏苡仁、白芷、莲子等；糖性大、油性大及动物类中药，如防风、当归、黄芪、党参、枸杞子、大枣、肉苁蓉、乌梢蛇、蕲蛇等；质地疏松的中药，如南沙参、羌活、泽泻、藕节、灵芝、款冬花、金银花、洋金花等，均易被虫蚀心。质地坚硬的则不易虫蛀，如降香、苏木、三七、郁金、莪术、山慈姑、紫河车等。

6. 霉菌　一般室温在20~35℃，相对湿度在75%以上，是霉菌生长繁殖的最佳条件，极易萌发为菌丝，发育滋长，使肉苁蓉、淡豆豉、瓜蒌等饮片发生霉变、腐烂变质而失效。

7. 贮存时间　有些中药饮片贮存时间过长，虽不会发生某种明显的质变，但会出现品质降低，甚至失效。因此，为保证药品质量，减少损失，保证病人用药安全，中药不宜长时间贮存，要做到先产先出、近效期先出。

答案解析

✕ **练一练**

1. 下列易变色的中药饮片是（ ）

A. 皮类饮片   B. 根及根茎类饮片   C. 果实类饮片

D. 花类饮片   E. 动物类饮片

2. 中药饮片的含水量一般控制在（ ）

A. 5%～12%   B. 7%～15%   C. 7%～13%

D. 6%～13%   E. 10%～12%

任务二　中药饮片贮藏与养护

一、中药饮片的贮藏方法与注意事项

中药饮片的品种繁多，数量庞大，形态各异，有的还加入了不同辅料，因而给贮藏养护工作带来不少困难。常用的中药饮片贮藏方法有以下几种。

（一）控制库房温湿度

中药饮片库房应保持阴凉、通风及干燥，避免日光的直接照射，室温应控制在 25℃ 以下，相对湿度应保持在 75% 以下为宜。

（二）控制饮片含水量

药材切制成不同规格的饮片后，由于截面积增加，与外界空气接触面积扩大，吸湿及污染的机会增多，故应将饮片的水分严格控制在 7%～13% 之间，且须根据饮片及所加辅料的性质，选择适当的容器贮存。

（三）选择适合的贮存方法

根据中药饮片所含化学成分或炮制方法的不同，选择不同的贮藏方法。

1. 对含糖分及黏液质较多的饮片，如肉苁蓉、天门冬、熟地黄、党参等，宜贮存于通风干燥处，以防吸潮变软发黏，霉变和虫蛀。

2. 含淀粉多的饮片，如葛根、泽泻、山药、白芍等，贮于通风干燥凉爽处，以防虫蛀。

3. 含挥发油较多的饮片，贮藏时室温不可太高，否则容易散失香气或泛油，应置阴凉、干燥处贮存，如川芎、薄荷、当归、荆芥、木香等。

4. 种子类中药因炒制后增加了香气，若包装不坚固易受虫害及鼠咬，故多密闭贮藏于缸中或桶中等，如莱菔子、紫苏子、薏苡仁、白扁豆等。

5. 盐炙饮片很容易吸收空气中的湿气而受潮，若温度过高，盐分就会从表面析出，所以应贮存于密闭容器中，置通风干燥处，如车前子、泽泻、巴戟天、知母等。

6. 酒炙和醋炙的饮片均应贮存于密闭容器中，置阴凉干燥处，如酒大黄、酒当归、酒常山、酒续断、醋芫花、醋大戟、醋香附、醋延胡索等。

7. 蜜炙的饮片易被虫蛀、污染、霉变或鼠咬，通常密闭贮存于缸、罐内，置干燥、通风、凉爽处，以免吸潮，如麻黄、枇杷叶、款冬花、甘草等。

8. 动物类药材主要有骨、甲、皮、蛇虫躯体等，易生虫和泛油，并且有腥臭气味。应密封保存，库内四周无鼠洞，并有通风设备，阴凉贮存。

9. 某些矿物类饮片在干燥空气中容易失去结晶水而风化，故应贮存于密封的缸罐内，置于阴凉处，如硼砂、芒硝等。

10. 易软化、融化、升华的中药饮片可用铁桶、坛、木箱密闭后，置于阴凉干燥低温处贮存，严格控制温湿度。

（四）特殊中药饮片的贮存

1. 贵细中药　贵细饮片应与一般饮片分开贮藏，专人管理，并注意防虫、防霉，置阴凉、通风、干燥处，如西红花、人参、西洋参、熊胆、麝香、冬虫夏草、牛黄、海马、海龙、羚羊角、鹿茸、三七、马宝等。贵细药品中的麝香，应用瓶装密闭，以防香气走失；牛黄宜瓶装，在霉季放入石灰缸中，以防受潮霉变；人参在霉季易变异，也应放入石灰缸中贮存。

2. 毒性中药　毒性中药指毒性剧烈，治疗剂量与中毒剂量相近，使用不当会致人中毒或死亡的中药，贮存和管理应根据《中华人民共和国药品管理法》和卫生行政部门颁布的规定严格实行专人、专库（柜）、专账、专用衡器、双人双锁保管，防止意外发生。毒性中药的养护应根据其来源、品种、理化性质、变质情况等来决定。

（1）动、植物类毒性中药应防虫、防霉，可采用罐、坛、玻璃瓶、箱、塑料等容器密封贮藏，若含水量高、有生霉现象等，应干燥后再密封。

（2）矿物类毒性中药需注意防止氧化、潮解，贮藏时应密封，如水银、朱砂、轻粉、铅丹、九分散等。

（3）毒性中药每件包装上贴有"毒"明显标志，贮存时严禁与其他药品混杂。人员调动应严格履行交接手续，双方签字制度。

（4）工作人员进库操作时应做好安全防护措施，穿工作服、戴口罩和手套等。操作结束后，要用消毒液洗手、洗脸、洗防护用具等。严禁用手直接接触毒性中药。

3. 易燃中药　常见的易燃中药主要有硫磺、火硝、干漆、生松香、樟脑、海金沙等。易燃中药应有专人管理，用缸、坛或罐等盛装密封，不宜受阳光直射和受潮，远离电源、火源，放置适量的沙箱、灭火机、沙袋等消防设备，以保证安全。如遇易燃中药着火，用沙土扑压。

二、中药饮片的养护技术

中药养护技术是运用现代科学技术专门进行中药的贮存与保管，防止中药变质，确保中药安全有效的一门综合性技术。中药养护的主要目的是预防中药变异，确保中药质量符合用药要求。

1. 密封法　密封法是将中药饮片用隔热性能好、导热性能差或不透气的材料严密封闭，使其与外界隔绝，尽量减少光线、温度、湿度、害虫、细菌等这些因素对其影响的贮藏方法，一般可分为罩帐密封、容器密封和库房密封三类。采用密封法时，应检查中药饮片的干燥程度、有无虫蛀及霉变现象，否则达不到应有的贮存效果。密封法能有效阻止虫蛀、霉变、气味散失等变异现象的发生，起到防热、防潮、防冻的作用。

2. 清洁养护法　清洁养护法是养护中药的一种重要方法，是对库房、贮存容器保持清洁和定期消毒，杜绝害虫、鼠类及真菌的滋生繁殖，使中药免受其害，保护药物不发生变异的方法。要求建立健全仓库清洁卫生制度，加强库房各个环节卫生的管理，定期打扫，消毒灭菌，熏杀鼠类、害虫和各种真菌。

3. 通风法　通风法是利用空气的自然流动或机械设备产生的风，使库内外空气流通交换，达到调节库内空气、温湿度的方法。这种方法简单易行，可起到良好的作用，适用于怕潮、怕热的中药。进行库内通风，一般选择凉爽干燥的天气进行，若在阴雨天、雨后刚晴、炎热的夏天、雾气弥漫时则不应通风,应关闭门窗,出入仓库应随手关门,以免湿热空气进去库内。

4. 吸湿法 吸湿法是用空气去湿机或吸湿剂来降低库内相对湿度的方法。常用的吸湿剂有无水氯化钙、生石灰、硅胶、木炭、草木灰或炉灰等。

5. 高温养护法 仓库害虫对高温的抵抗能力较差,当环境温度在40~45℃时就会停止发育、繁殖,若温度达到48℃~52℃时,害虫在短时间内就会死亡。因此采用高温法,如曝晒法、热蒸法、烘干法及远红外高温法等,能起到良好的杀虫效果。但含挥发油的中药饮片烘烤时温度不应超过60℃,以免影响其质量。

6. 低温冷藏法 低温冷藏法是利用机械制冷设备产生冷气,使中药贮存在低温状下,以抑制害虫、霉菌发生,达到养护中药的一种方法。药材害虫一般在环境温度8~10℃时停止活动,在-4~8℃时则进入冬眠状态,温度低于-4℃,经过一段时间,能使害虫致死。在密封干燥的条件下,采用低温(2~10℃)贮存中药,可以有效防止不宜烘、晾中药的发霉、虫蛀、变色等变异现象的发生。贵重中药多采用低温贮藏,如冬虫夏草、燕窝、人参、西红花等。

7. 气调养护法 气调养护法是将中药置于密封环境内,通过调整空气的组成,对影响中药质变的空气中氧的浓度进行有效的控制,人为地造成低氧状态,或人为地造成高浓度的二氧化碳状态,防止中药变异的一种方法,包括自然降氧、充氮降氧和充二氧化碳降氧三种技术。在气调环境中,害虫窒息或中毒死亡,微生物繁殖及中药自身呼吸所需的氧气受到抑制,延缓了中药的陈化速度,同时隔离湿气,防止泛油、变色、发霉、挥发、潮解、风化等变异现象的发生,从而保证贮存中药品质的稳定。

8. 对抗同贮法 对抗同贮法是利用不同性质的中药具有相互制约、防止虫蛀、霉变的作用来进行贮藏保管的一种养护方法,又称为异性对抗驱虫养护。作用机理是利用不同品种的中药所散发的特殊气味、吸潮性能或特有驱虫去霉化学成分来防止另一种中药发生虫蛀、霉变等现象。一般有层积共藏法、拌入密闭贮藏法、混入同贮法、垫底覆盖包围法及喷雾撒粉法等不同方法。如大蒜与斑蝥、全蝎、蜈蚣、土鳖虫、薏苡仁、芡实等同贮;荜澄茄、吴茱萸、细辛、花椒与金钱白花蛇、蛤蚧、海马、鹿茸等同贮;泽泻、山药与牡丹皮同贮,防止生虫、变色;冬虫夏草与红花同贮,可久贮不坏。

♥ 药爱生命

中药大部分属于天然药物,来源复杂广泛,品种繁多,成分复杂,受外界多方面的影响,故变质现象也是多样化的,在库内保管与养护过程中容易发生霉变、虫蛀、挥发、走油走气和风化变质等现象,成为中药行业一大困境。

面对该难题,仓储的转型升级迫在眉睫。智能监管仓-仓库卫士,在研发和实施中引入先进的物联网和云计算技术,通过接入多种物联传感器,将仓库的普通视频监管彻底升级为智能物联云监管,可定时抓拍、实时监控、报警抓拍、温湿度实时采集、录像回放、烟雾报警、GPS实时定位跟踪、震动报警、远程空调控制、远程灯光控制等丰富的系统应用功能,更智能,更灵敏,省时省力更安全。

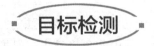

目标检测

答案解析

一、最佳选择题(每题有一个正确答案)

1. 含淀粉多的中药饮片容易(　　)

    A. 泛油   B. 虫蛀   C. 腐烂   D. 变色

2. 以下中药饮片易发生粘连的是（　）

    A. 决明子　　　　　B. 五倍子　　　　　C. 没药　　　　　D. 芒硝

3. 低温冷藏法主要用于（　）

    A. 花类药材　　　　B. 草类药材　　　　C. 易燃药材　　　　D. 贵重药材

4. 蛤蚧对抗养护选用的药物是（　）

    A. 花椒　　　　　　B. 牡丹皮　　　　　C. 泽泻　　　　　D. 芥子

5. 下列哪项不属于中药质量变异现象（　）

    A. 发霉　　　　　　B. 风化　　　　　　C. 虫蛀　　　　　D. 破碎

二、多项选择题（每题有两个及以上正确答案）

1. 影响中药质量变异的环境因素包括（　）

    A. 日光　　　　B. 害虫　　　　C. 温度　　　　D. 湿度　　　　E. 空气

2. 贮存中易泛油的中药有（　）

    A. 桃仁　　　　B. 柏子仁　　　　C. 火麻仁　　　　D. 牛膝　　　　E. 狗肾

3. 中药害虫的来源有（　）

    A. 贮藏过程　　　　　　　　B. 运输过程

    C. 产地采收加工　　　　　　D. 库内外清洁做得不好

    E. 包装不严

4. 中药饮片养护的吸湿剂有（　）

    A. 木炭　　　　B. 生石灰　　　　C. 硅胶　　　　D. 滑石粉　　　　E. 炉灰

5. 下列属于植物类中药变异现象的是（　）

    A. 生霉　　　　B. 虫蛀　　　　C. 变色　　　　D. 腐烂　　　　E. 风化

三、简答题

1. 什么是对抗同贮法，请举例说明。

2. 一般中药饮片的含水量应控制在多少，为什么？

（李　进）

书网融合……

    重点回顾　　　　　　　　微课　　　　　　　　习题

项目三　中成药保管与养护

📖 **导学情景**

情景描述：某医药公司仓库管理员小李，因近期工作繁忙，在梅雨季节没有及时对仓库进行通风处理，也没有采取其它措施除湿，导致存放的十全大补丸一半以上受潮发霉，小李看到变质的药品后懊悔不已。

情景分析：中成药剂型繁多，成分、性质复杂，易受外界环境如温度、湿度等因素的影响而变质，在中药贮存过程中，要严格执行分类、分批以及根据中药的剂型进行储存养护。十全大补丸属于蜜丸，易受潮变质，梅雨天气，湿度高，应采用通风法，或利用空调、除湿机调节湿度，以防受潮发霉。因此，为保证中药的质量，确保临床用药的安全有效，必须做好中药库房的管理工作。

讨论：1. 中成药贮存中的注意事项有哪些？

2. 列举中成药贮藏中常见的变异现象及影响因素。

学前导语：中成药保管与养护项目对接医院中药库或药品经营企业中药仓库管理岗位。该岗位要求相关人员能够按 GSP 要求进行药品仓库规范管理，能够熟练进行药品的入库验收、出库复核，能够对在库药品进行分类贮存，且能根据其质量特性、库房条件、外部环境进行合理储存和科学养护。同时，仓库管理人员要有高度的责任感、严谨的工作态度、吃苦耐劳的工作精神。

中成药是按照处方制备成各种剂型的药物，其原料多来自动、植物，处方组成复杂，制备工艺繁琐多样，有效成分又多为混合体，在贮藏过程中，如果受到外界如温度、湿度、空气、日光、微生物以及害虫等诸多因素的影响，就会产生复杂的物理和生物化学的变化而变质。因此，妥善贮藏保管中成药，是用药安全有效的重要环节。

一、中成药贮藏中常见的变异现象及影响因素

（一）中成药贮藏中常见的变异现象

1. 虫蛀　中成药虫蛀是指昆虫蛀蚀中成药后所引起的破坏作用。蜜丸、水丸、散剂、茶曲剂等有

时发生虫蛀，丸药表面形成孔洞，甚者蛀成粉末状，并有虫的排泄物，严重影响质量。虫蛀的原因与原料药性质、生产、运输、贮存中受到的污染、包装材料等因素有关。

2. 霉变 中成药发霉是指在中成药表面或内部有霉菌生长的现象。蜜丸、水丸、散剂发霉后出现白色或其他颜色的霉点，并可改变药物原有的气味。糖浆、膏滋剂发霉后则出现白色絮状物。霉菌在中成药上生成，能分泌酵素，溶蚀中成药组分，分解中成药有效成分，可导致中成药疗效降低或消失；有的霉菌能产生毒素，霉菌毒素可引起肝、肾、造血组织等方面的损害，严重者可导致癌症。

3. 鼠害 中成药被老鼠咬食、污染称为鼠害。鼠害的中成药不仅造成残缺，而且老鼠是多种致病菌的携带者，中成药被鼠咬后污染十分严重。

4. 发硬 蜜丸因贮藏不当或长期贮存，失去水分而硬度增加的现象。外用膏药也有因存期过久而干枯发硬，失去黏性。中成药变硬后影响溶散吸收，药效降低，不能使用。

5. 粘连 胶剂、颗粒剂等因受热、受潮而致变形粘连在一起。一经粘连则失去其原来形状，结块成饼，影响质量。

6. 发酵 内服煎膏剂、糖浆剂、合剂、酒剂及软膏剂等中成药，因受热、受潮，在酵母菌作用下，膨胀酸败变质。

7. 返砂 蜜丸、水丸贮存不当，水分失去，析出糖类，表面呈砂粒状的现象；或者内服膏剂出现析出糖的结晶现象。造成"返砂"的原因，除工艺操作时糖转化不完全外，还有在贮藏中温度过高、水分蒸发等原因，从而影响药品质量。

8. 沉淀 药酒、露剂、注射剂等液体制剂，由于灭菌操作不严，过滤不清或贮藏过久，使药物产生絮状沉淀而变质。

9. 变色、开裂 一般指各类片剂、丸剂等药品，由于受潮、受热、日光的影响或因贮存日久出现变色、开裂现象，影响质量。

10. 挥发 芳香水剂、酊剂等在高温下所含挥发油或乙醇散失。中成药出现挥发现象可使有效成分散失。

 练一练

因受热、受潮而易发生粘连的剂型有（　　）

A. 颗粒剂　　　　　　B. 糖浆剂　　　　　　C. 煎膏剂
D. 胶剂　　　　　　　E. 软膏剂

答案解析

（二）外界因素对中成药质量变异的影响

1. 温度 中成药对温度都有一定的适应范围。温度过高，中成药的某些成分氧化、分解加速，影响质量。如含芳香挥发性成分的药物可因加速挥发而损失；含脂肪油成分的药物易"泛油"或酸败；胶囊剂易黏软变形；片剂易裂片变色；糖衣易溶化粘连；软膏易溶化分层。温度过低，含乙醇制剂、糖浆剂、露剂等易产生沉淀、结晶，甚至变性失效，玻璃容器有时还会冻裂。按药品管理法的要求，除另有规定外，多数药物应在阴凉处（不超过20℃）贮藏保管。

2. 湿度 空气中湿度过大，有些中成药会发生潮解、变形、生虫、霉变或稀释；湿度过低，会发生风化或干裂。水分也是昆虫、霉菌、细菌生长繁殖的必要条件，所以控制湿度可以保障中成药的质量。一般中成药贮藏相对湿度以35%～75%为宜。

3. 光线 光线中紫外线可促使药品变色、分解氧化，如保管不当，被光线直接照射后会引起药品变质。如含油脂的中成药能产生酸败，酒类能产生浑浊，含苷类及色素类的中成药能产生分解。因此，大多数中成药要求避光保管。

4. 空气 空气中对中成药影响最大的是氧气，氧气易使某些中成药发生氧化而变质。如挥发油受氧的作用易引起树脂化，脂肪油易氧化而结成块状，并产生氧化酸败。另外空气中的水蒸气、灰尘等对中成药质量影响也较大，如散剂吸附水蒸气能加速变质。另外，需氧菌和霉菌都必须在有氧条件下才能生长、繁殖，如限制含氧量，必然能抑制需氧菌和霉菌生长发育。因此，中成药一般需要密闭或密封贮藏保管。

5. 贮藏时间 有些中成药因其性质不稳定，尽管贮藏保管条件适宜，但时间过长仍会失效。因此，《中国药典》要求中成药的标签，必须有生产批号和有效期。药物应在有效期内使用。

💗**药爱生命** ————

中成药成分复杂，易受外界环境的影响而变质，科学地进行保管与养护是保证其质量的重要措施。药品质量得到保证，临床疗效才有保障，反之质量出错，则误病害人。因此，从事仓库管理的工作人员必须具备"科学严谨、求真务实"的工作作风以及"健康所系、性命所托"的责任意识。

二、中成药的保管与养护

（一）中成药的贮藏方法

妥善贮藏保管中成药，是安全用药的重要环节。

1. 修建合格仓库 中成药仓库一要具有良好的阻隔性能，仓库温度、湿度不受自然气候影响；二要具有良好的可控性能，仓库内温度、湿度、光照整体可控，局部可控；三要具有良好的坚固性能，能抵抗昆虫、老鼠及其他不可预见因素的侵袭。

2. 分类贮存

（1）**按贮存特点分类** 液体及半固体中成药，如药酒、酊剂、膏剂、糖浆、露剂等对热、冻、光敏感的药品放在一起；固体中成药，如丸剂、散剂、片剂、颗粒剂、胶囊剂等对热、温度敏感的药品放在一起；注射剂等怕冻、易碎的药品放一起；膏药、栓剂等怕热的放在一起；胶剂等不宜过潮又不宜过分干燥的放在一起。

（2）**按生产日期分类** 生产日期相近的集中存放，便于"先进先出，后进后出"。大而重的包装相近存放，并选择进出方便的仓位。

3. 保管与养护方法

（1）**避光** 避光是指用不透光的材料包装或遮盖。光照后易变质的中成药，要避光保存。如存放在棕色瓶内，或用黑纸等不透光的材料遮盖。

（2）**密闭和密封** 密闭是指将容器密闭，以防止尘土异物进入；密封是指将容器密封，以防止风化、吸潮、挥发或异物污染。密闭可防止昆虫、老鼠的侵入，密封可以有效控制温湿度。易生虫、易吸潮、易干燥及对温度敏感的中成药，应存放于密室、箱、柜、缸等密闭或密封环境内。

（3）**控制温度** 将中成药置于密闭的环境中，易受冻的药品给其加热保温，易热解的药品给其降温或放置冷处（2～10℃）。

（4）**控制湿度** 将中成药置于密闭或封闭的环境中。湿度太大时，可利用空调或除湿机降低湿度，过分干燥时，可在密闭或封闭环境的底部洒水或用加湿器增加密闭或封闭环境中的水分子含量，以加大湿度。

（5）**单独保管** 贵细、毒剧或其他特殊性质的中成药要专库（专柜）、专人保管养护，实行双人双锁管理。

（6）消毒、杀虫、灭鼠　库内要保持清洁经常做到消毒。库外周围一定范围内要保持清洁卫生。定期采用适宜的方法杀灭库内害虫，防止老鼠进入。

👁 看一看

《中国药典》（2020 年版）一部"凡例"中"贮藏"项下的规定，一般以下列名词术语表示：

遮光：系指用不透光的容器包装，例如棕色容器或黑色包装材料包裹的无色透明、半透明容器；

避光：系指避免日光直射；

密闭：系指将容器密闭，以防止尘土及异物进入；

密封：系指将容器密封，以防止风化、吸潮、挥发或异物进入；

熔封或严封：系指将容器熔封或用适宜的材料严封，以防止空气与水分的侵入并防止污染；

阴凉处：系指不超过20℃；

凉暗处：系指避光并不超过20℃；

冷处：系指 2~10℃；

常温：系指 10~30℃。

除另有规定外，[贮藏] 项未规定贮存温度的一般系指常温。

（二）中成药的养护技术

1. 丸剂

（1）蜜丸　因蜜丸含水量高，而且所含糖分及其他成分又是微生物和害虫成长繁殖极好的营养物质，如果贮藏环境潮湿，药物可吸收空气中的水分，故易发霉、生虫。因此，蜜丸是最不易保存的一种剂型，如银翘解毒丸、六味地黄丸、健脾丸等，应选择干燥阴凉的库房保管，防潮、防霉变及虫蛀，注意包装完好。

夏、秋季要经常检查，如发现变质者必须立即捡出。在 5~9 月，温湿度过高，应采用通风法调节，如不宜通风，应利用空调或除湿机降低库内相对湿度。但不可干燥过硬，以免影响服用和消化吸收。蜡皮包装的蜜丸保护性能虽好，却因性脆易破裂，易软化塌陷，甚至熔化流失，故应防止重压与受热。蜜丸贮藏期通常以一年半左右为宜。

（2）水丸　因丸粒较小，与空气接触面积较大，故易迅速吸收空气中的水分，出现生虫、霉变、松碎等现象。水丸在制成后如能充分干燥，可延长保存时间。通常以纸袋、塑料袋或玻璃包装、密封，可防变质。在易霉蛀季节，可利用空调或除湿机降低室内湿度，防止受潮发霉。宜置于室内阴凉干燥处，通常能贮存 2 年左右。

（3）糊丸　因赋形剂是米糊或面糊，因而此类药也不易存放，若吸潮变软后即可发霉、虫蛀。糊丸及浓缩丸、微丸亦可同水丸一样保管养护。如小金丹、普济丹等。

2. 散剂　散剂的吸湿性与风化性较显著，故包装防潮性能要好。例如，紫雪散中含有易吸湿的玄明粉等矿物性成分，应密封防潮，否则会吸湿硬结。又如含有挥发性成分的避瘟散中有檀香、冰片、薄荷脑等，应密封贮藏，以防止挥发和香气散失；含有树脂成分的中成药如七厘散中的乳香、没药等遇热极易结块，故应防高温。散剂如包装不严则易生虫、吸潮，粘结成团，继而霉变。因此，散剂宜贮于室内阴凉干燥处养护。散剂的保管与丸剂相同。

3. 膏剂与糖浆剂　这类成药受热受潮后易发霉发酵，故宜放在阴凉干燥通风处，避免光线直接照射，同时要经常检查，防止发酵、发酸。

（1）煎膏（膏滋）　煎膏剂是按处方将药物用水煎煮去渣浓缩后，加糖、蜂蜜制成的稠厚状半流体制剂，如十全大补膏、枇杷膏、益母草膏、参芪膏、梨膏等。若保管不当，可出现结皮、霉变、发酵、变酸、返砂或有焦臭味等质变现象，不能供药用。

（2）膏药　多种膏药中含有挥发性药物，如冰片、樟脑、麝香等。若贮藏日久，有效成分容易散失；如贮藏环境过热，膏药容易渗透；贮藏环境过冷或受潮，黏性会降低，使用时容易脱落。故膏药宜贮于密闭容器内，置于干燥阴凉处，防潮、防热、避风保存。

（3）软膏（油膏）　软膏熔点较低，受热后极易熔化，质地变得稀薄，会出现外溢现象。软膏易受含水量、药品包装及贮存时间和温度的影响，若养护不善可引起酸败。软膏应贮存在温度较低处，一般不超过30℃，以阴凉干燥处为宜。

（4）糖浆剂　糖浆剂含蔗糖量为65%（g/g）以上，接近于饱和溶液。蔗糖是一种营养物质，其水溶液很容易被霉菌、酵母菌等所污染，使糖浆被分解而酸败、混浊。故糖浆剂应贮于室内阴凉干燥处，避光、防潮、防热保存。另外，糖浆系近饱和溶液，如经过较长时间贮存也会产生糖分子与药液分离现象。故糖浆剂一般贮藏1年为宜。

4. 酒剂　酒剂应置阴凉处保存。酒瓶封口必须严密，以防止因乙醇挥发、溶剂浓度改变而产生沉淀、变色、降低疗效。酒剂中因含有乙醇，可使其冰点降低，故一般不易冻结。夏季尤其注意避光防热，置阴凉处。若酒剂含醇量低于原处方规定的10%~15%，有严重沉淀（底部发现絮状沉淀）或酸败变质者，不可再供药用。

5. 露剂　露剂含有较多的挥发油，若包装不严或受热，水溶液内的挥发性物质易于散发，使香味走失，降低疗效，同时也容易生霉和产生大量的絮状沉淀而变质。夏季应防热、防晒，置阴凉处保存。冬季为了防止结冻瓶裂，多以空调等设备调节室内温度。一般露剂长霉菌后继而产生令人不快的臭味就失去了药用价值，故应经常检查养护，不宜贮存过久，以防沉淀变质。

6. 片剂　片剂因含药材粉末或浸膏量较多，因此极易吸潮、松片、裂片以及黏结、霉变等，发现上述现象则不能入药。片剂常用玻璃瓶或塑料瓶加盖密封，或用铝塑泡罩包装密封。宜于室内凉爽通风、干燥、遮光处保存养护。

7. 注射剂　中药注射剂在贮存过程中若温度过高，会使某些高分子化合物的胶体状态受到破坏而出现凝聚现象；若温度降低，则某些成分的溶解度和稳定性也可能随之降低，两者都会发生沉淀、混浊等。注射剂如有下列现象之一者不可供药用：澄明度不符合规定，变色，混浊，沉淀或容器破裂等。注射剂应遮光、防冻结、防高热，置于室内阴凉干燥处保存，以室温10~20℃为宜。有特殊要求的应用冰箱或冷库低温保存。

8. 胶剂　胶剂在夏季温度过高或受潮时会发软发黏，甚者会粘连成团，有时会发霉败坏。如阿胶、龟板胶等，易受热融化，受潮粘连。夏季或空气潮湿时要经常检查，可利用空调或除湿机降低室内相对湿度。胶剂应装于盒内，密闭贮存，置于室内阴凉干燥处。

《中国药典》（2020年版）对中成药各剂型养护检查内容及贮藏要求作了具体的规定（表6-5）。

表6-5　中成药各剂型养护检查内容及贮藏要求

剂型	养护检查内容	贮藏要求
片剂	外观应完整光洁，色泽均匀，有适宜的硬度和耐磨性	除另有规定外，片剂应密封贮存
注射剂	溶液型注射液应澄清；混悬型注射液若有可见沉淀，振摇时应容易分散均匀；乳状液型注射液，不得有相分离现象	除另有规定外，注射剂应避光贮存
胶囊剂	整洁，无黏结、变形、渗漏或囊壳破裂现象，并应无异臭	除另有规定外，胶囊剂应密封贮存，其存放温度不高于30℃，湿度应适宜，防止受潮、发霉变质
颗粒剂	干燥，颗粒均匀，色泽一致，无吸潮、软化、结块、潮解等现象，小包装无漏药	除另有规定外，颗粒剂应密封，置干燥处贮存，防止受潮

续表

剂型	养护检查内容	贮藏要求
眼用制剂	混悬型滴眼剂中的颗粒应细腻，均匀分散，沉淀物经振摇应易分散；溶液型滴眼剂澄明度符合要求；眼膏剂的基质应均匀、细腻、无刺激性，并易涂于眼部	除另有规定外，眼用制剂应遮光密封贮存
鼻用制剂	鼻用溶液应澄清，不得有沉淀和异物；鼻用混悬液中的颗粒应细腻，均匀分散，若出现沉淀物，经振摇应易分散；鼻用乳状液若出现油相与水相分层，振摇应易恢复成乳状液；鼻用半固体制剂应柔软细腻，易涂布；鼻用散剂干燥、细腻、混合均匀、色泽一致	除另有规定外，鼻用制剂应密闭贮存
栓剂	完整光滑，无变形、发霉、变质，并应有适宜的硬度	除另有规定外，应在30℃以下密闭贮存和运输
丸剂	外观应圆整，大小、色泽应均匀，无粘连现象；蜡丸表面应光滑无裂纹，丸内不得有蜡点和颗粒；滴丸表面应无冷凝介质黏附	除另有规定外，丸剂应密封贮存。蜡丸应密封并置阴凉干燥处贮存
软膏剂、乳膏剂	软膏剂、乳膏剂应无酸败、异臭、变色、变硬等变质现象；乳膏剂不得有油水分离及胀气现象；管装软膏封口严密，无砂眼、无压迫，尾部批号清晰	除另有规定外，软膏剂应避光密封贮存。乳膏剂应避光密封置25℃以下贮存，不得冷冻
糊剂	应无酸败、异臭、变色与变硬现象	除另有规定外，糊剂应避光密闭贮存；置25℃以下贮存，不得冷冻
喷雾剂	溶液型喷雾剂的药液应澄清；乳状液型喷雾剂的液滴在液体介质中应分散均匀；混悬型喷雾剂应将原料药物细粉和附加剂充分混匀、研细，制成稳定的混悬液	除另有规定外，喷雾剂应避光密封贮存
气雾剂	二相气雾剂应按处方制得澄清的溶液后，按规定量分装。三相气雾剂应将微粉化（或乳化）原料药物和附加剂充分混合制得混悬液或乳状液	气雾剂应置凉暗处贮存，并避免曝晒、受热、敲打、撞击
凝胶剂	应均匀、细腻，在常温下保持凝胶状，不干涸或液化	除另有规定外，凝胶剂应避光、密闭贮存，并应防冻
散剂	应干燥、疏松、混合均匀、色泽一致	除另有规定外，散剂应密闭贮存，含挥发性原料药物或易吸潮原料药物的散剂应密封贮存
糖浆剂	应澄清，在贮存期间不得有发霉、酸败、产生气体或其他变质现象，允许有少量摇之易散的沉淀	除另有规定外，糖浆剂应密封，避光置干燥处贮存
搽剂	乳状液若出现油相与水相分离，经振摇后应能重新形成乳状液；混悬液若出现沉淀物，经振摇应易分散；以油为溶剂的应无酸败等变质现象	除另有规定外，应避光、密封贮存
涂剂	乳状液若出现油相与水相分离，经振摇后应能重新形成乳状液；混悬液若出现沉淀物，经振摇应易分散；以油为溶剂的应无酸败等变质现象	除另有规定外，应避光、密闭贮存。对热敏感的品种，应在2～8℃保存和运输
涂膜剂	涂膜剂应稳定	除另有规定外，应避光、密闭贮存
酊剂	应澄清，久置允许有少量摇之易散的沉淀	除另有规定外，应遮光、密封，置阴凉处贮存
贴剂	外观应完整光洁，有均一的应用面积，冲切口应光滑无锋利的边缘	除另有规定外，应密封贮存
贴膏剂	膏料应涂布均匀，膏面应光洁、色泽一致，无脱膏、失黏现象；背衬面应平整、洁净、无漏膏现象	除另有规定外，应密封贮存
口服溶液剂、口服混悬剂、口服乳剂	制剂应稳定、无刺激性，不得有发霉、酸败、变色、异物、产生气体或其他变质现象	除另有规定外，应避光、密封贮存
植入剂	植入剂应单剂量包装，包装容器应灭菌	应避光密封贮存
膜剂	外观应完整光洁、厚度一致、色泽均匀、无明显气泡。多剂量的膜剂，分格压痕应均匀清晰，并能按压痕撕开	除另有规定外，应密封贮存，防止受潮、发霉和变质

续表

剂型	养护检查内容	贮藏要求
耳用制剂	耳用溶液剂应澄清，不得有沉淀和异物；耳用混悬液若出现沉淀物，经振摇应易分散；耳用乳状液若出现油相与水相分离，振摇应易恢复成乳状液；耳用半固体制剂应柔软细腻，易涂布	除另有规定外，应密闭贮存
洗剂	乳状液若出现油相与水相分离，经振摇后应易重新形成乳状液；混悬液若出现沉淀物，经振摇应易分散，并具足够稳定性，以确保给药剂量的准确	除另有规定外，应密闭贮存
冲洗剂	冲洗剂在适宜条件下目测应澄清，可见异物应符合规定	除另有规定外，冲洗剂应严封贮存
灌肠剂	乳剂若出现油水相分离，经振摇后应重新形成乳剂；混悬液放置若产生沉淀，经振摇应易分散	除另有规定外，应密封贮存
合剂	除另有规定外，应澄清，不得有发霉、酸败、异物、变色、产生气体或其他变质现象，允许有少量摇之易散的沉淀	除另有规定外，应密封，置阴凉处贮存
锭剂	应平整光滑、色泽一致，无皱缩、飞边、裂隙、变形及空心	除另有规定外，锭剂应密闭，置阴凉干燥处贮存
煎膏剂（膏滋）	应无焦臭、异味，无糖的结晶析出	除另有规定外，应密封，置阴凉处贮存
胶剂	应为色泽均匀，无异常臭味的半透明固体，溶于热水后应无异物	应密闭贮存，防止受潮
酒剂	应澄清，允许有少量摇之易散的沉淀	除另有规定外，应密封，置阴凉处贮存
膏药	膏体应油润细腻、光亮、老嫩适度、摊涂均匀、无飞边缺口，加温后能粘贴于皮肤上且不移动。黑膏药应乌黑、无红斑；白膏药应无白点	除另有规定外，应密闭，置阴凉处贮存
露剂	应澄清，不得有沉淀和杂质等；应具有与原有药物相同的气味，不得有异臭	除另有规定外，应密封，置阴凉处贮存
茶剂	干燥，无霉变、虫蛀等变质现象	一般茶剂应密闭贮存；含挥发性或易吸潮原料药物的茶剂应密封贮存
流浸膏剂与浸膏剂	流浸膏剂久置若产生沉淀时，在乙醇和有效成分含量符合各品种项下规定的情况下，可滤过除去沉淀	除另有规定外，应置遮光容器内密封，流浸膏剂应置阴凉处贮存

？ 想一想

简单分析六味地黄丸、七厘散、金银花露、云南白药气雾剂在贮藏养护中的注意事项？

答案解析

目标检测

答案解析

一、最佳选择题（每题有一个正确答案）

1. 内服膏剂出现析出糖的结晶现象，称为（　）

    A. 变硬　　　　　　B. 返砂　　　　　　C. 发酵　　　　　　D. 沉淀

2. 下列剂型除哪项外，外观检查时均应澄清（　）

    A. 酒剂　　　　　　B. 露剂　　　　　　C. 茶剂　　　　　　D. 酊剂

3. 宜凉暗处贮存的剂型是（　　）

    A. 气雾剂   B. 栓剂   C. 胶剂   D. 散剂

4. 下列最不易保存的剂型是（　　）

    A. 浓缩丸   B. 水丸   C. 糊丸   D. 蜜丸

5. 下列说法错误的是（　　）

    A. 丸剂要防潮、防霉变及虫蛀

    B. 酒剂易结冻，应防遮光、防冻结、防高热

    C. 露剂在夏季应防热、防晒，冬季应防冻

    D. 胶剂在夏季或空气潮湿时可贮于石灰缸内或干稻糠内

二、多项选择题（每题有两个及以上正确答案）

1. 中成药在贮藏保管中常见的变异现象包括（　　）

    A. 虫蛀   B. 发硬   C. 返砂   D. 沉淀   E. 开裂

2. 易产生沉淀的中成药包括（　　）

    A. 酒剂   B. 颗粒剂   C. 露剂   D. 煎膏剂   E. 注射剂

3. 影响中成药质量变异的外界因素包括（　　）

    A. 温度   B. 湿度   C. 光线   D. 空气   E. 贮藏时间

4. 宜在阴凉处贮存的中成药剂型包括（　　）

    A. 露剂   B. 糖浆剂   C. 膏剂   D. 酒剂   E. 片剂

5. 冬季应防冻的中成药剂型包括（　　）

    A. 注射剂   B. 颗粒剂   C. 片剂   D. 散剂   E. 露剂

三、简答题

1. 列举中成药贮藏中常见的变异现象，并举例说明。

2. 简单分析液体制剂在贮藏养护中的注意事项（至少列举 3 种剂型）。

（郑　佳）

书网融合……

   重点回顾   微课   习题

模块七

7

模块七

全国技能大赛中药调剂赛项介绍

项目一　全国职业院校技能大赛——中药传统技能赛简介

PPT

学习目标

知识目标：
1. **掌握**　中药传统技能赛中药饮片调剂操作规程。
2. **熟悉**　中药传统技能赛中药饮片调剂的赛项流程。
3. **了解**　中药传统技能赛中药饮片调剂的赛项要求。

技能目标：
熟练掌握中药传统技能赛中药饮片调剂赛项的操作规范。

素质目标：
通过学习培养规范的职业习惯，增强岗位责任意识。

导学情景

情景描述： 同学们正在进行中药饮片调剂赛前练习，有的同学在练习过程中听到开始的指令，就拿起戥秤开始调配，然后非常熟练地轻抖戥盘把中药饮片进行分份，然后看哪份少了再用手从看起来稍多的那付药中抓出一点，放在稍少的那付药中，所有药味配齐后分别进行包装，报告操作完毕。

情景分析： 中药传统技能大赛中药饮片调剂操作应严格按照要求规范操作，调配操作应做到按处方顺序称取饮片，应按照"等量递减""逐剂回戥"的原则，按前后顺序将饮片分别放在包装纸上，不可估量分剂或随意抓配，以方便复核。调配完毕后要及时彻底清场，报告"操作完毕"，计时结束。

讨论： 这种操作正确吗？

学前导语： 全国职业院校技能大赛-中药传统技能赛是教育部等32个部门主办的职业技能赛事，包括中药性状鉴别、中药显微鉴别、中药调剂、中药炮制与中药制剂分析5个项目。本项目主要介绍中药调剂部分，分为审方和调剂操作两大项。

全国职业院校技能大赛——中药传统技能赛由教育部等32个部门共同主办，2012年开始举办，至2021年已举办8届。2012年至2016年中药传统技能赛赛项包括中药识别、中药真伪鉴别、中药调剂（含审方理论考与操作）与中药炮制4个项目；2017年增加中药显微鉴别，中药传统技能赛赛项包括中药性状鉴别（中药识别与真伪鉴别）、中药显微鉴别、中药调剂（含审方理论考与操作）与中药炮制4个项目；自2021年中药传统技能赛赛项增加中药炮制理论考试、中药制剂分析项目，目前全国职业院校技能大赛——中药传统技能赛赛项包括中药性状鉴别（中药识别与真伪鉴别）、中药显微鉴别、中药调剂（含审方理论考与操作）、中药炮制（含理论考试与操作）与中药制剂分析5个项目；全国职业院校技能大赛——中药传统技能赛中药调剂项目分为审方理论考试和中药药饮片调剂操作两大项。

看一看

全国职业院校技能大赛是中华人民共和国教育部发起，联合国务院有关部门、行业和地方共同举办的一项年度全国性职业教育学生竞赛活动。为充分展示职业教育改革发展的丰硕成果，集中展现职业院校师生的风采，努力营造全社会关心、支持职业教育发展的良好氛围，促进院校与行业企业的产教融合，更好的为中国经济建设和社会发展服务。

任务一　中药传统技能赛处方审核要求

一、审方理论考试要求

中药调剂审方理论考试采用计算机上单人单机集中进行，有赛项执委会主任或裁判长从审方题库中随机抽取 2 个处方为本次比赛试题，参赛选手根据审方要求在计算机试题给出的本选答案中找出处方存在的错误之处，10 分钟内完成并提交，计算机自动阅卷打分。

二、审方理论样题

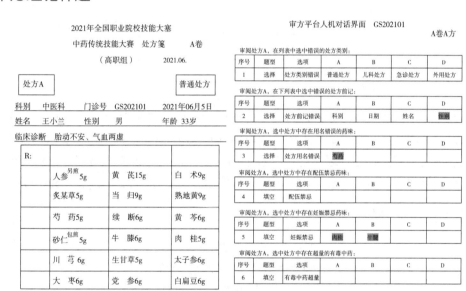

三、审方评分细则

审方评分细则详见表 7 - 1。

表 7 - 1　中药调剂审方考试评分标准

赛位号：＿＿＿＿＿　　组别号：＿＿＿＿＿　　竞赛用时：＿＿＿＿＿　　成绩：＿＿＿＿＿

项目	审方要求细则	扣分	得分
处方格式	处方前记从科别、日期、性别、年龄等是否符合《处方管理办法》中相关规定，找出处方中不规范之处		
	处方后记从医师签名、剂数、药价、取药号等是否符合《处方管理办法》中相关规定，找出处方中不规范之处		
	处方类别从普通处方、儿科处方、急诊处方、外用处方等是否符合《处方管理办法》中相关规定，找出处方中不规范之处		
饮片用名	处方饮片用名以《中国药典》（2020 年版）一部为依据，正确书写饮片名和炮制品名，找出不规范饮片用名		
临床诊断	找出处方不规范适应证用语		

续表

项目	审方要求细则	扣分	得分
配伍禁忌	妊娠禁忌、十九畏、十八反等配伍禁忌以《中国药典》（2020 年版）一部为依据，找出处方中不规范之处		
有毒中药	有毒中药饮片的限量以《中国药典》（2020 年版）一部为准。找出处方中有毒中药用量不规范之处		
煎法服法用量	找出处方中煎法服法用量的不规范之处。		
特殊用法	先煎、后下、包煎等以《中国药典》（2020 年版）一部为准		

? 想一想

全国中药传统技能大赛中，中药调剂员审方考试的考核点有哪些？

答案解析

任务二　中药传统技能赛中药饮片调剂要求

一、中药调剂操作要求

中药调剂操作采取无药斗抓药方式进行，处方中药分别装在相同规格的容器内，随机摆放在工作台正前方，药盒上不注药名。由参赛选手按处方内容（10 味）调配 3 付中药，要求调配操作规范，剂量准确，不撒、不漏，脚注处理合理，包装美观牢固、整齐规范。为节省时间，计价工作已由工作人员完成，参赛选手可忽略该程序。参赛选手调配时可使用自带戥称，也可使用赛场统一准备的戥称。

二、中药调剂操作样题

2021 年全国职业院校技能大赛

中药传统技能赛　处方笺　A 卷

2021.06.

处方 A		普通处方

科别　　中医科　　诊号　　GT202101　　2021 年 06 月 05 日

姓名　　范小蒙　　性别　　男　　年龄　37 岁

临床诊断　　外感风寒、郁化而热

R：

柴胡 12g	葛根 15g
甘草 9g	薄荷^{后下}5g
羌活 12g	连翘 9g
黄芩 9g	知母 10g
荆芥 10g	淡竹叶 9g

每日 1 剂，水煎服，早晚各 1 次

医师：李小晖　　　　　　　　　　　剂数：3

药价：23.72　元　　　　　　　　　　计价人：方芳

调配：　　　　　核对：　　　　　发药：

取药号：001

三、中药调剂操作评分

（一）中药调剂操作比赛评分表。

表 7-2　中药调剂操作比赛评分表

赛位号：_____　　　　　调剂用时：_____　　　　　成绩：_____

项目	要求与扣分标准	扣分项目	得分
1. 审核处方（10 分）	赛前单独进行		
2. 验戥准备（5 分）	着装（束紧袖口）戴帽（前面不漏头发），衣帽清洁，双手清洁、指甲合格，得 1 分，否则扣 1 分		
	检查戥子是否洁净，包装袋、包装纸整齐放置，得 1 分，否则扣 1 分		
	持戥（左手持戥，手心向上），查戥，校戥（面向顾客，左手不挨戥），得 3 分，否则扣 3 分		
3. 分戥称量（5 分）	调配时逐剂减戥称量的得 5 分；一次未减戥称量或大把抓药或总量称定后凭经验估分的扣 1 分		
4. 按序调配、单味分列（10 分）	按序调配、单味分列、无混杂、无散落、无遗漏、无错配等现象的得 10 分；称量排放顺序混乱的扣 1 分；药物混杂的扣 1 分；药物撒在台面上未拣回或撒在地上的扣 1 分；每缺 1 味，扣 5 分；抓错一味药，调配不得分（扣 10 分）		
5. 单包注明（5 分）	应先煎、后下等特殊药物按规定单包并注明的得 5 分；脚注处理错误或未单包的扣 5 分，单包后未注明或标注错误的错一项扣 1 分		
6. 复核装袋（10 分）	处方调配完毕后看方对药，认真核对，确认无误后装袋折口，处方签字、药袋上注明考号的得 10 分；核对不认真，没有看方对药的扣 1 分；存在缺味、错配现象没有发现的扣 5 分；装袋后未折口的扣 1 分，处方签字（大药袋写患者姓名、性别、年龄）不合要求的扣 1 分，药袋未标注工位号的扣 1 分		
7. 发药交待（5 分）	发药交待的内容（煎煮器具、加水量、浸泡时间、煎药时间、饮食禁忌等）均按要求在药袋上注明的得 5 分；未注明的扣 5 分；标注时有漏项的每项扣 1 分		
8. 及时清场（5 分）	调配工作完成后及时清场，做到物归原处、清洁戥盘、戥称复原、工作台整洁的得 5 分。戥盘未清洁扣 1 分；戥称未复原扣 1 分；工作台不整洁扣 2 分，中药洒落不清理扣 1 分		
9. 总量误差率（15 分）	低于 ±1.00% 的，得 15 分；±1.01 - 2.00% 的，扣 3 分（得 12 分）；±2.01 - 3.00% 的，扣 6 分（得 9 分）；±3.01 - 4.00% 的，扣 9 分（得 6 分）；±4.01 - 5.00% 的，扣 12 分（得 3 分）；超过 ±5.00% 的不得分		
10. 单剂最大误差率（15 分）	低于 ±1.00% 的，得 15 分；±1.01 - 2.00% 的，扣 3 分（得 12 分）；±2.01 - 3.00% 的，扣 6 分（得 9 分）；±3.01 - 4.00% 的，扣 9 分（得 6 分）；±4.01 - 5.00% 的，扣 12 分（得 3 分）；超过 ±5.00% 的不得分		
11. 调配时间（15 分）	在 9 分钟内完成的，得 15 分；在 9.01 - 10 分钟内完成的，得 14 分；在 10.01 - 11 分钟内完成的，得 13 分；在 11.01 - 12 分钟内完成的，得 12 分；在 12.01 - 13 分钟内完成的，得 11 分；在 13.01 - 14 分钟内完成的，得 10 分；在 14.01 - 15 分钟内完成的，得 5 分；超过 15 分钟，调配不得分		
合计			

（二）中药调剂技能比赛称重记录及称量误差率计算表。

表 7-3　中药调剂技能比赛称重记录及称量误差率计算表

工位号	第一剂重量（克）		第二剂重量（克）		第三剂重量（克）		三剂总净重量（克）	三剂总量误差率（%）	单剂最大误差率（%）
	毛		毛		毛				
	净		净		净				
	毛		毛		毛				
	净		净		净				
	毛		毛		毛				
	净		净		净				
	毛		毛		毛				
	净		净		净				
	毛		毛		毛				
	净		净		净				
	毛		毛		毛				
	净		净		净				
	净		净		净				

练一练

下面属于全国中药传统技能大赛中药调剂操作考核项的是（　　）

A. 调配时间　　　　　　B. 发药交代　　　　　　C. 单包注明

D. 及时清场　　　　　　E. 验戥准备

答案解析

任务三　中药传统技能赛中药调剂操作要点解读

一、准备环节操作要点

1. 个人卫生　衣帽整齐，干净；双手无长指甲、染指甲。

2. 物品卫生　检查戥称是否洁净；检查冲筒是否洁净；审慎、包装纸（台纸）整齐放置，工作台面清洁。

3. 持戥验戥　应左手持戥，虎口向上，右手拿戥纽。校戥，戥砣线放在定盘星处，右手拿戥纽前毫，举戥齐眉。

二、审方铺纸环节操作要点

审方时除了检查处方是否存在不合理性以外，重点检查处方有几付药、有哪些需要特殊处理，按需要准备包装纸。

三、调配环节操作要点

1. 从敞口容器中取药则应看清饮片，辨别品种，计算好总量，右手抓药，称量后面向评委展示。

2. 分剂量采用递减分戥的方式，用右手按每付药的剂量分取相应的重量于包装纸上，每递减分取一付药都要回戥。

3. 饮片摆放递减分戥后，按处方书写顺序间隔排放在包装纸上，两种以上药物堆放在一起不易区分的视为混杂。配方过程中，如果将饮片撒到台面上，允许拣回，不拣回或者落到地上的均视为有散落现象。

四、特殊处理的品种操作要点

1. 辨识品种特殊处理包括先煎、后下、包煎、烊化、另煎、冲服等。

2. 准备包装用品及包装

①先煎、后下、烊化、另煎的品种准备适宜的小包装纸，将纸放在包装纸上方，每付药根据特殊处理品种的数量放相应的小包装纸。分剂量后，按小包的包装方法包四角包。

②包煎的品种还要准备一个布袋，在包装时夹在小包内。

③粉末的包煎品种和冲服的粉末，包装时应按粉末包的包装方法包成长方包，包煎的粉末最后也要加一个布袋。

3. 注明特殊处理的方法将包装好的小包，用笔书写处理方法。将小包放回相应的包装纸内。

五、复核与包装操作要点

1. **复核**　应逐味看方对药，认真核对，看调配品种的数量、剂数，尤其是要核对品种与处方药名是否一致。复核结束应在处方的调剂人员处签自己的考号。

2. **包装**　装袋前须将患者姓名、处方号等填写清楚。药物装袋后要折口，并在药袋右上角逐一注明选手准考证号。

六、发药交代操作要点

在装袋后直接在事先备好的印有中药煎服法及注意事项的药袋选项栏上打钩即可（只需填1个药袋），空项应画线。此段时间记在调配环节计时范围。

七、清场操作要点

调配完毕后要及时彻底清场，清洁戥秤复原（戥砣放戥盘内），清洁冲筒，清洁调剂台，工具摆放整齐。清场后要向评委口头报告"操作完毕"，计时结束，并将所配处方交给评委。此环节动作要紧凑。

❤ **药爱生命** ————————————————————————————————————

一个合格的中药调剂人员，除了要熟练掌握中医药学基本理论知识外，还要有熟练的调剂操作技能。中药调剂关系到患者用药的安全有效，影响到人的健康和生命。

目标检测

答案解析

一、最佳选择题（每题有一个正确答案）

1. 全国中药技能大赛至 2021 年已举办（   ）届

A. 5   B. 6   C. 7   D. 8

2. 中药饮片调剂分剂量，主要采用的方式（   ）

A. 逐渐分戥   B. 递减分戥   C. 递增分戥   D. 加减分戥

3. 中药调剂审方理论考试项目要求参赛选手在（   ）时间内完成

A. 5 分钟   B. 6 分钟   C. 10 分钟   D. 15 分钟

二、多项选择题（每题有两个及以上正确答案）

1. 全国中药传统技能大赛中药调剂项目包括（   ）两项

A. 调剂操作   B. 复核操作   C. 审方理论考试

D. 炮制操作   E. 显微鉴别

2. 2021 年全国中药传统技能大赛赛项增加项目（   ）

A. 中药真伪鉴别   B. 中药炮制理论考试

C. 中药制剂分析   D. 中成药调剂

E. 中药炮制操作

3. 下列属于全国中药传统技能大赛中药调剂项目审方考试内容的有（   ）

A. 配伍禁忌   B. 特殊用法   C. 临床诊断

D. 处方格式   E. 有毒中药

三、简答题

1. 全国传统技能大赛中药调剂操作中特殊品种操作要点有哪些？

2. 全国传统技能大赛中药调剂操作中复核与包装操作要点有哪些？

（李逢菊）

书网融合……

微课

项目二　全国行业职业技能竞赛—全国医药行业特有职业技能竞赛

PPT

任务一　全国医药行业特有职业竞赛中药调剂员项目简介

<table>
<tr><td rowspan="2">学习目标</td><td>

知识目标：

1. 掌握　中药饮片调剂操作规程。

2. 熟悉　中药饮片调剂的赛项流程。

3. 了解　中药饮片调剂的赛项要求。

技能目标：

熟练掌握中药饮片调剂赛项的操作规范。

素质目标：

通过学习培养规范的职业习惯，树立为人民服务的责任心。
</td></tr>
</table>

📖 导学情景

情景描述： 一位顾客拿医生处方到药店抓药，处方正文如下：连翘 15g、金银花 15g、桔梗 6g、薄荷 6g、淡竹叶 4g、甘草 5g、荆芥穗 4g、淡豆豉 5g、牛蒡子 6g。共 3 剂，每日 1 剂，早晚两次温服。顾客询问店员其中单独包装的饮片怎么煎煮，调剂人员回答："单独包装纸上写了，按照写的做就行。"顾客表示没听明白。

情景分析： 发药是中药调剂工作的一个重要环节，要求工作人员严格根据发药操作规程，向顾客说明药物的煎煮要求、服药方法及饮食禁忌等内容，并能正确回答顾客提出的有关用药咨询。

讨论： 这种回答正确吗？

学前导语： 全国行业职业技能竞赛—医药行业特有职业竞赛是人力资源社会保障部批准由中国医药教育协会主办中国医药教育协会职业技术教育委员会承办的全国性职业技能赛事。目的是促进教、训、赛有机融合，全面提高医药从业人员劳动技能和素质，促进医药产业持续、健康的发展为目的，每两年一届。本项目介绍了中药饮片调剂赛项的相关内容和训练要求。

一、中药调剂员项目简介

全国行业职业技能竞赛—全国医药行业特有职业技能竞赛由人力资源社会保障部批准，依托中国医药教育协会主办全国行业职业技能竞赛—全国医药行业特有职业技能竞赛，国家级二类竞赛活动。全国医药行业特有职业技能竞赛—中药调剂员项目由中国医药教育协会职业技术教育委员会承办。

二、中药调剂员项目竞赛内容

（一）竞赛范围

全国医药行业特有职业技能竞赛—中药调剂员赛项内容包括职业道德和安全知识、法律法规基础知识、专业基础知识及操作技能四个部分。其中中药调剂赛项包括中药处方审核和中药处方调配操作两部分。

👁 **看一看**

全国医药行业特有职业技能竞赛—中药调剂员技能大赛赛项内容中的法律法规基础知识包括《中华人民共和国药品管理法》《药品经营质量管理规范》《麻醉药品和精神药品管理条例》《处方管理办法》《处方药与非处方药分类管理办法》《医疗用毒性药品管理办法》《药品不良反应报告和监测管理办法》《药品说明书和标签管理规定》《中华人民共和国中医药法》《关于整治药品流通领域违法经营行为的公告》等法律法规的相关内容。

（二）中药处方审核

1. 审方 根据《处方管理办法》和审方原则进行处方审查，审核 2~4 张处方。

2. 评分要点

（1）处方前记、正文、后记内容是否完整。

（2）中药别名改成正名、注明并开药物、有无配伍禁忌、妊娠禁忌、有无重复用药。

（3）处方应付常规，中药特殊煎煮，特殊处理等。

（4）毒性中药用法用量是否正确。

3. 毒性中药品种包括 《医疗用毒性药品管理办法》中规定的品种和制川乌、制草乌、附子、制半夏、制天南星、制马钱子。中药处方审核评分见表 7-4。

表 7-4 中药调剂员实际操作（处方审核）评分表

题号：＿＿＿＿＿＿ 姓名：＿＿＿＿＿＿ 组别：＿＿＿＿＿＿ 准考证号：＿＿＿＿＿＿

题号	审核项目	审核结果	得分
处方1	并开药物应付		
	重味		
	配伍禁忌		
	妊娠禁忌		
	毒性中药用量		
	特殊处理药物		
处方2	并开药物应付		
	重味		
	配伍禁忌		
	妊娠禁忌		
	毒性中药用量		
	特殊处理药物		
合计			

注：总分10分。每项分值＝应审出项目数/10

裁判员： 日期

？ 想一想

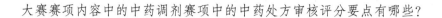

大赛赛项内容中的中药调剂赛项中的中药处方审核评分要点有哪些？

答案解析

（三）中药处方调配

1. 在规定时间内，按照中药处方调配操作规程，调配 3 剂中药（每剂中药不超过 12 味）。参赛选手自带戥秤。具体要求见表 7-5。

表 7-5　中药调剂员实际操作（中药处方调配）评分表

题号：_____　姓名：_____　准考证号：_____　成绩：_____

项目	考核要求与评分标准	分值	得分
准备	衣帽洁净，双手洁净不留长指甲。检查戥秤，冲筒等工具是否洁净，清洁调剂台。（每项 1 分）	5	
调配	收方，计时开始（以裁判口令为准） 校对戥秤（可在准备时完成。3 分）	3	
	审方（审方过程明显 2 分）、审方后上台纸 1 分	3	
	持戥姿势正确（3 分）。逐剂回戥（5 分）	8	
	按序调配、单味分列、无混杂、无散落、无遗漏、无错配 （不按序调配扣 5 分；称量排放顺序混乱扣 4 分；药物混杂扣 2 分；药物撒在台面上未拣回扣 2 分；药物撒在地上扣 2 分）	15	
	正确处理"需特殊处理的中药" （特殊处理错误或未单包；未注明或标注错误，每个扣 5 分）	10	
	逐味复查：逐味看方对药，认真核对	4	
	处方签名：签名正确	3	
包装捆扎	动作熟练，包扎牢固无漏药，包形美观，捆扎结实，患者姓名朝上将处方捆于包上。（每项 2 分）。报告调配完毕，计时结束	10	
清场	清洁戥秤复原（戥砣放戥盘内），清洁冲筒，清洁调剂台，工具摆放整齐。（每项 1 分）	4	
发药介绍	核对患者姓名（1 分），双手递药，礼貌服务（2 分）；交代清楚（重点交待需特殊处理中药的煎煮方法。2 分）	5	
三剂总量误差率	≤±1.0%　10 分　±1.1~2.0%　8 分 ±2.1~3.0%　6 分　±3.1~4.0%　4 分 ±4.1~5.0%　2 分　>±5.0%　0 分	10	
单剂最大误差率	≤±1.0%　10 分　±1.1~2.0%　8 分 ±2.1~3.0%　6 分　±3.1~4.0%　4 分 ±4.1~5.0%　2 分　>±5.0%　0 分	10	
调配时间	≤13 分钟　10 分　13.1~14 分钟　6 分 14.1~15 分钟　3 分　>15 分钟　0 分	10	
注：按 35% 计入成绩		合计　100	
否决项	配错药、缺味或多配药，整个"中药处方调剂"操作 0 分		

裁判员签字：　　　　　　　　　　　　　　　　年　月　日

评分要点：操作规范，调配正确，剂量准确，调配速度。

（1）准备有序　调剂前准备，包括着装、验戥、检查戥秤及冲筒是否洁净、台面清洁等。

（2）规范操作　包括审方、上台纸、分剂量、调配、药物特殊处理、复核、签名、包包、捆扎、清场等。

（3）准确称量　称量要求准确，包括单剂和三剂总重量误差。

（4）熟练快捷　包括动作熟练、饮片摆放标准，完成时间等。

（5）发药交待　核对患者姓名，双手递药，礼貌用语，交待清楚煎煮方法，重点介绍需特殊处理中药的煎煮方法及注意事项。

2. 程序　熟悉药斗→调剂前准备→抽取处方（开始计时）→调配→包装、捆扎→报告完毕（计时结束）→发药→清场。开始计时以裁判口令为准。

✎ 练一练

大赛赛项中中药处方调配的评分要点（　　）

A. 操作规范　　　　　　　B. 调配准确　　　　　　C. 剂量准确

D. 调配速度　　　　　　　E. 清场

答案解析

任务二　中药调剂参赛选手训练要求

一、操作程序训练

操作程序训练，可以使选手熟练考核过程，做到心中有数，避免操作落项。

二、剂量准确度和速度训练

参赛选手对不同类型的饮片称量的感觉，是提高剂量准确性和调配速度的前提。

（1）单味药不同剂量反复称量训练选择质地有代表性的饮片进行训练，如根及根茎类可选择黄芩、甘草、玄参、白芍、板蓝根等；全草类可选择荆芥、益母草、薄荷等；花、叶类可选择金银花、菊花、桑叶等；种子类可选择车前子、决明子等；矿石贝壳类可选择生石膏、珍珠母等。

用1或2种饮片，选择常用剂量，如常用剂量3g、6g、9g、10g、12g、15g等，进行单剂称量训练。采取"一把抓准"的训练方式，9g饮片在手里的量是多少，能够基本上抓准。然后进行多剂称量练习，分剂时尽可能练到一把分准。这样，会使调剂速度加快，训练时也避免了饮片的浪费。

（2）不同药味的处方调配训练在单味药调配准确、熟练之后，要做混合药处方的综合调配训练，这一阶段重点是按大赛的要求，进行组方训练，并按大赛评分标准进行打分，找出存在的问题，进行重点问题的纠正训练。

三、装捆扎训练

技能大赛考核选手的综合素质，从调剂的角度，要能正确审方，准确调配处方，同时还要能识别常见饮片。除此之外，还要掌握中药调剂相关的基本理论，能够回答有关的理论问题。因此，各位选手要参考本教材模块二的内容，复习巩固相应的理论知识。

❤️ **药爱生命** ————

医药职业道德是同医药职业内容和医药职业活动紧密相连的。医药职业者在职业活动中形成了关心、同情患者，以患者的利益为最高标准，尊重生命，治病救人的道德观念和道德准则。调节医药职业者与患者、医药职业者与其他医药职业者、医药职业者与集体和国家、医药职业者与自然界之间关系的行为规范的总和，就是医药职业道德。作为一个合格的中药调剂员，也要具备医药职业道德，才能保证患者的用药安全。

实训十　中药调剂技能比赛

【实训目的】

通过比赛掌握学生的中药调剂技能水平。

【实训任务】

1. 审方笔答。

2. 处方调配操作。

【实训工具与材料】

1. 工具　戥称、捣筒、不同规格包装纸、药袋、布袋、捆扎绳、纱布。

2. 材料　中药饮片 12 种、处方。

【实训操作】

1. 审方笔答全班同学一起进行审方笔答，审查 2 个不合格处方，按要求在答题纸上写出答案，用时 10 分钟。

审方答题纸

处方号	处方正文	回答问题
1	金银花 10g、细辛 6g、荆防 20g、三棱 9g、白附片 6g、清半夏 10g、牙硝 10g、象贝 6g、天花粉 6g、葛根 9g、甘草 6g 3 剂，水煎服	别名改正名 并开药处方应付
		配伍禁忌
		剂量问题
		特殊处理
		处方应付
2	党参 9g、白及 6g、二术 12g、白蔹 9g、甘遂 3g、硫黄 6g、元明粉 12g、粉草 6g、薏米 9g、陈皮 9g 3 剂，水煎眼	别名改正名 并开药处方应付
		配伍禁忌
		剂量问题
		特殊处理
		处方应付

2. 调配处方　每人一个工位，用给定的处方，采用无斗抓药的方式，在规定时间内（15 分钟）完成处方调配及相关内容。包括准备、审方、对戥、调配、特殊处理、捣碎、用药交代等。

附：

处方1

×××处方笺

科别　中医　　　　费别　医保　　　　2015 年 3 月 20 日

姓名	李思	性别	女	年龄	55	单位	卫华公司

病情及诊断：	**Rp**
  脾胃虚弱，湿阻中焦 医师　韩平	茯苓 15g　　木香 10g　　苍白术 20g 厚朴 10g　　炙黄芪 10g　　砂仁 6g　　陈皮 9g 枳壳 9g　　生赭石 20g　　滑石粉 10g　　粉草 6g 　　　　　　　　　　　　　　　5 剂　　水煎服

金额：　　　　　审核：　　　　　调配：　　　　　复核：　　　　　发药：

处方2

×××处方笺

科别　中医　　　　费别　医保　　　　2015 年 3 月 20 日

姓名	秦风	性别	男	年龄	55	单位	卫华公司

病情及诊断：	**Rp**
  肝肾不足，瘀血阻滞 医师　韩平	丹参 10g　　红花 6g　　车前子 12g　　钩藤 6g 墨旱莲 10g　　桑葚 12g　　赤白芍 20g　　枣皮 10g 生磁石 20g　　元胡 6g　　五味子 10g 　　　　　　　　　　　　　　　5 剂　　水煎服

金额：　　　　　审核：　　　　　调配：　　　　　复核：　　　　　发药：

处方3

×××处方笺

科别　中医　　　　费别　医保　　　　2015 年 3 月 20 日

姓名	边可正	性别	女	年龄	55	单位	卫华公司

病情及诊断：	**Rp**
  感冒咳嗽 医师　韩平	霜桑叶 10g　　连翘 12g　　生石膏 20g　　射干 10g 二母 20g　　菊花 6g　　苦杏仁 6g　　胡黄连 10g 旋覆花 6g　　桔梗 12g　　化橘红 10g 　　　　　　　　　　　　　　　3 剂　　水煎服

金额：　　　　　审核：　　　　　调配：　　　　　复核：　　　　　发药：

处方4

×××<u> </u>处方笺

科别<u> 中医 </u> 费别<u> 医保 </u> 2015 年 3 月 20 日

姓名	韩伟	性别	女	年龄	55	单位	卫华公司

病情及诊断： 肺热咳嗽 医师<u> 韩平 </u>	**Rp** 南北沙参20g　　黄芩10g　　生石膏20g　　鱼腥草9g 知母10g　　远志6g　　款冬花10g　　薄荷6g 葶苈子12g　　板蓝根15g　　牛蒡子10g 　　　　　　　　　　　　　　　　5 剂　　水煎服

金额：　　　　　审核：　　　　　调配：　　　　　复核：　　　　　发药：

【评分标准】

项目	要求与扣分标准	扣分项目	得分
1. 审核处方（20分）	按审方答题纸问题要求回答，两个方各占10分，共20分		
2. 调配准备（2分）	着装、戴帽符合要求，得1分		
	检查调剂工具是否齐全，做好卫生得1分		
3. 审方、铺纸、对戥（5分）	有审方动作得1分		
	按处方剂数铺纸，将处方放于纸中下方用鉴子压好，每项1分，共2分		
	对戥包括持戥、校戥，每项1分，共2分		
4. 按序调配、单味分列（15分）	按序调配、单味分列、无混杂、无散落、无遗漏、无错配等现象的得15分；称量排放顺序混乱的扣1分；药物混杂的扣2分；药物撒在台面上未拣回或撒在地上的扣2分；抓错1味药，调配不得分		
5. 分剂操作（5分）	逐剂减戥称量的得5分；一次未减戥称量或大把抓药或总量称定后凭经验估分的扣1分		
6. 特殊处理（13分）	捣碎、先煎、后下、包煎或冲服品种正确，每项1分，共4分捣碎操作正确3分，三个小包包装美观，注明正确，6分		
7. 复核装袋（5分）	处方调配完毕后看方对药，认真核对，确认无误后装袋折口，处方签字、药袋上注明考号的得5分		
8. 发药交代（5分）	发药交代的内容（煎煮器具、加水量、浸泡时间、煎药时间、饮食禁忌等）均按要求在药袋上注明的得5分；未注明的扣5分；标注的有漏项的每项扣1分		
9. 及时清场（5分）	调配工作完成后及时清场，做到物归原处、清洁戥盘、戥秤复原、清洁冲筒、工作台整洁，得5分		
10. 总量误差率（10分）	低于±1.00%，得10分；±1.00%～2.00%，得8分；±2.01%～3.00%，得6分；±3.01%～4.00%，得4分；±4.01%～5.00%，得2分；超过+5.00%，不得分		
11. 单剂最大误差率（5分）	低于±1.00%，得5分；1.01%～2%，得4分；±2.01%～3%，得3分；±3.01%～4.00%，得2分；±4.01%～5.00%，得1分；超过±5.00%，不得分		

续表

项目	要求与扣分标准	扣分项目	得分
12. 调配时间（10分）	在10分钟内完成，得10分；在10.01~11分钟内完成，得8分；在11.01~12分钟内完成，得7分；在12.01~13分钟内完成，得15分；在13.01~14分钟内完成，得10分；在14.01~15分钟内完成，得5分；超过15分钟，调配不得分		
合计			

（黄欲立）

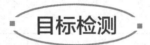

答案解析

一、最佳选择题（每题有一个正确答案）

1. 以下属于毒性中药的是（　　）
   A. 附子　　　　　　　　　　　B. 百合
   C. 天麻　　　　　　　　　　　D. 板蓝根

2. 全国医药行业特有职业技能竞赛－中药调剂员技能大赛在规定时间内，按照中药处方调配操作规程，调配（　　）剂中药
   A. 1　　　　　　　　　　　　B. 2
   C. 3　　　　　　　　　　　　D. 4

3. 大赛中的中药处方调配操作称量要求准确，包括（　　）
   A. 单剂量准确
   B. 3剂量准确
   C. 评价剂量准确
   D. 单剂量和3剂量均准确

二、多项选择题（每题有两个及以上正确答案）

1. 全国医药行业特有职业技能竞赛—中药调剂员赛项内容包括（　　）
   A. 职业道德知识　　　　　　　B. 法律法规基础知识
   C. 安全知识　　　　　　　　　D. 专业基础知识
   E. 操作技能

2. 属于大赛中处方审核内容的有（　　）
   A. 重味　　　　　　　　　　　B. 配伍禁忌
   C. 毒性中药用量　　　　　　　D. 并开药物应付
   E. 妊娠禁忌

3. 全国医药行业特有职业技能竞赛，中药调剂赛项包括（　　）
   A. 中药处方审核　　　　　　　B. 中药处方调配操作
   C. 显微鉴别　　　　　　　　　D. 炮制操作
   E. 中药性能

三、简答题

1. 如何提高参赛选手的剂量准确度和速度训练？
2. 大赛中中药调剂员实际操作的评分要点有哪些？

（李　　明）

书网融合······

重点回顾　　　　　微课　　　　　习题

参考文献

［1］国家药典委员会．中华人民共和国药典（2020 年版）一部［M］．北京：中国医药科技出版社，2020.

［2］李明，荆强．浅谈药学礼［J］，中国当代医药，2014，22（21）：153－155.

［3］李明．浅谈药学礼仪及其价值［J］，中国保健营养，2014，24（3）：1556.

［4］张晶，魏国栋．中药调剂［M］．北京：中国医药科技出版社，2019.

［5］黄欣碧，傅红．中药调剂技术［M］．北京：中国医药科技出版社，2017.